... werde ich nie aus dieser
Welt entkommen.

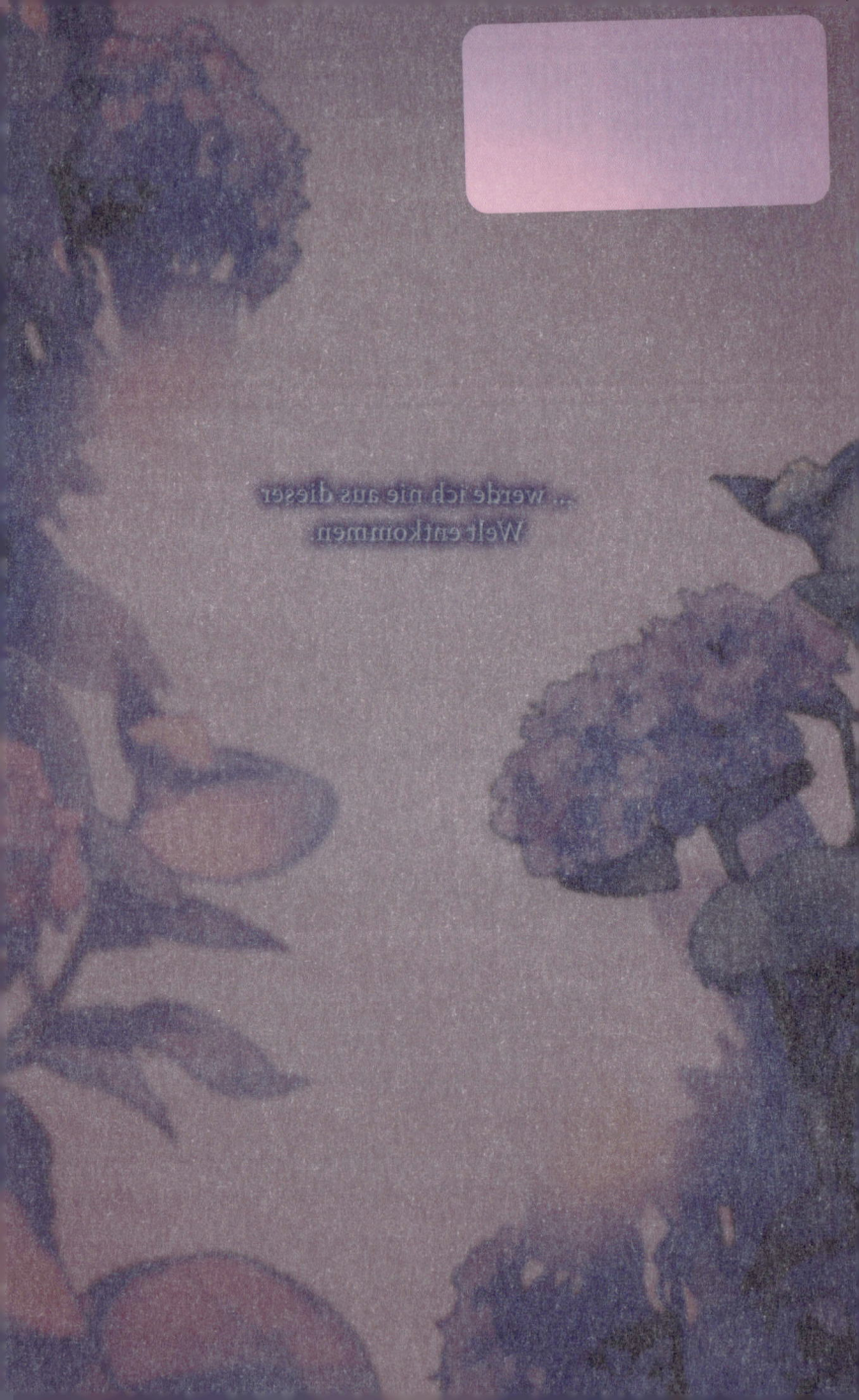

... werde ich nie aus dieser
Welt entkommen

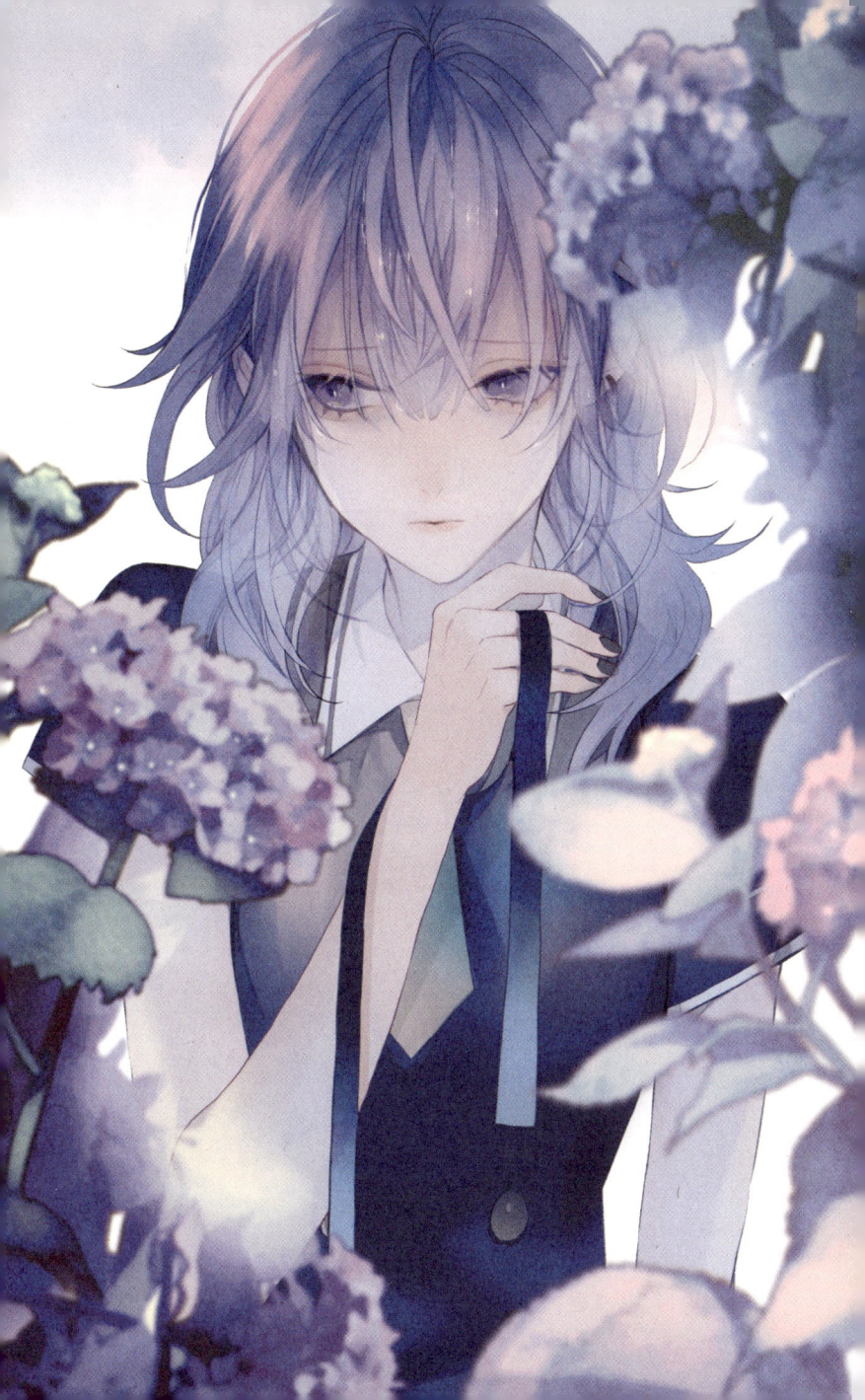

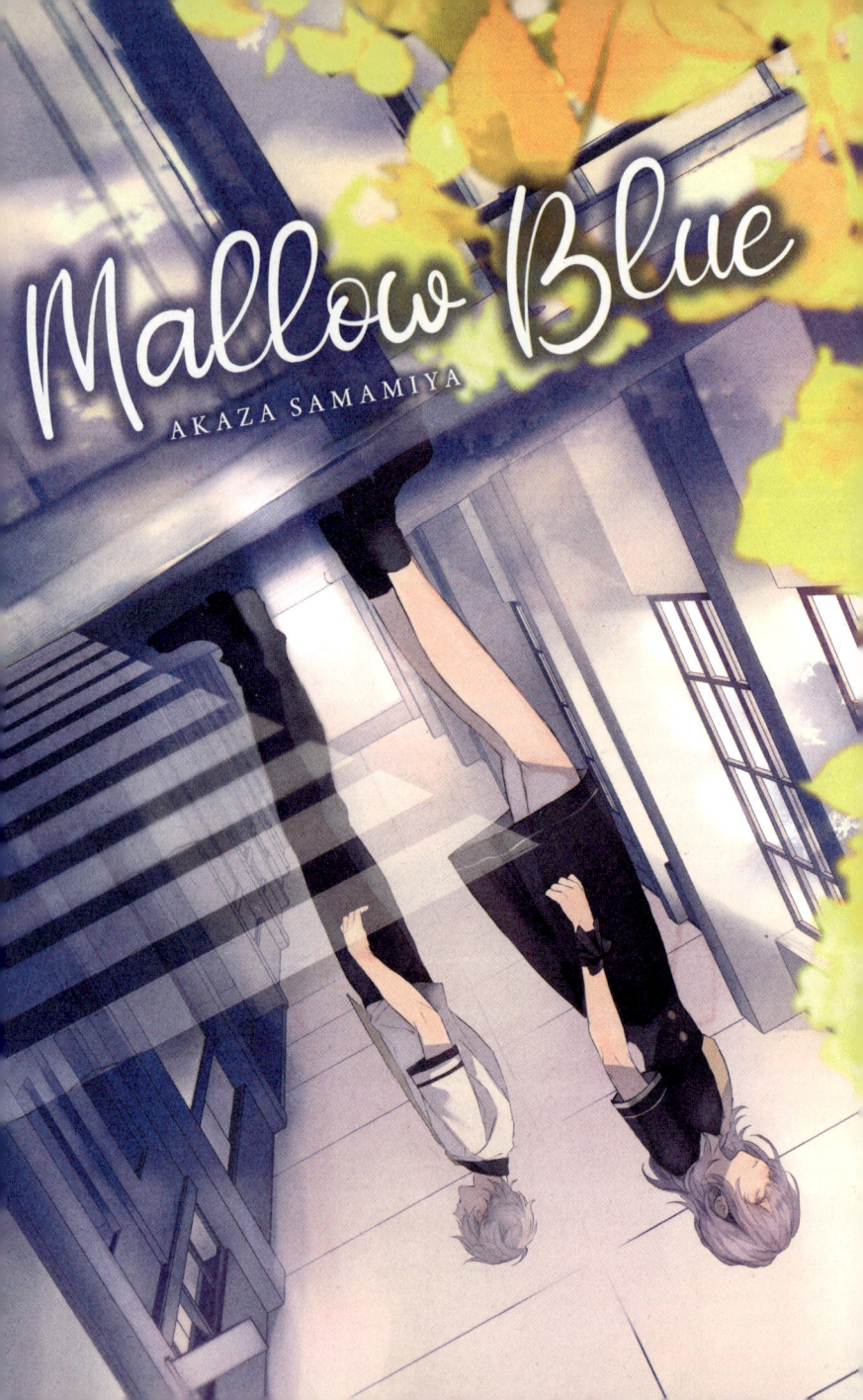

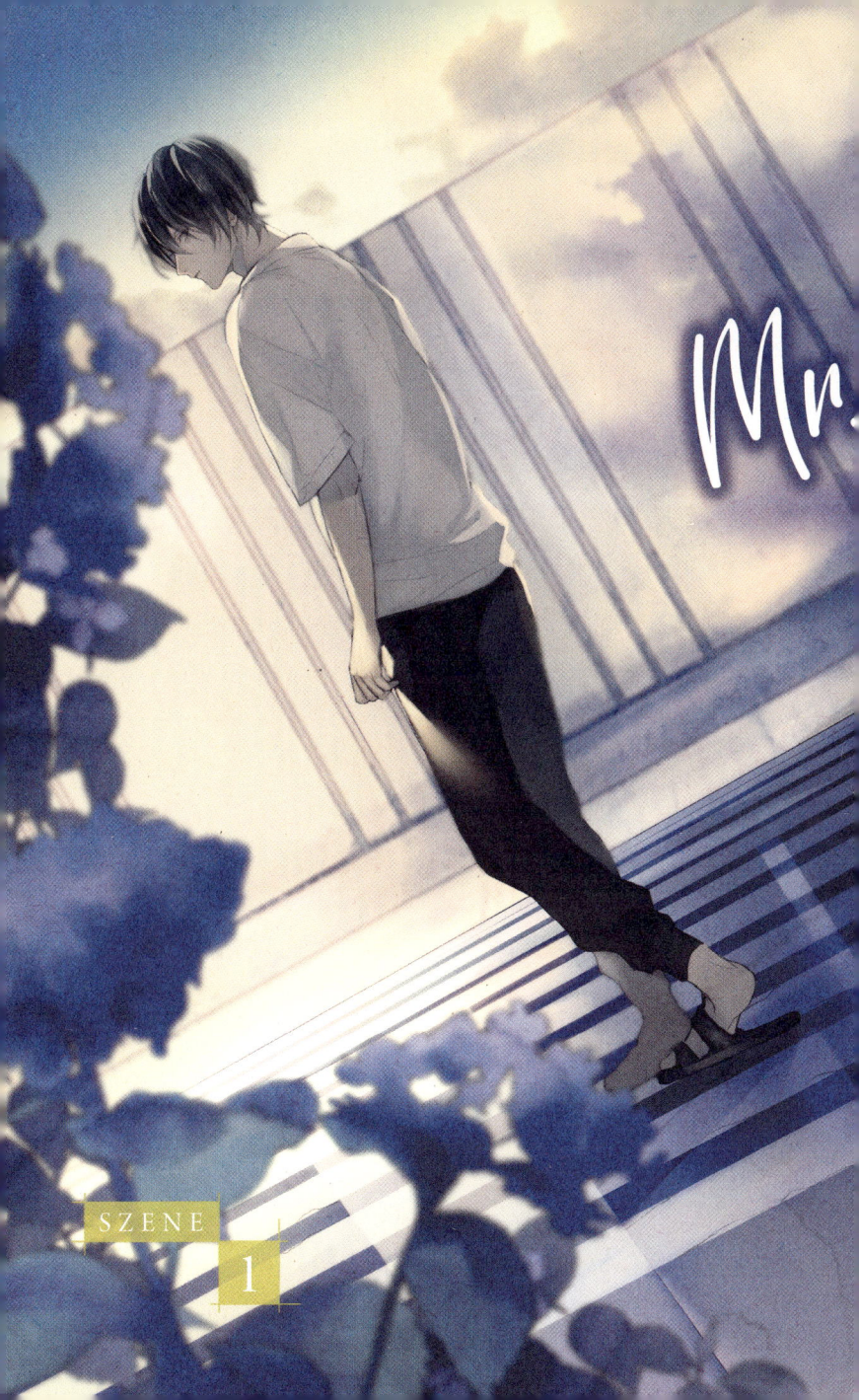

SZENE
1

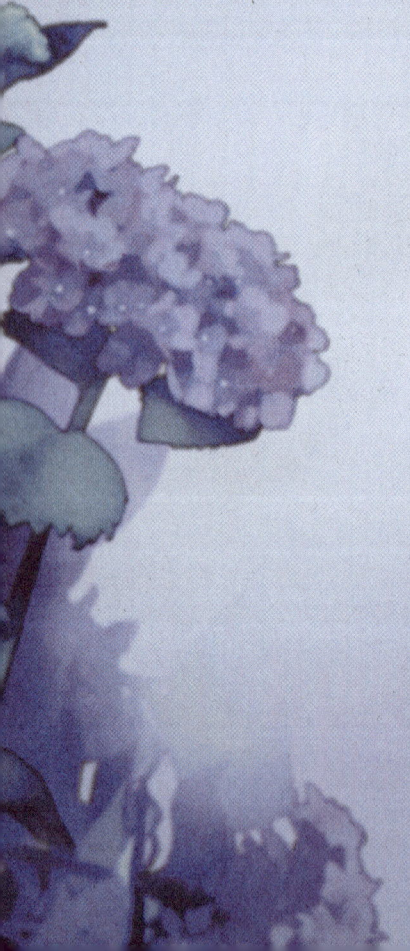

INHALT

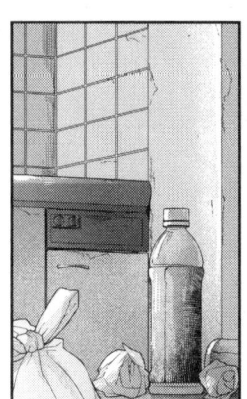

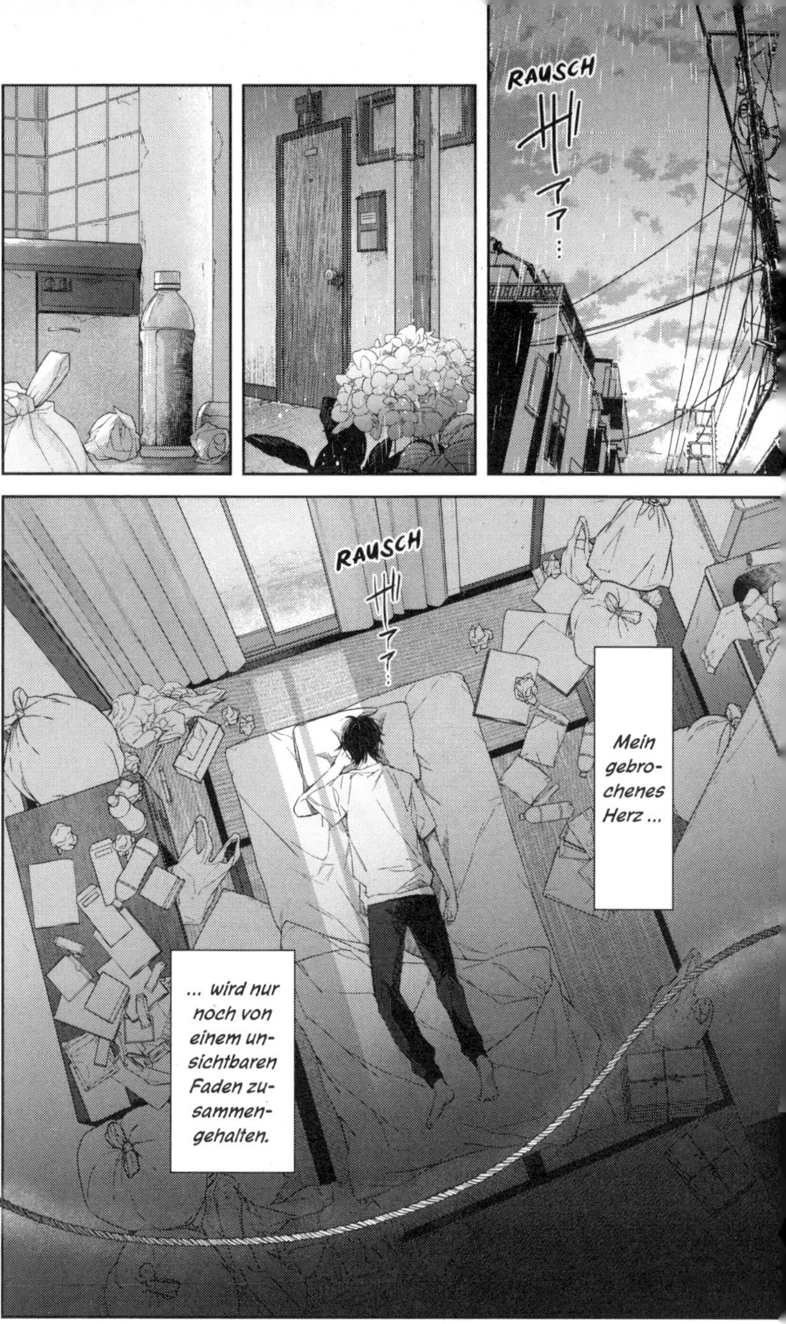

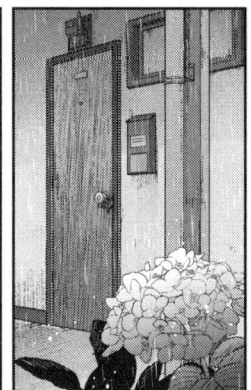

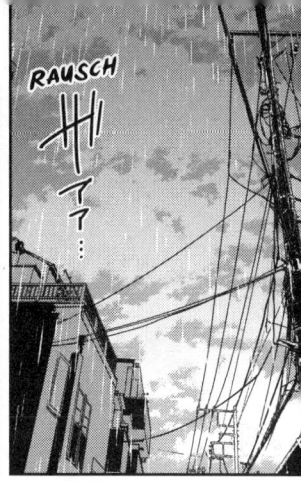

RAUSCH

RAUSCH

Mein gebrochenes Herz ...

... wird nur noch von einem unsichtbaren Faden zusammengehalten.

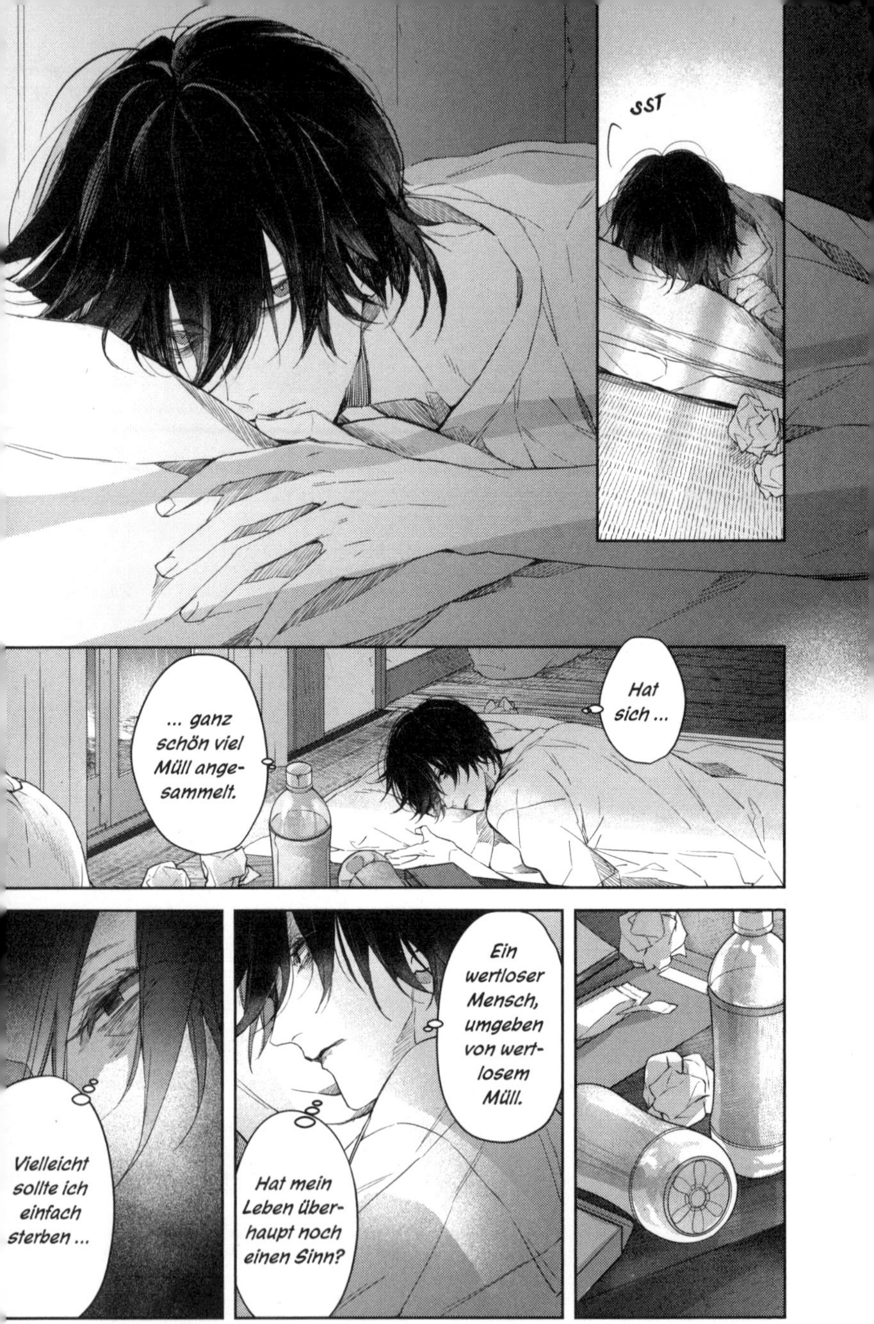

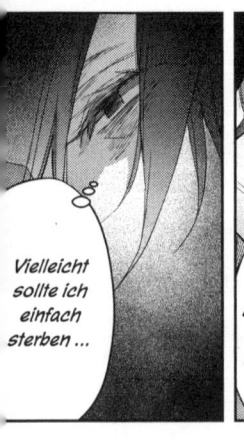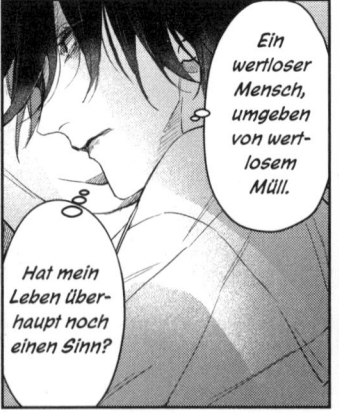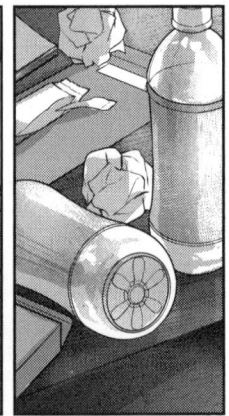

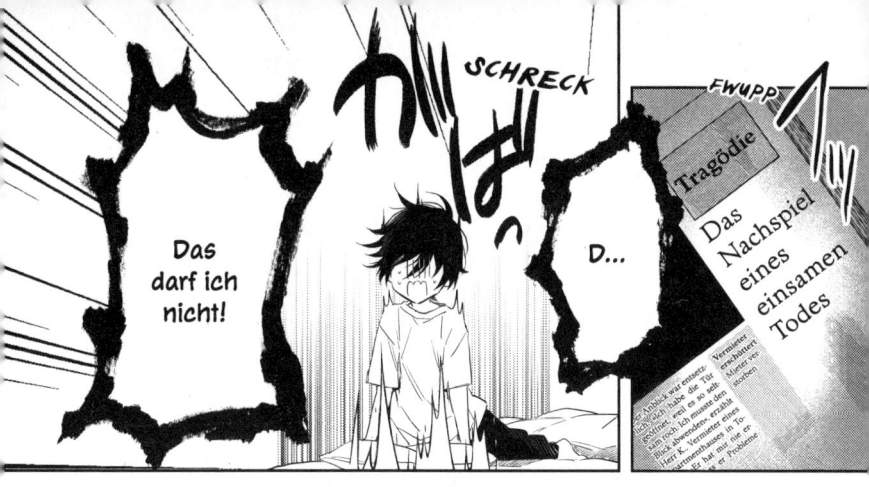

SCHRECK

FWUPP

Das darf ich nicht!

D...

Tragödie

Das Nachspiel eines einsamen Todes

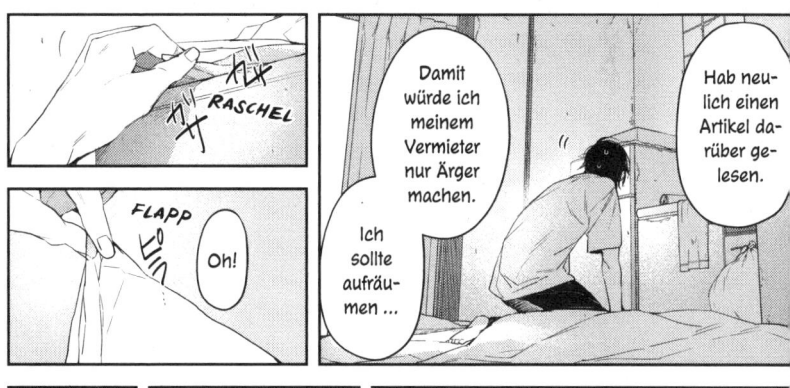

RASCHEL

Damit würde ich meinem Vermieter nur Ärger machen.

Hab neulich einen Artikel darüber gelesen.

Ich sollte aufräumen ...

FLAPP

Oh!

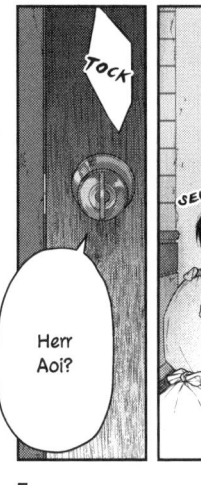

TOCK

Herr Aoi?

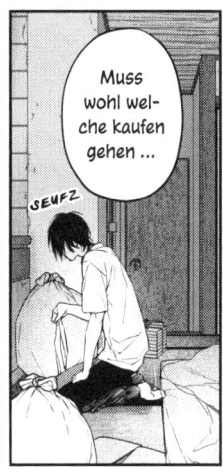

Muss wohl welche kaufen gehen ...

SEUFZ

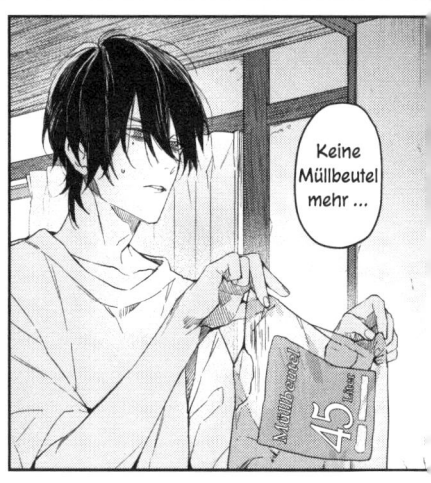

Keine Müllbeutel mehr ...

7

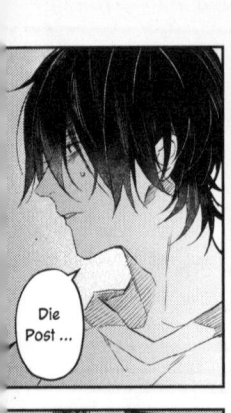

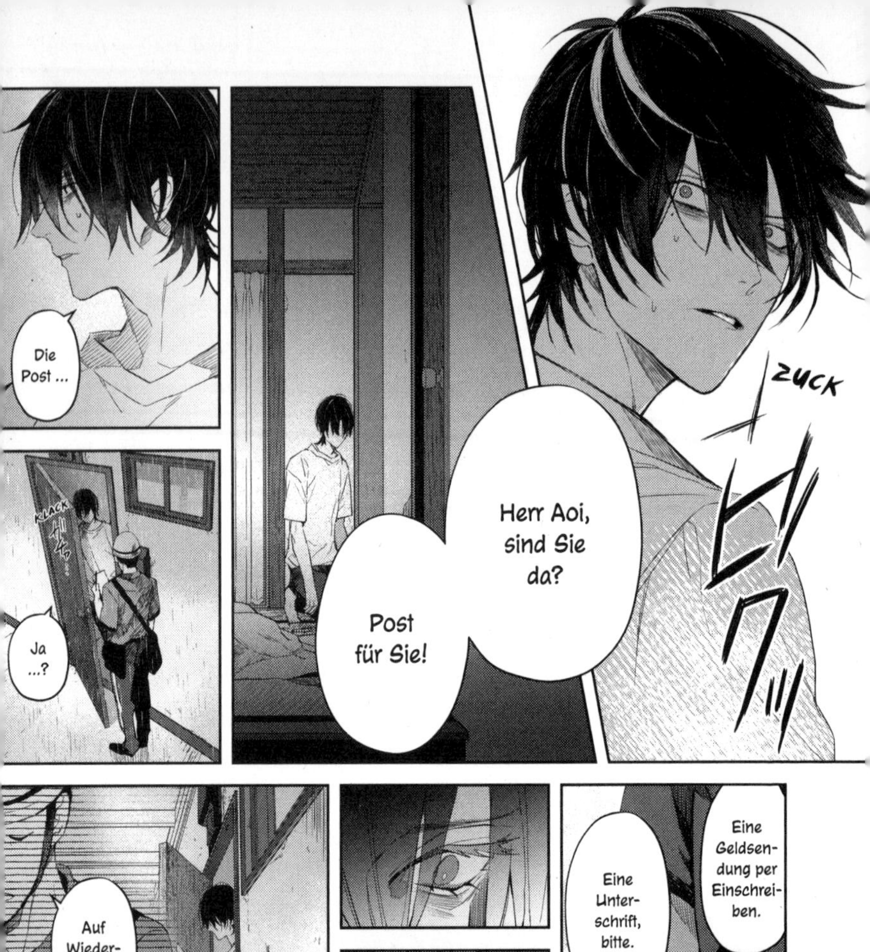

Die Post ...

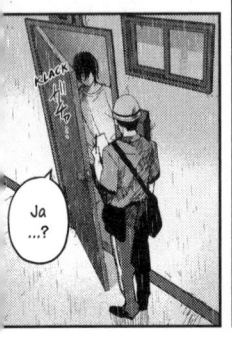

Ja ...?

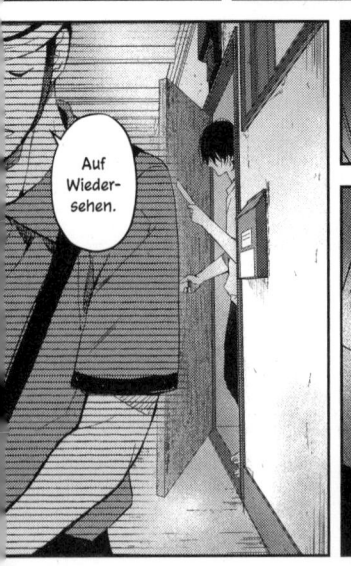

Herr Aoi, sind Sie da?

Post für Sie!

ZUCK

Auf Wiedersehen.

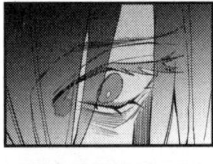

Eine Unterschrift, bitte.

Eine Geldsendung per Einschreiben.

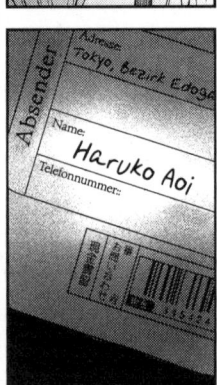

Absender

Adresse:
Tokyo, Bezirk Edoga

Name:
Haruko Aoi

Telefonnummer:

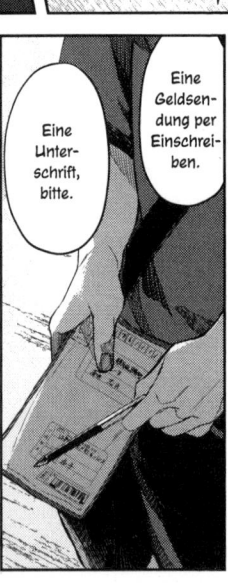

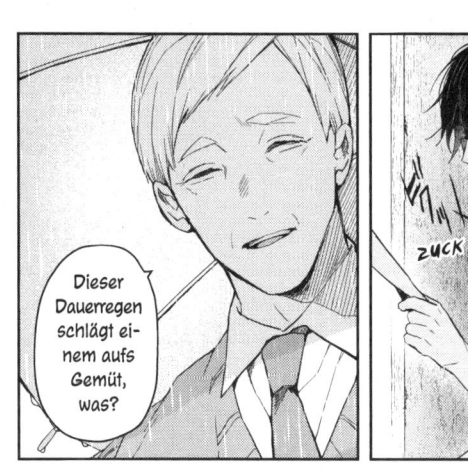

Dieser Dauerregen schlägt einem aufs Gemüt, was?

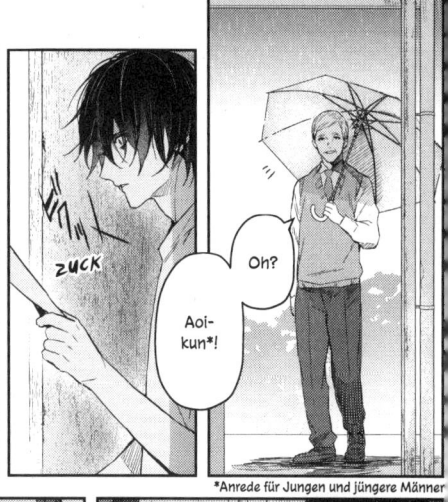

ZUCK

Oh?

Aoi-kun*!

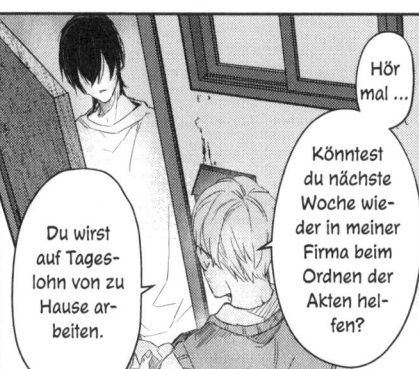

Hör mal ...

Könntest du nächste Woche wieder in meiner Firma beim Ordnen der Akten helfen?

Du wirst auf Tageslohn von zu Hause arbeiten.

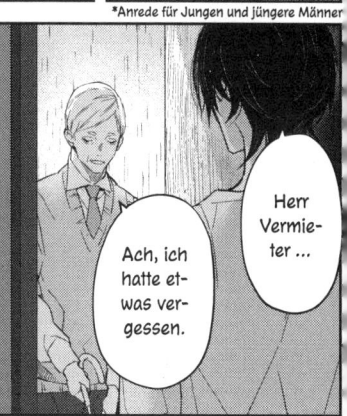

Herr Vermieter ...

Ach, ich hatte etwas vergessen.

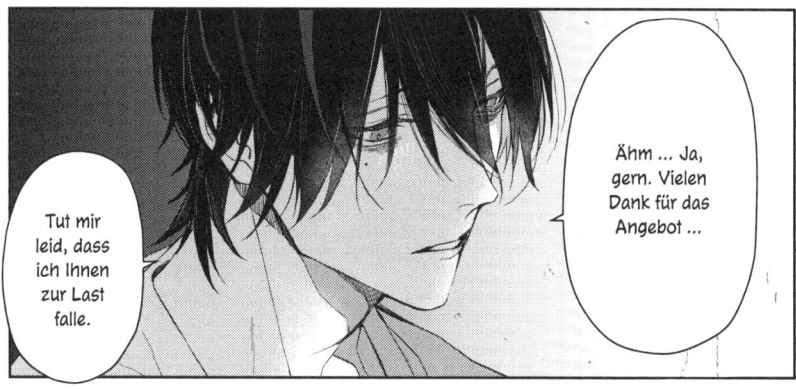

Ähm ... Ja, gern. Vielen Dank für das Angebot ...

Tut mir leid, dass ich Ihnen zur Last falle.

9

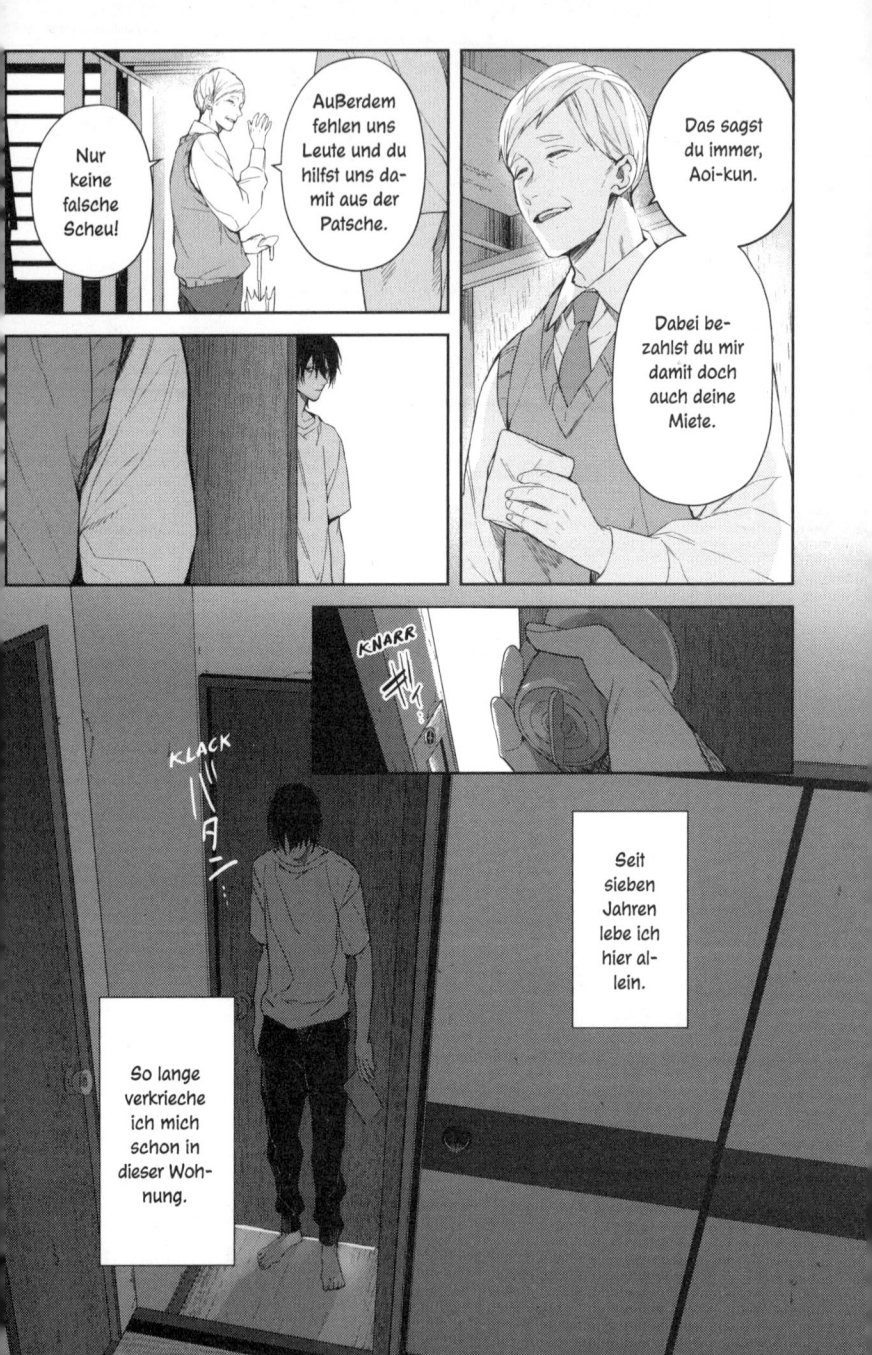

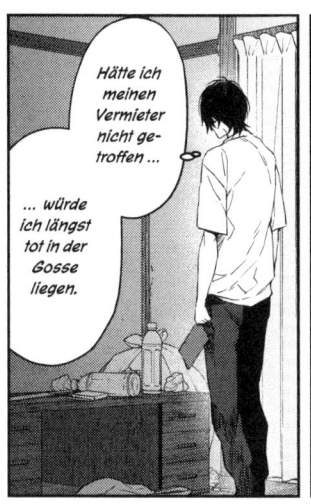

Hätte ich meinen Vermieter nicht getroffen ...

... würde ich längst tot in der Gosse liegen.

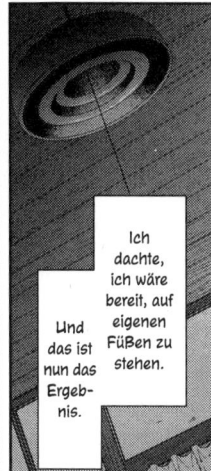

Ich dachte, ich wäre bereit, auf eigenen Füßen zu stehen.

Und das ist nun das Ergebnis.

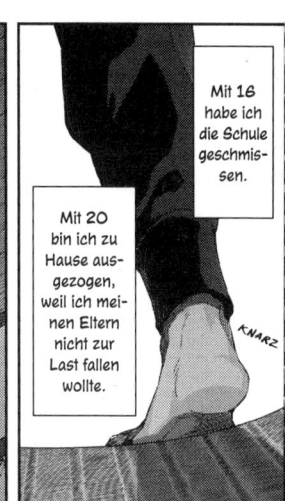

Mit 16 habe ich die Schule geschmissen.

Mit 20 bin ich zu Hause ausgezogen, weil ich meinen Eltern nicht zur Last fallen wollte.

KNARZ

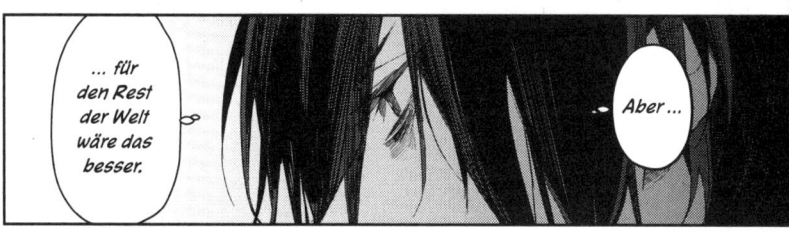

... für den Rest der Welt wäre das besser.

Aber ...

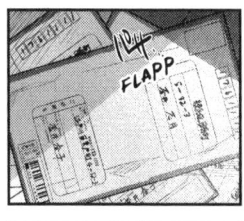

FLAPP

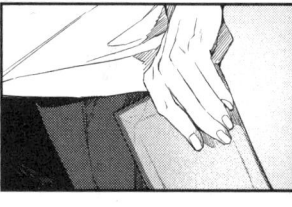

Ich habe noch keinen der Umschläge geöffnet.

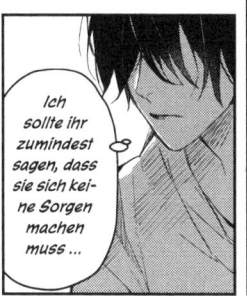

Ich sollte ihr zumindest sagen, dass sie sich keine Sorgen machen muss ...

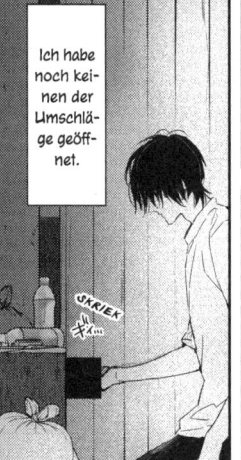

SKRIEK

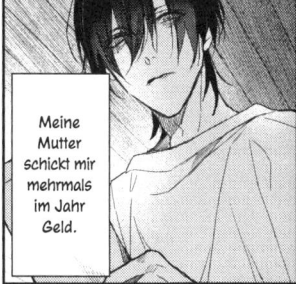

Meine Mutter schickt mir mehrmals im Jahr Geld.

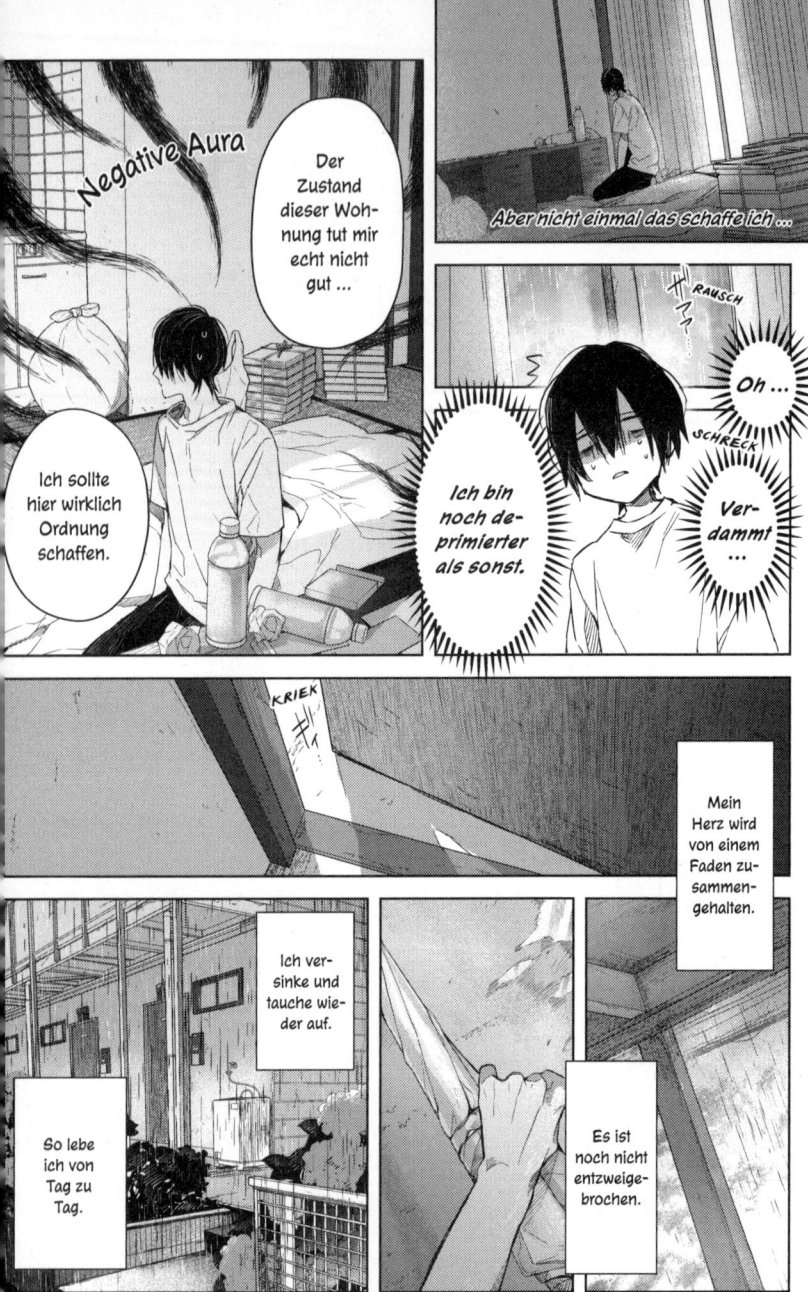

Negative Aura

Der Zustand dieser Wohnung tut mir echt nicht gut ...

Aber nicht einmal das schaffe ich ...

Ich sollte hier wirklich Ordnung schaffen.

Ich bin noch deprimierter als sonst.

Oh ...

Verdammt ...

Mein Herz wird von einem Faden zusammengehalten.

Ich versinke und tauche wieder auf.

So lebe ich von Tag zu Tag.

Es ist noch nicht entzweigebrochen.

12

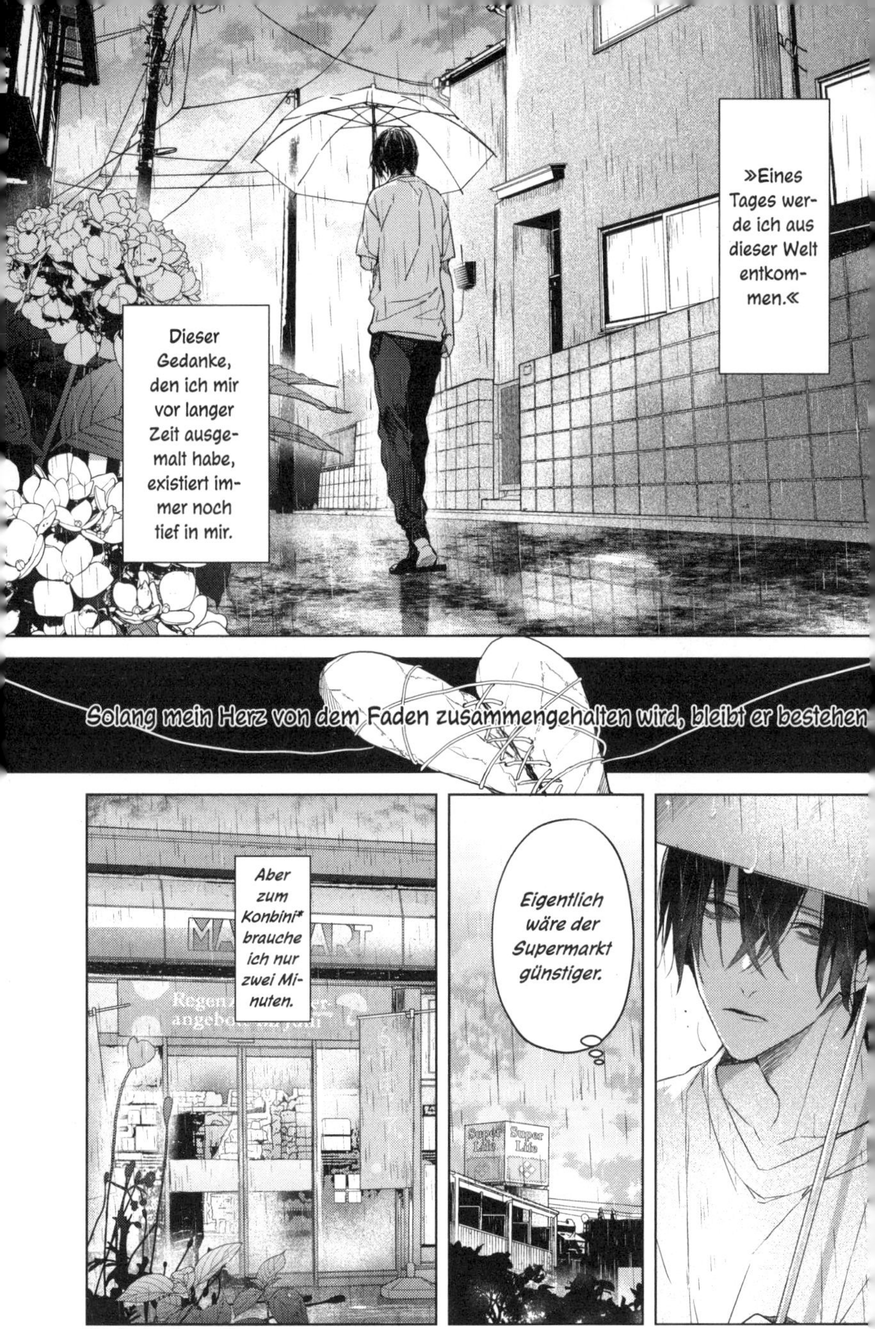

»Eines Tages werde ich aus dieser Welt entkommen.«

Dieser Gedanke, den ich mir vor langer Zeit ausgemalt habe, existiert immer noch tief in mir.

Solang mein Herz von dem Faden zusammengehalten wird, bleibt er bestehen

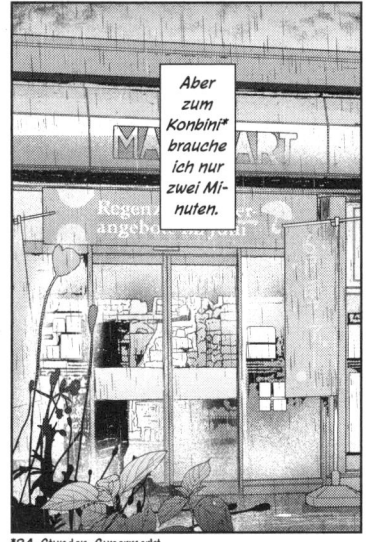

Aber zum Konbini* brauche ich nur zwei Minuten.

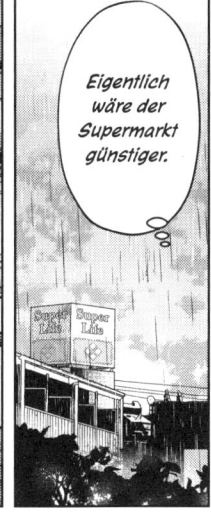

Eigentlich wäre der Supermarkt günstiger.

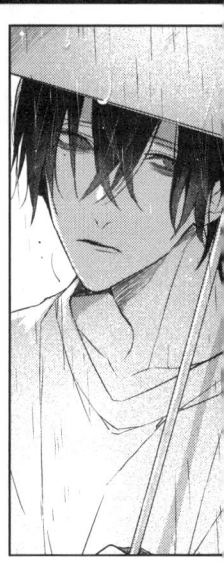

*24-Stunden-Supermarkt

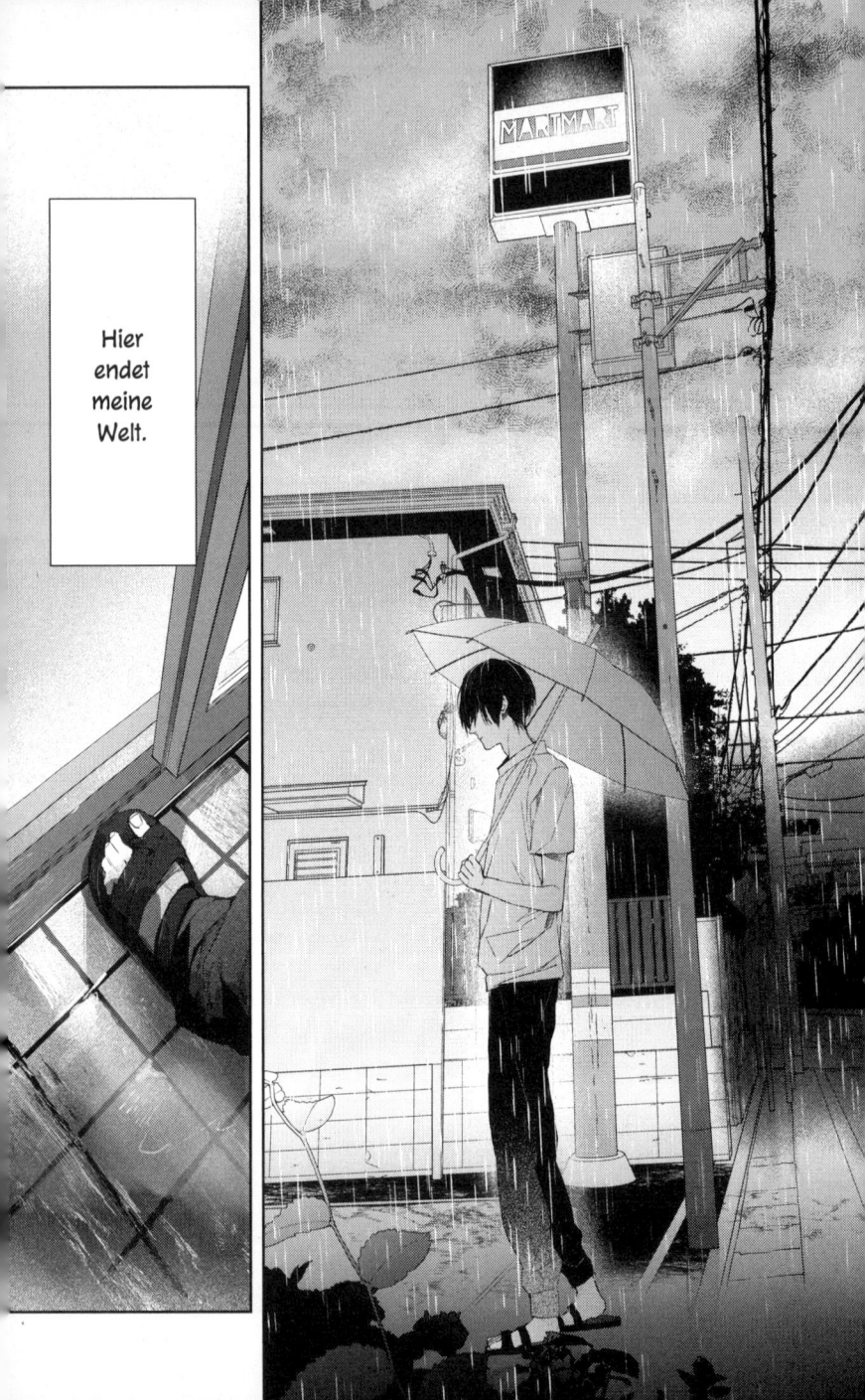

Hier
endet
meine
Welt.

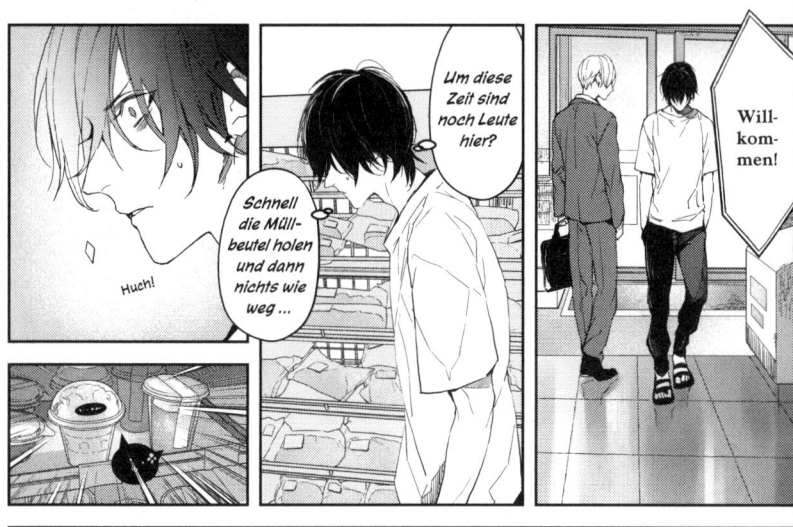

Um diese Zeit sind noch Leute hier?

Schnell die Müllbeutel holen und dann nichts wie weg ...

Huch!

Will-kommen!

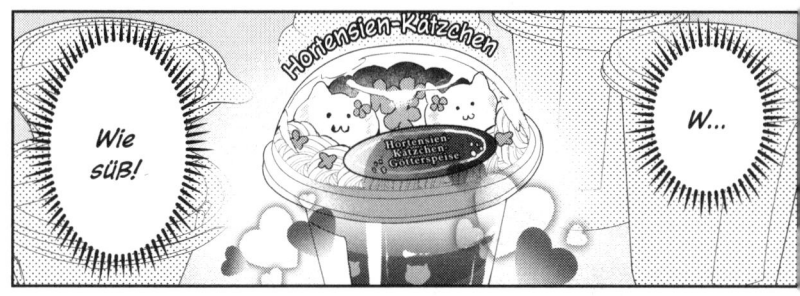

Wie süß!

Hortensien-Kätzchen

Hortensien Kätzchen Götterspeise

W...

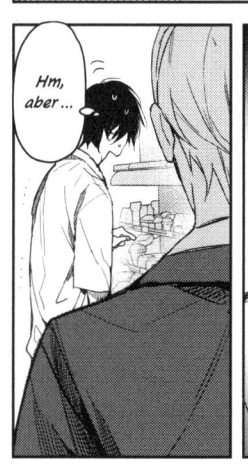

Hm, aber ...

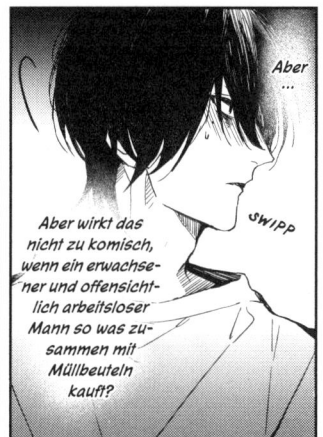

Aber ...

Aber wirkt das nicht zu komisch, wenn ein erwachsener und offensichtlich arbeitsloser Mann so was zusammen mit Müllbeuteln kauft?

SWIPP

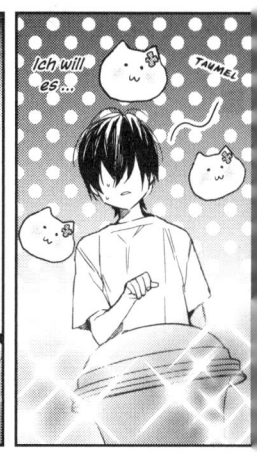

Ich will es ...

TAUMEL

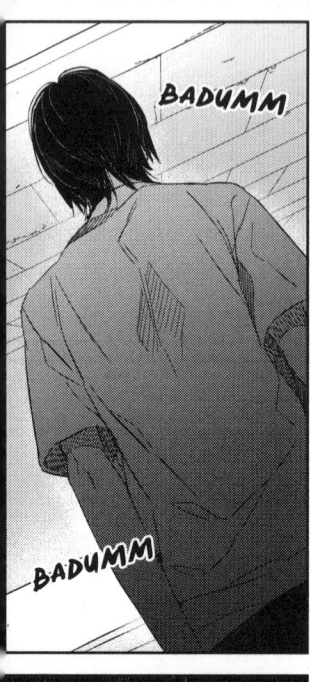

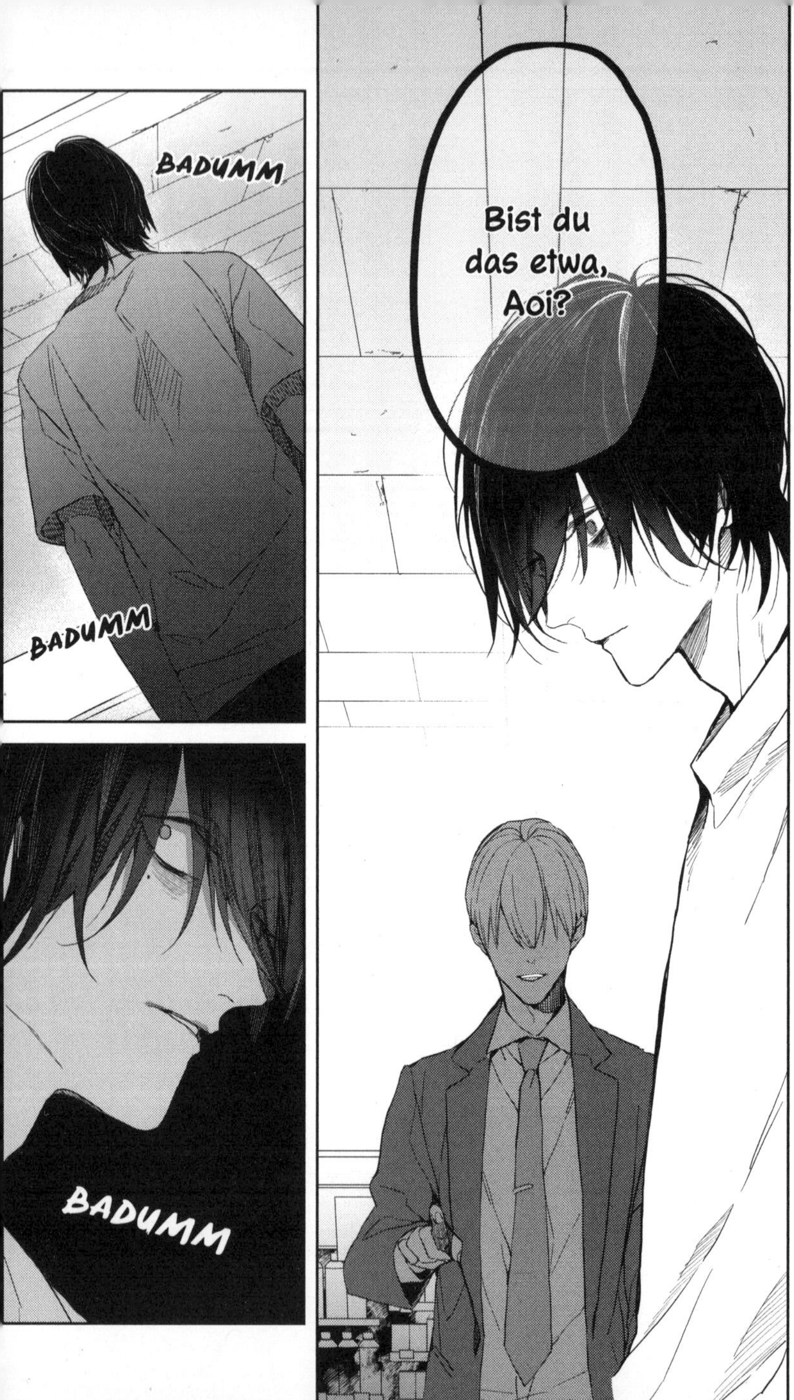

BADUMM

BADUMM

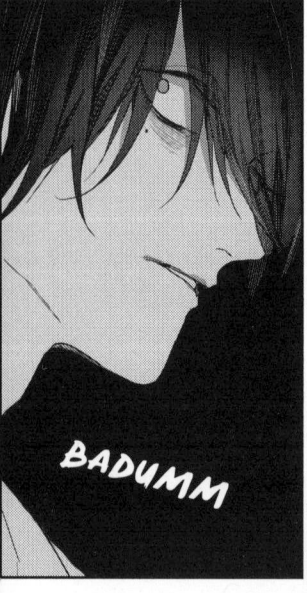

BADUMM

Bist du
das etwa,
Aoi?

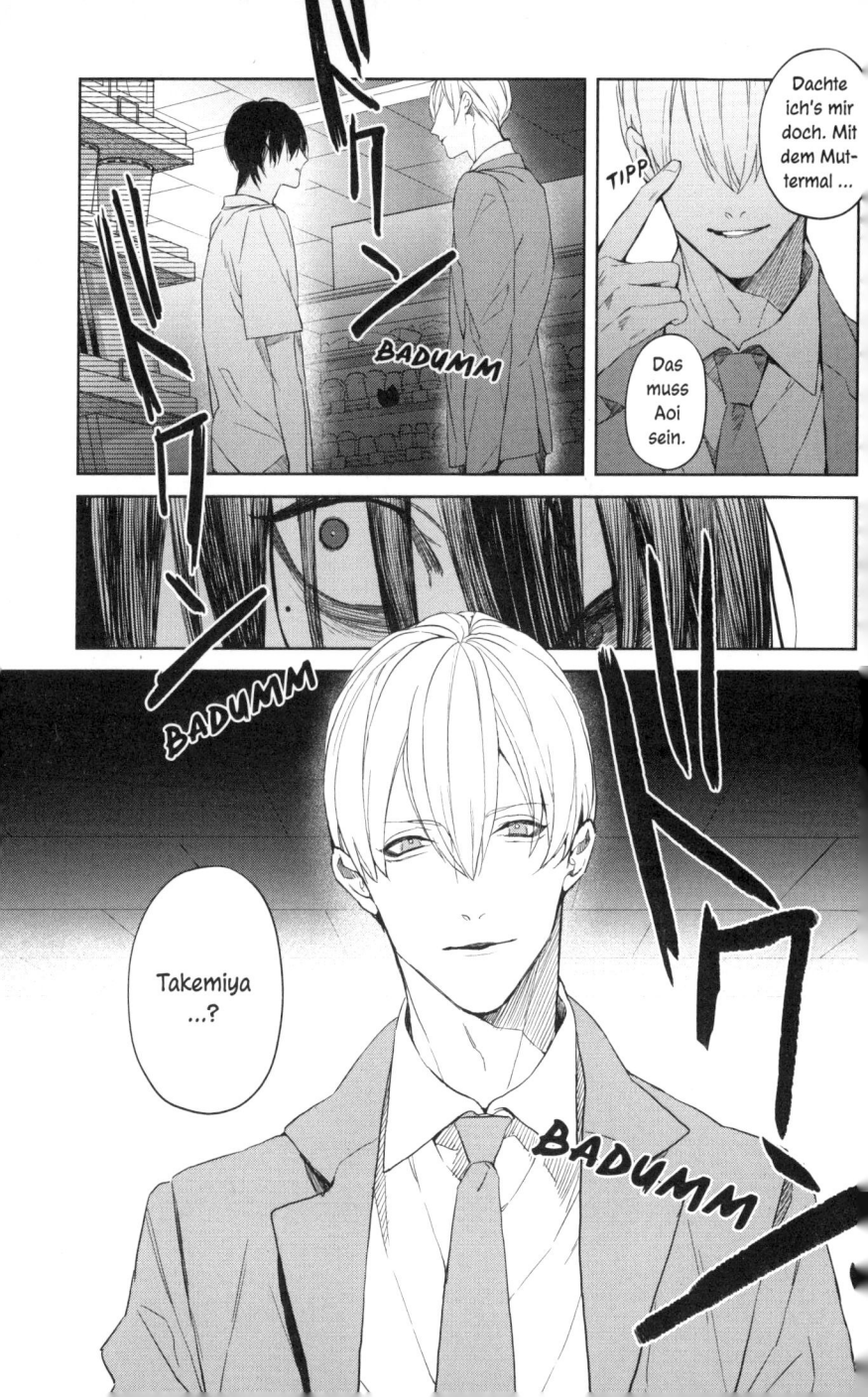

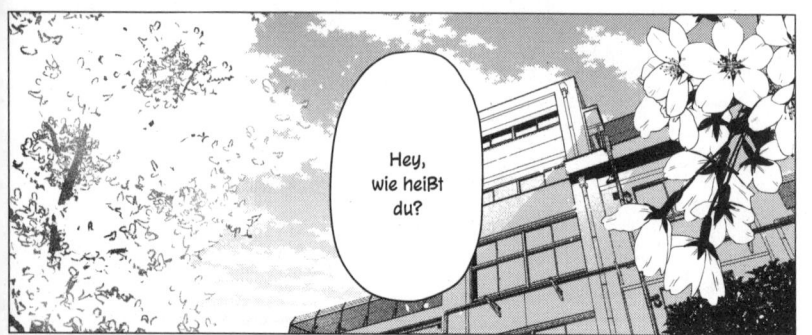

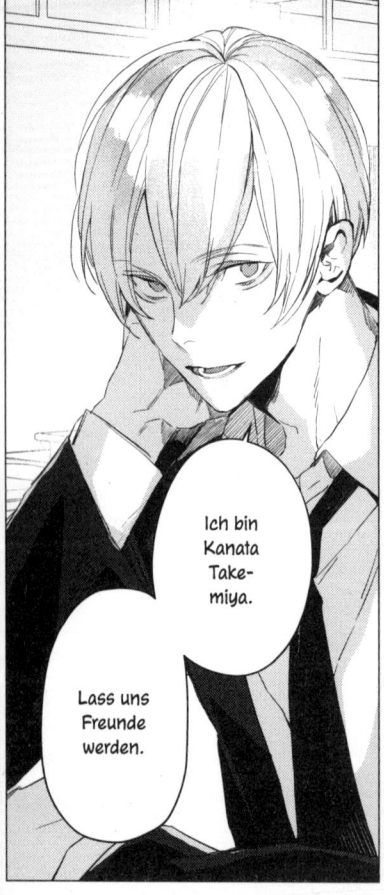

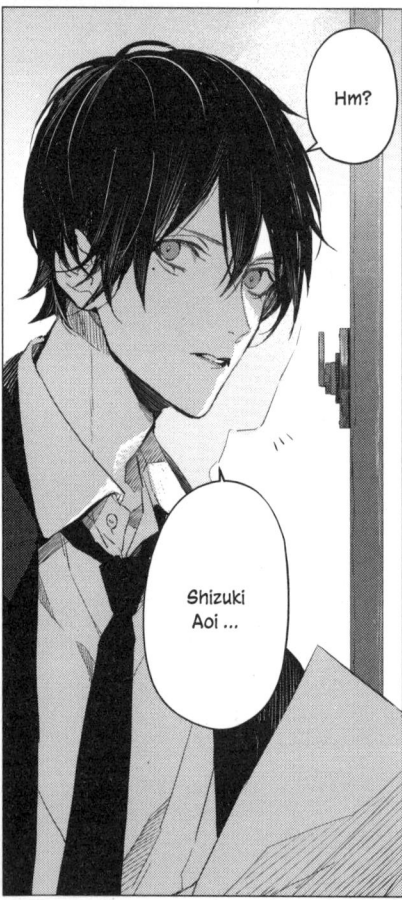

18

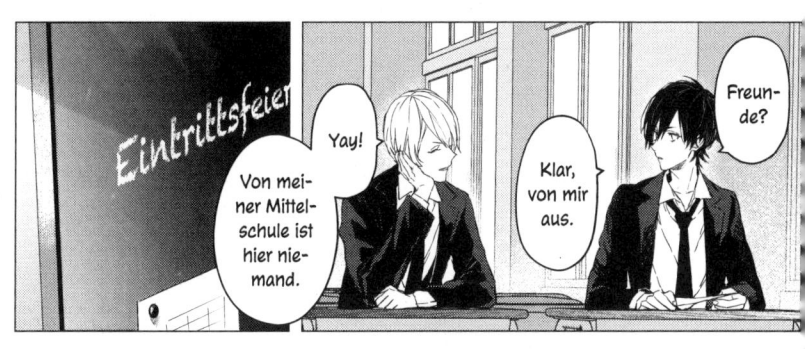

Eintrittsfeier

Von meiner Mittelschule ist hier niemand.

Yay!

Klar, von mir aus.

Freunde?

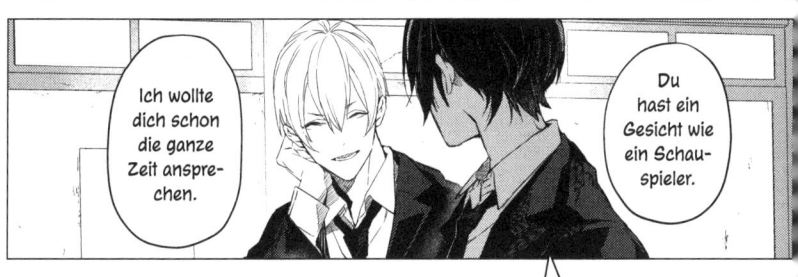

Ich wollte dich schon die ganze Zeit ansprechen.

Du hast ein Gesicht wie ein Schauspieler.

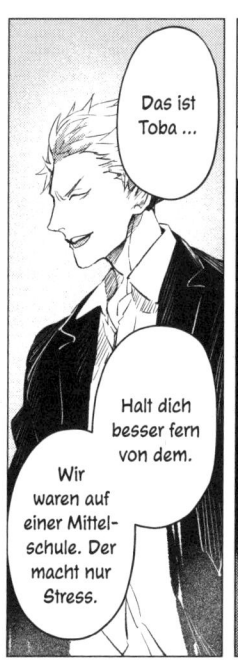

Das ist Toba ...

Halt dich besser fern von dem.

Wir waren auf einer Mittelschule. Der macht nur Stress.

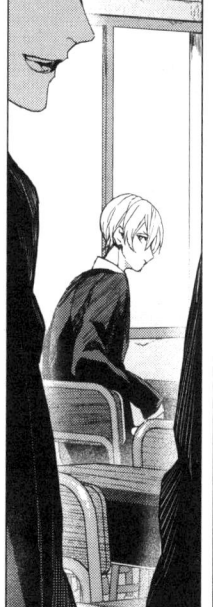

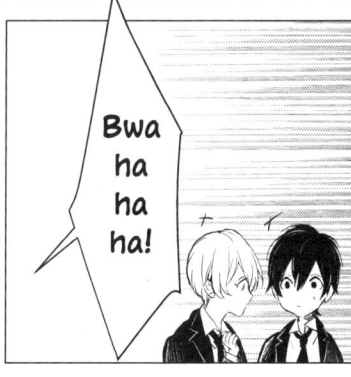

Bwa ha ha ha!

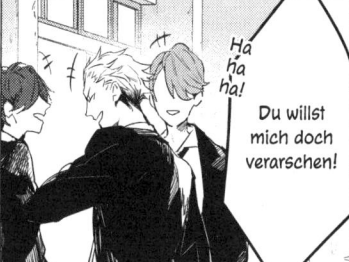

Ha ha ha!

Du willst mich doch verarschen!

19

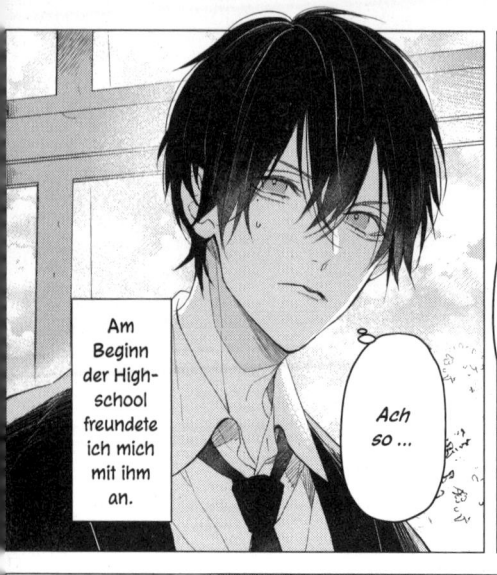

Am Beginn der High-school freundete ich mich mit ihm an.

Ach so ...

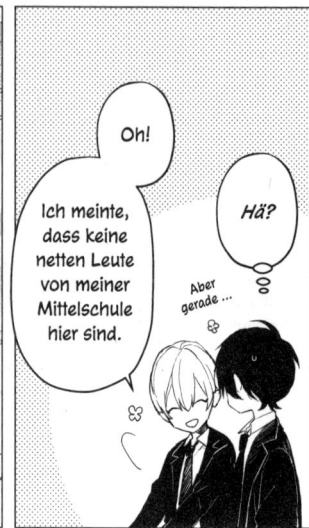

Oh!

Ich meinte, dass keine netten Leute von meiner Mittelschule hier sind.

Hä?

Aber gerade ...

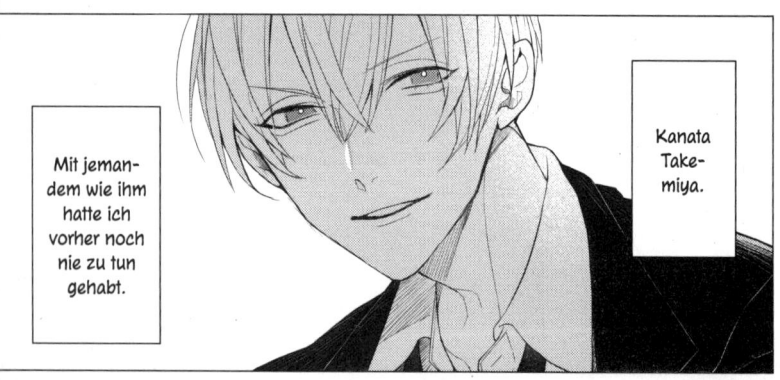

Mit jemandem wie ihm hatte ich vorher noch nie zu tun gehabt.

Kanata Take-miya.

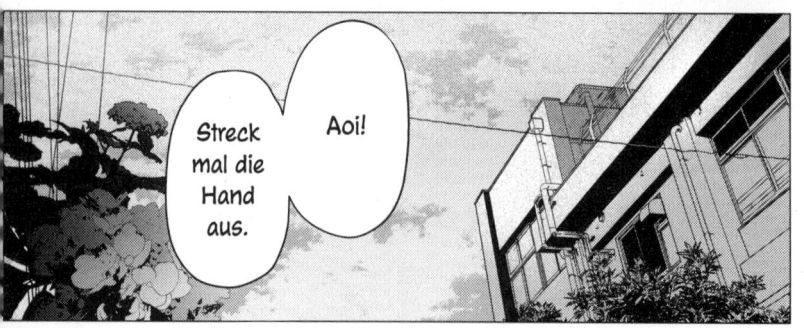

Streck mal die Hand aus.

Aoi!

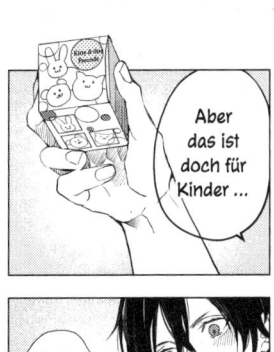

Aber das ist doch für Kinder ...

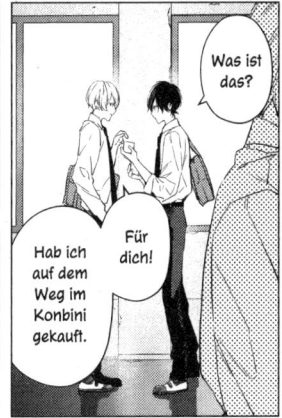

Was ist das?

Hab ich auf dem Weg im Konbini gekauft.

Für dich!

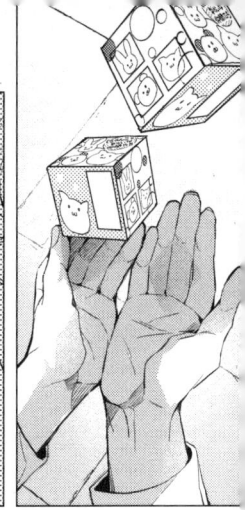

Trotz-dem niedlich ...

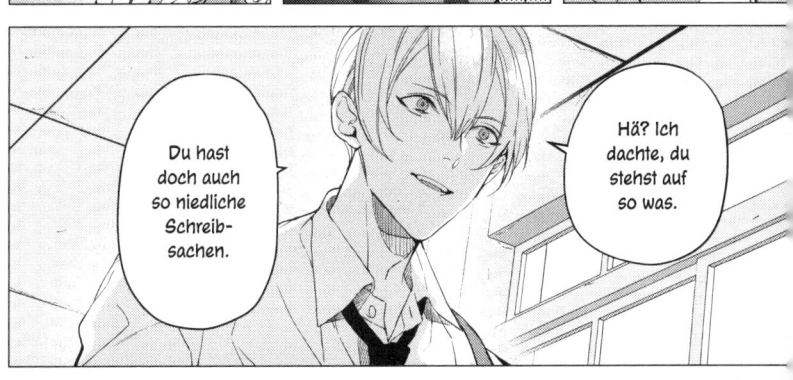

Du hast doch auch so niedliche Schreib-sachen.

Hä? Ich dachte, du stehst auf so was.

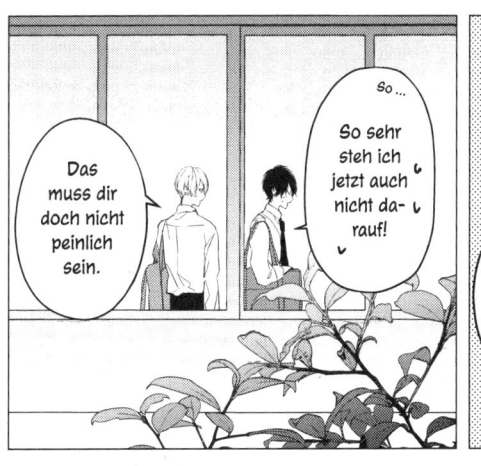

Das muss dir doch nicht peinlich sein.

So ...

So sehr steh ich jetzt auch nicht da-rauf!

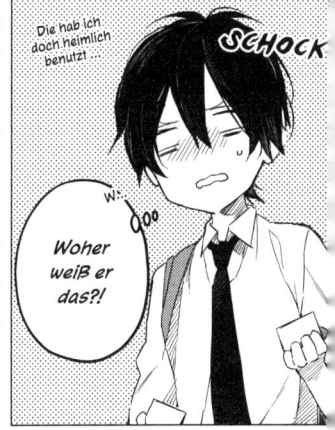

Die hab ich doch heimlich benutzt ...

SCHOCK

W... *OOo*

Woher weiß er das?!

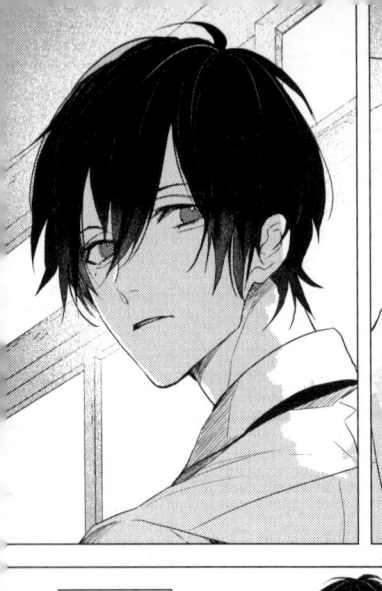
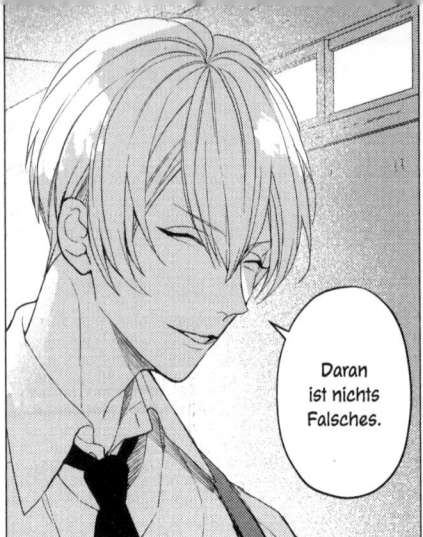

Daran ist nichts Falsches.

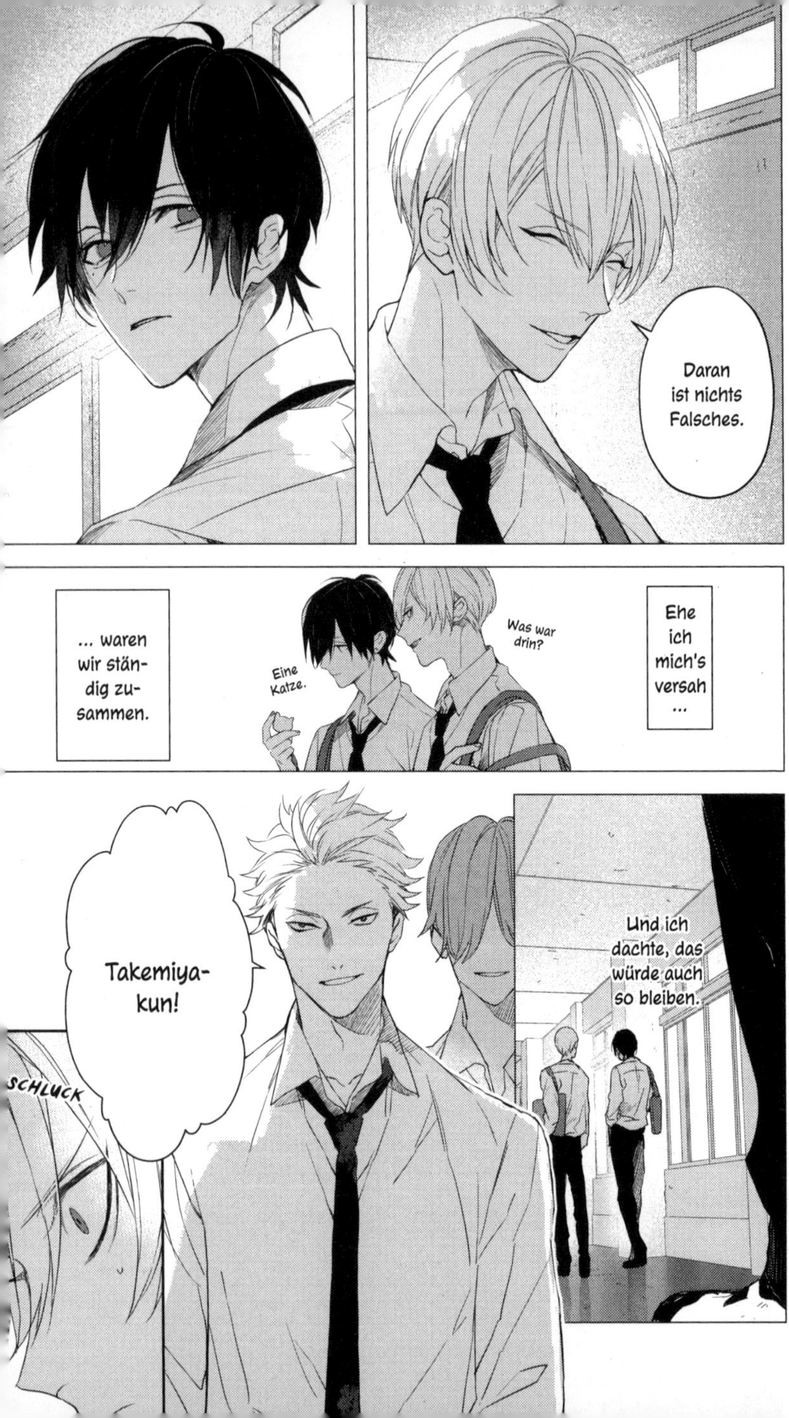

... waren wir ständig zusammen.

Eine Katze.

Was war drin?

Ehe ich mich's versah ...

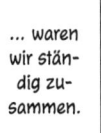

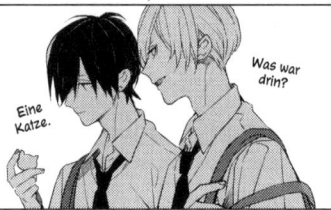

Takemiya-kun!

SCHLUCK

Und ich dachte, das würde auch so bleiben.

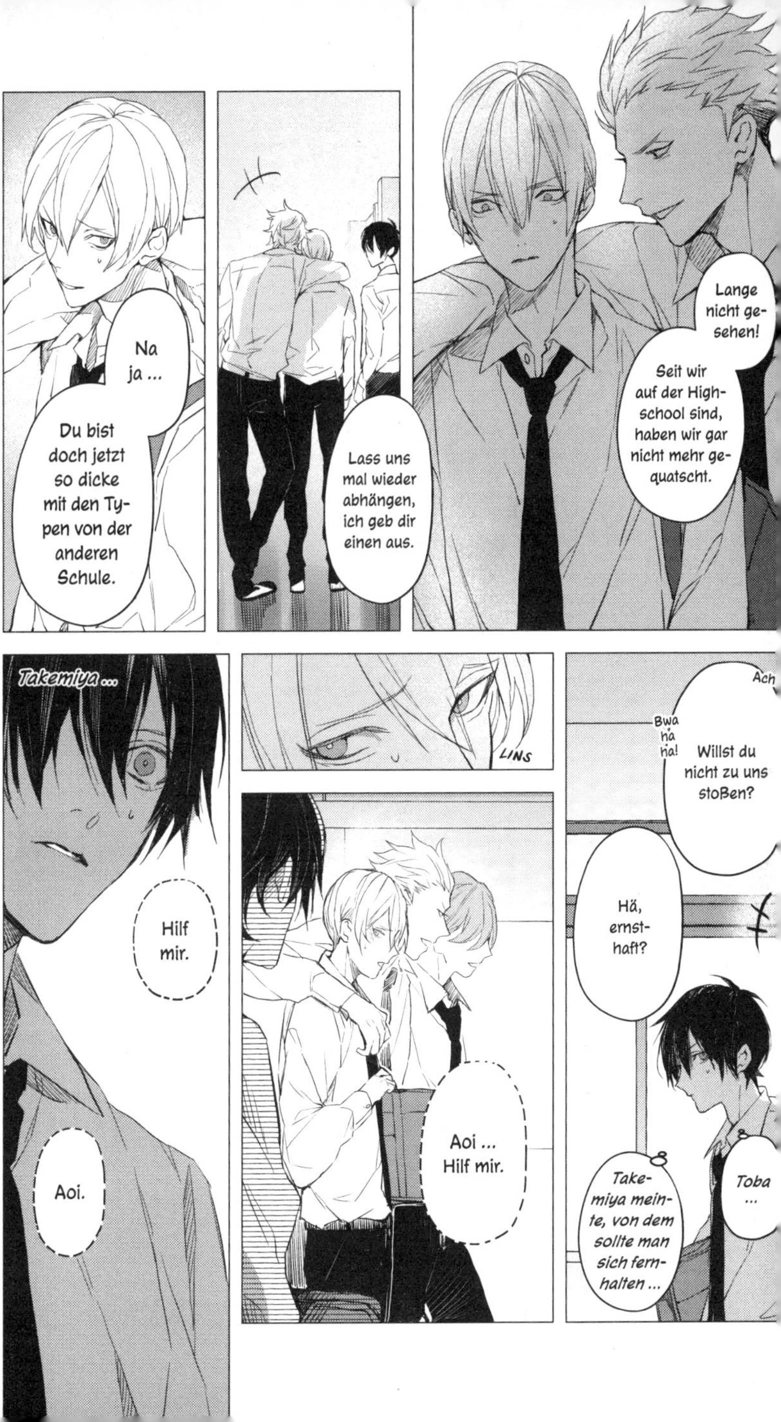
Lange nicht gesehen!
Seit wir auf der Highschool sind, haben wir gar nicht mehr gequatscht.
Lass uns mal wieder abhängen, ich geb dir einen aus.
Na ja ...
Du bist doch jetzt so dicke mit den Typen von der anderen Schule.
Ach
Willst du nicht zu uns stoßen?
Bwa ha ha!
Hä, ernsthaft?
Toba ...
Takemiya meinte, von dem sollte man sich fernhalten ...
LINS
Aoi ... Hilf mir.
Takemiya ...
Hilf mir.
Aoi.

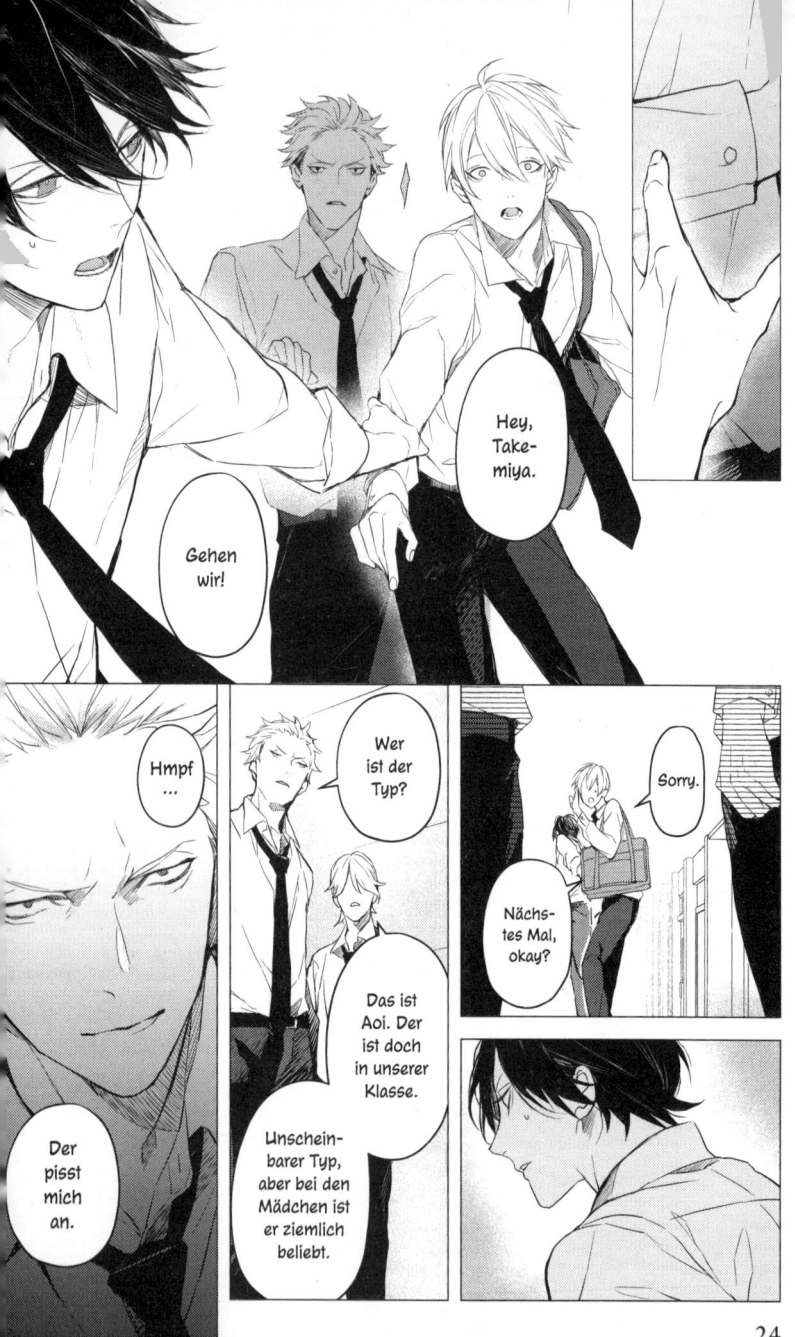

Hey,
Take-
miya.

Gehen
wir!

Hmpf
...

Der
pisst
mich
an.

Wer
ist der
Typ?

Das ist
Aoi. Der
ist doch
in unserer
Klasse.

Unschein-
barer Typ,
aber bei den
Mädchen ist
er ziemlich
beliebt.

Sorry.

Nächs-
tes Mal,
okay?

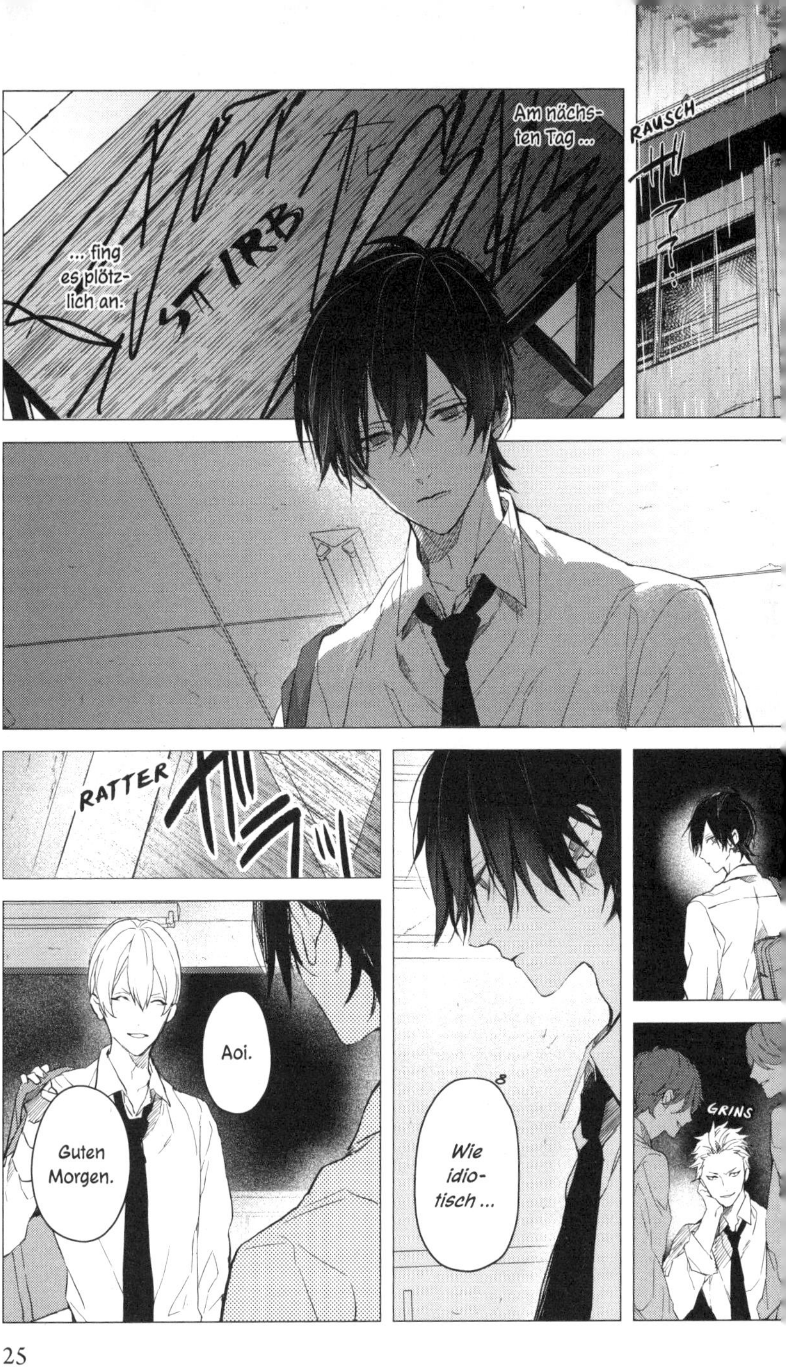

Am nächsten Tag ...

... fing es plötzlich an.

STIRB

RAUSCH

RATTER

Aoi.

Guten Morgen.

Wie idiotisch ...

GRINS

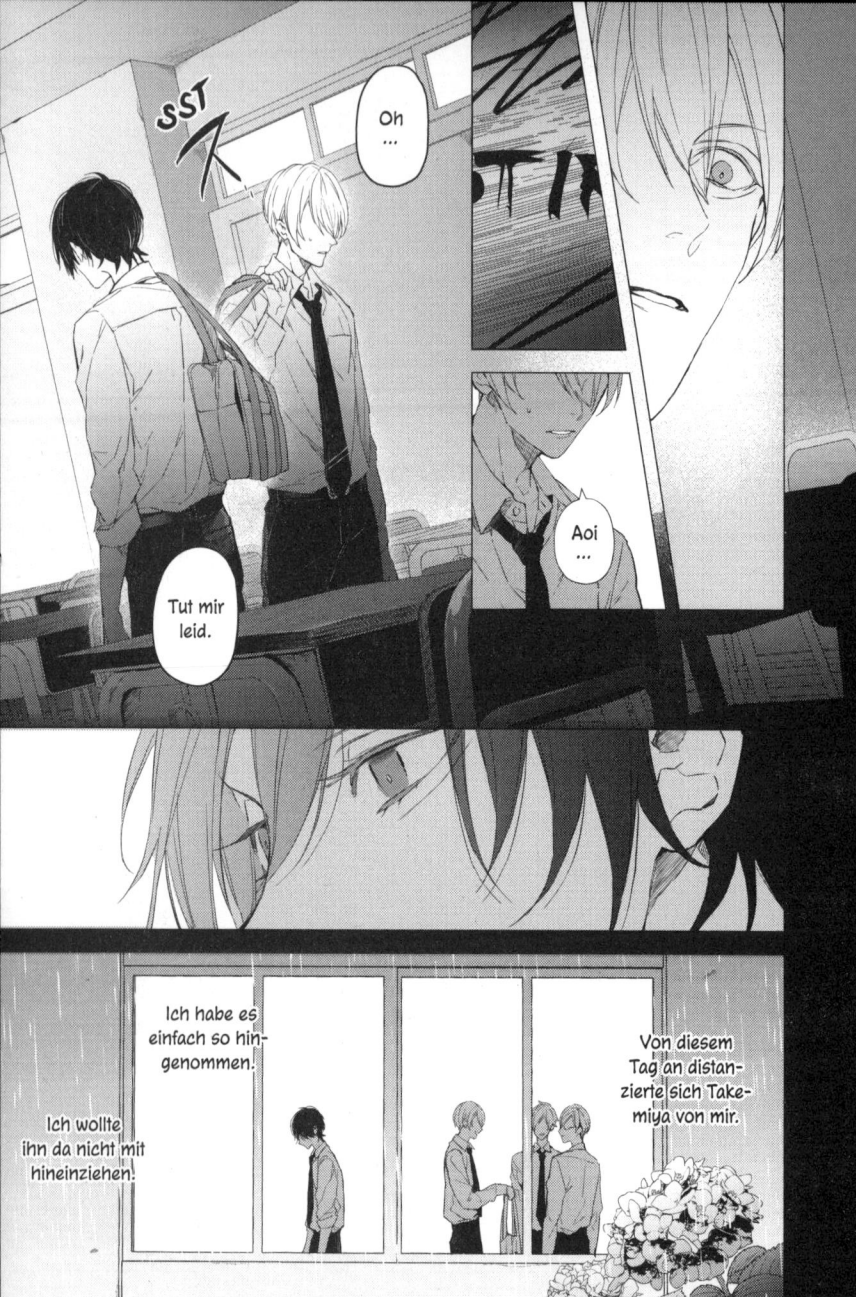

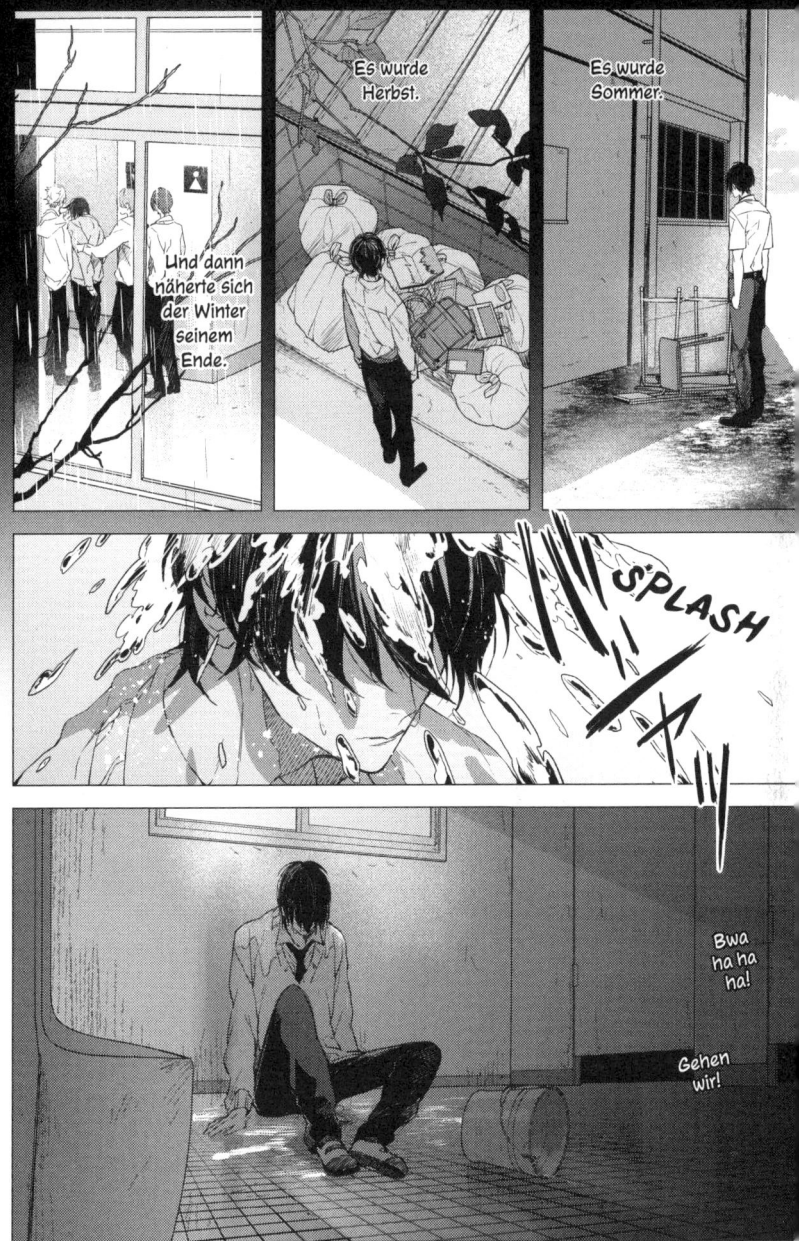

Es wurde
Herbst.

Es wurde
Sommer.

Und dann
näherte sich
der Winter
seinem
Ende.

SPLASH

Bwa
ha ha
ha!

Gehen
wir!

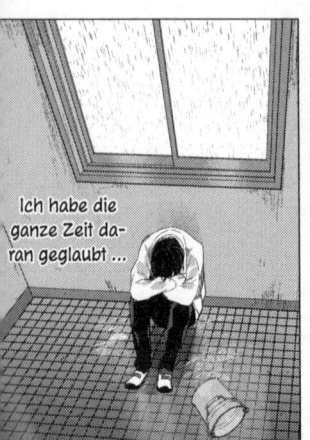

Ich habe die ganze Zeit daran geglaubt ...

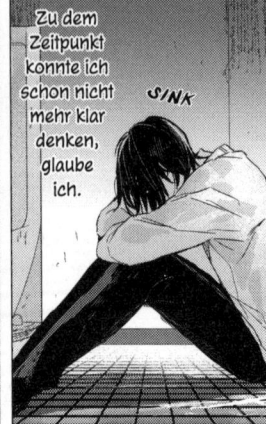

Zu dem Zeitpunkt konnte ich schon nicht mehr klar denken, glaube ich.

SINK

HAUCH

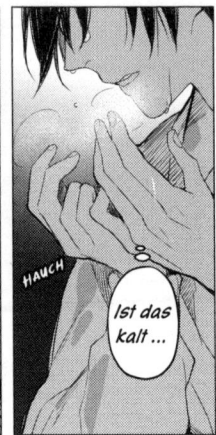

Ist das kalt ...

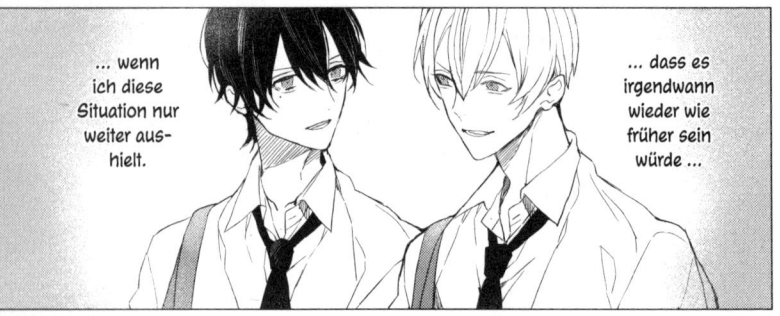

... wenn ich diese Situation nur weiter aushielt.

... dass es irgendwann wieder wie früher sein würde ...

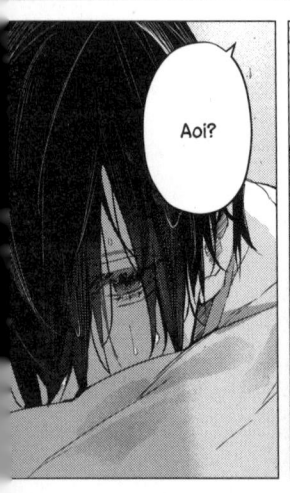

Aoi?

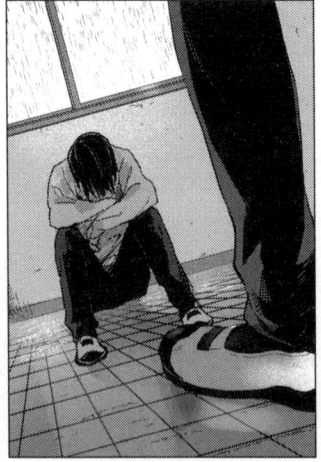

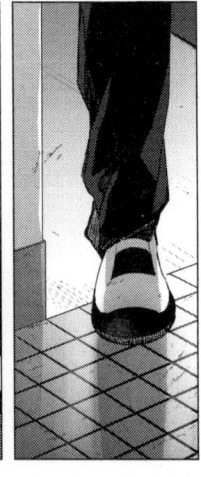

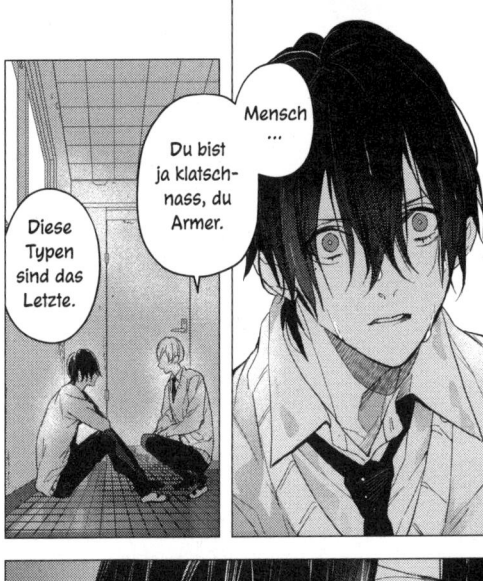

Diese Typen sind das Letzte.

Du bist ja klatsch-nass, du Armer.

Mensch ...

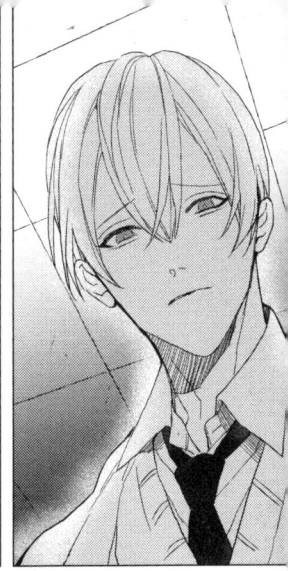

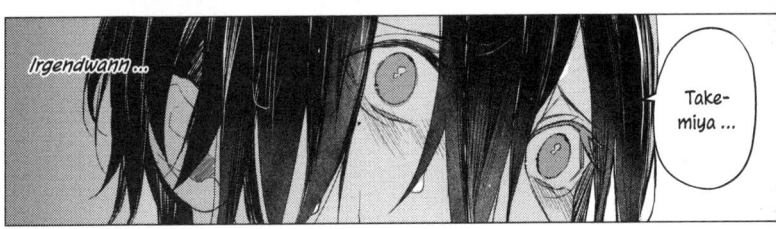

Irgendwann ...

Take-miya ...

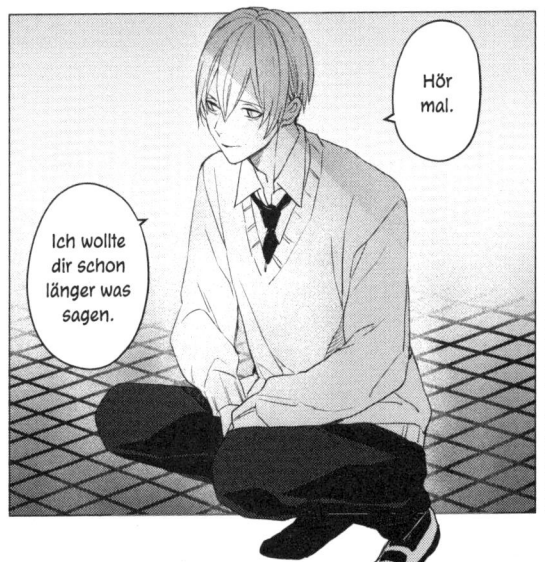

Hör mal.

Ich wollte dir schon länger was sagen.

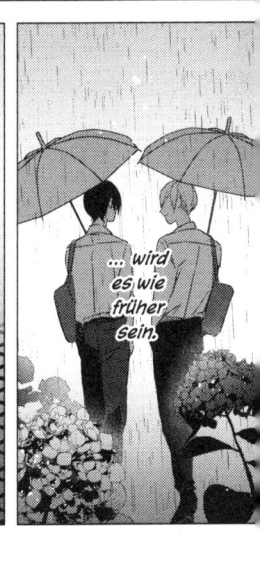

... wird es wie früher sein.

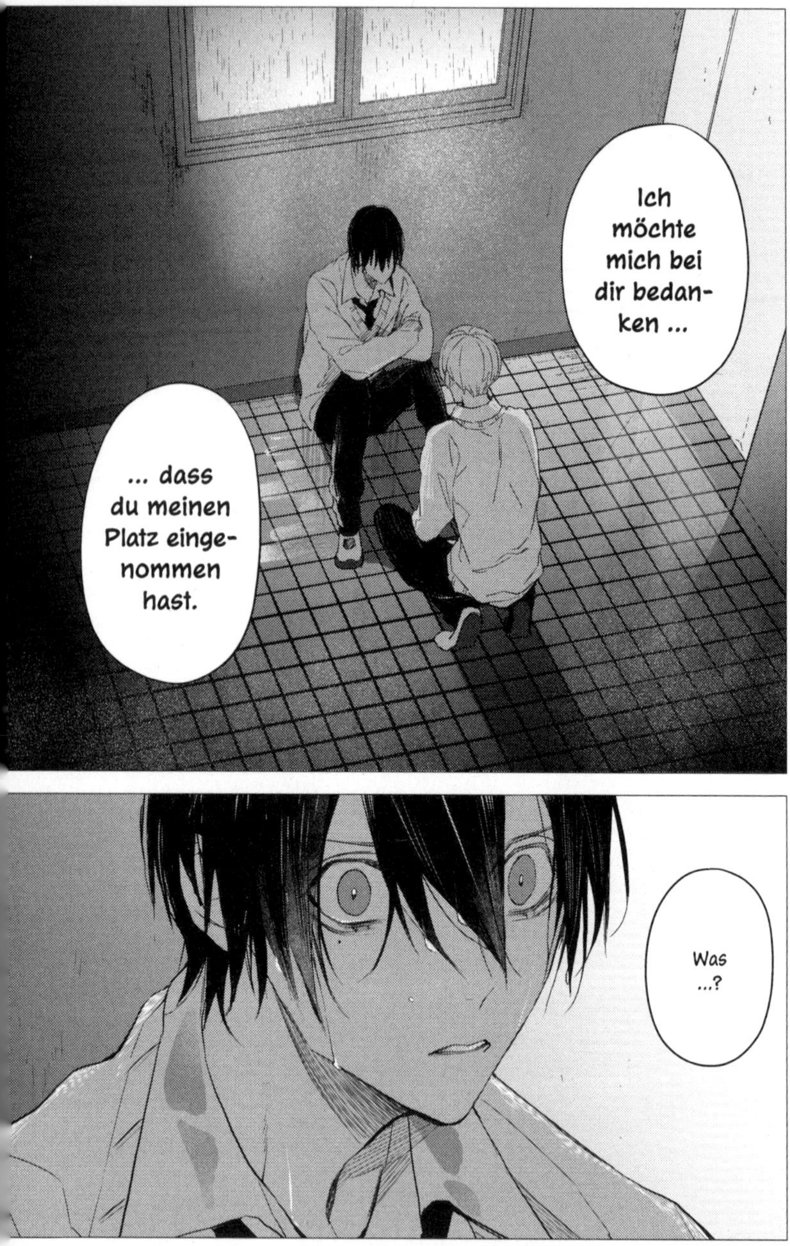

Ich möchte mich bei dir bedanken ...

... dass du meinen Platz eingenommen hast.

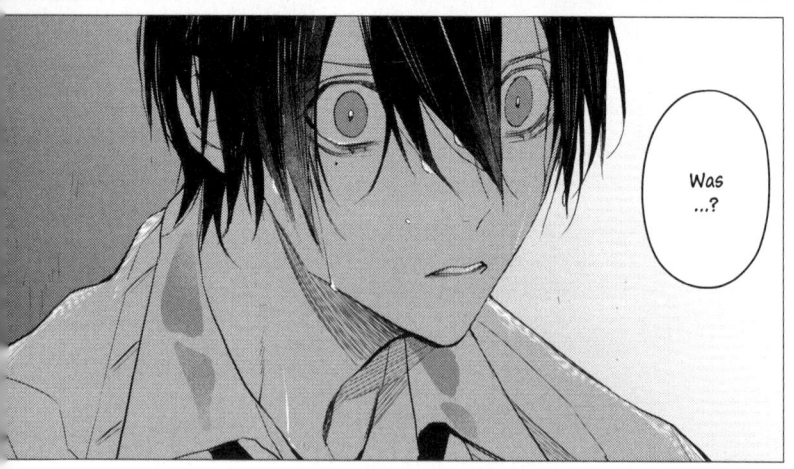

Was ...?

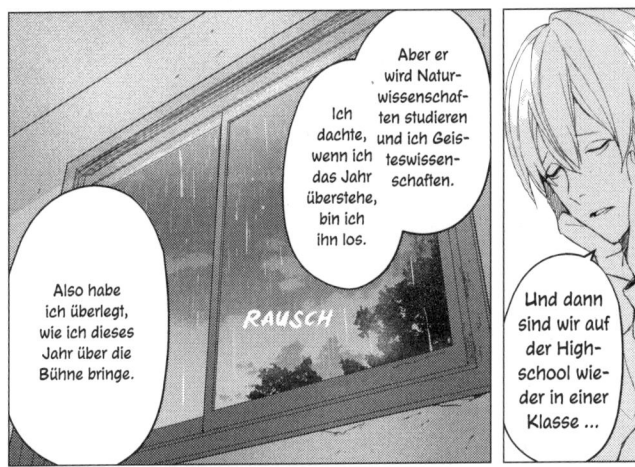

Ich dachte, wenn ich das Jahr überstehe, bin ich ihn los.

Aber er wird Naturwissenschaften studieren und ich Geisteswissenschaften.

RAUSCH

Also habe ich überlegt, wie ich dieses Jahr über die Bühne bringe.

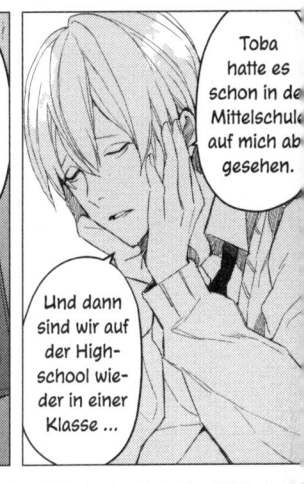

Toba hatte es schon in der Mittelschule auf mich abgesehen.

Und dann sind wir auf der Highschool wieder in einer Klasse ...

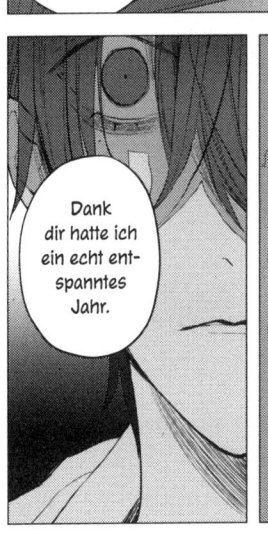

Dank dir hatte ich ein echt entspanntes Jahr.

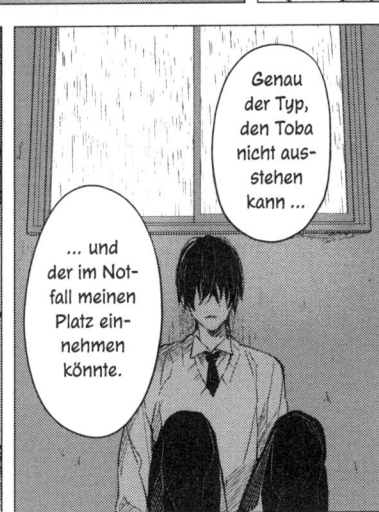

Genau der Typ, den Toba nicht ausstehen kann ...

... und der im Notfall meinen Platz einnehmen könnte.

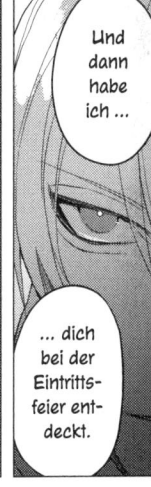

Und dann habe ich ...

... dich bei der Eintrittsfeier entdeckt.

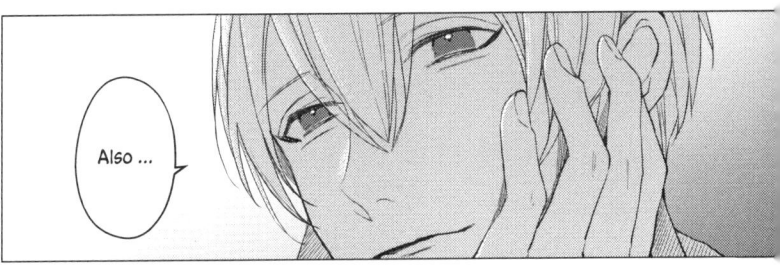

Also ...

31

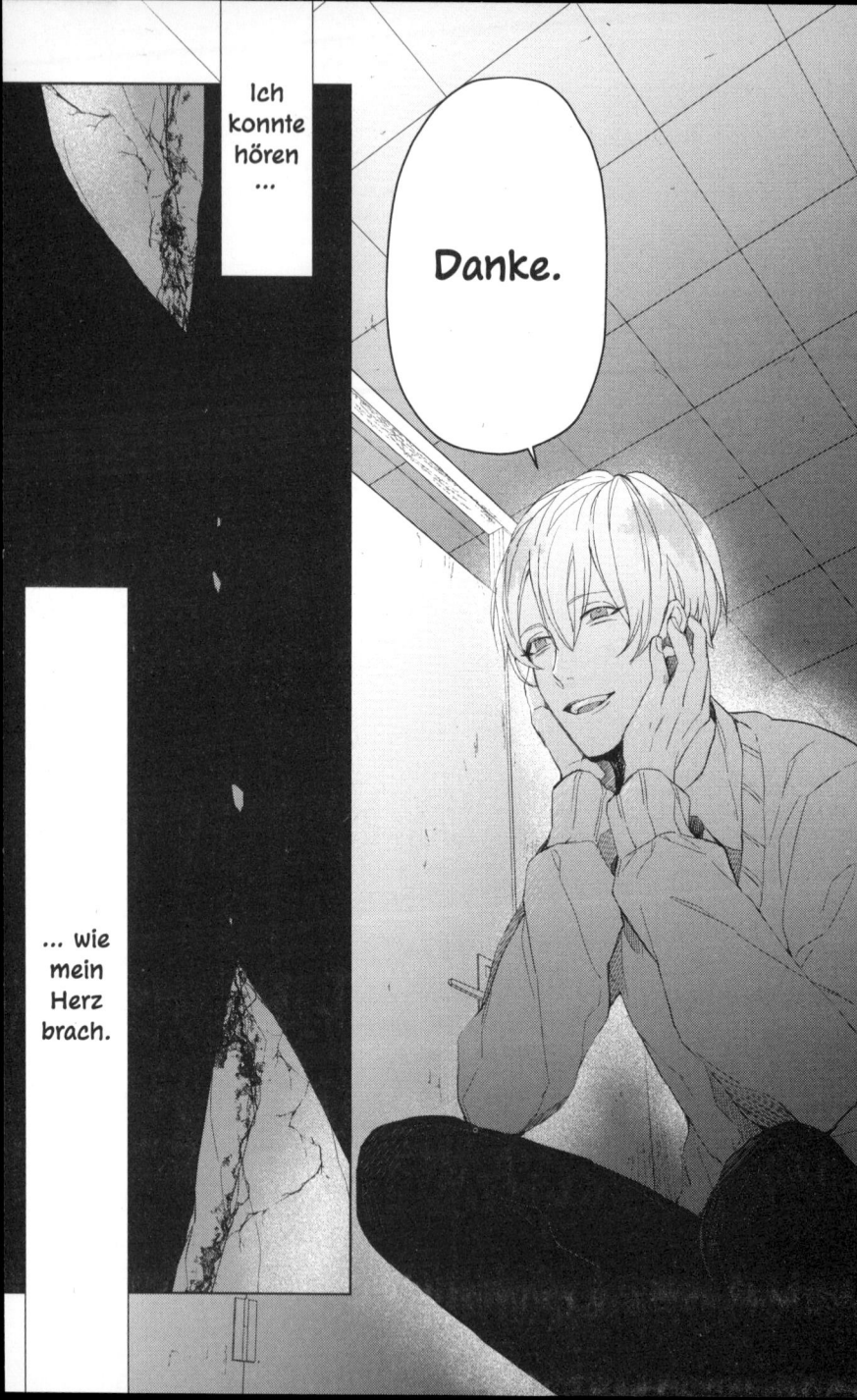

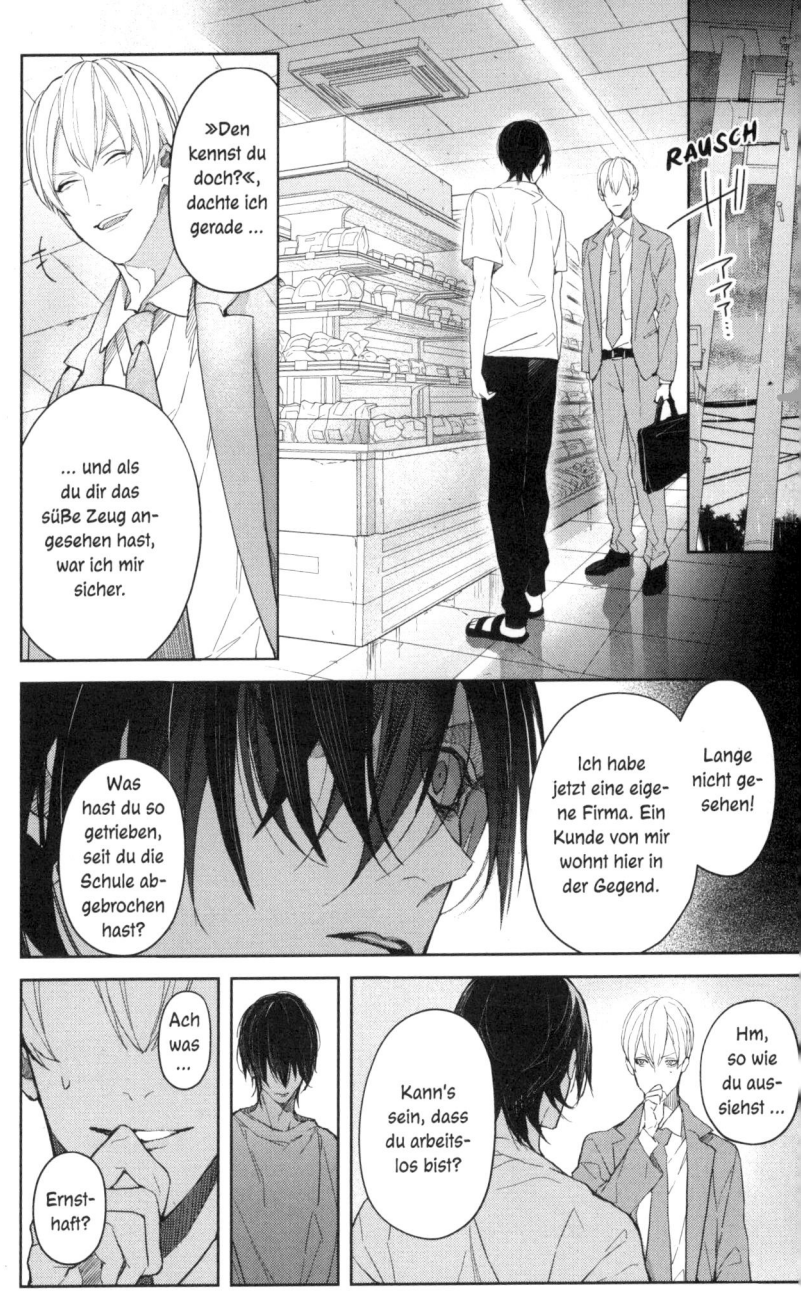

»Den kennst du doch?«, dachte ich gerade ...

... und als du dir das süße Zeug angesehen hast, war ich mir sicher.

RAUSCH

Was hast du so getrieben, seit du die Schule abgebrochen hast?

Ich habe jetzt eine eigene Firma. Ein Kunde von mir wohnt hier in der Gegend.

Lange nicht gesehen!

Ach was ...

Ernsthaft?

Kann's sein, dass du arbeitslos bist?

Hm, so wie du aussiehst ...

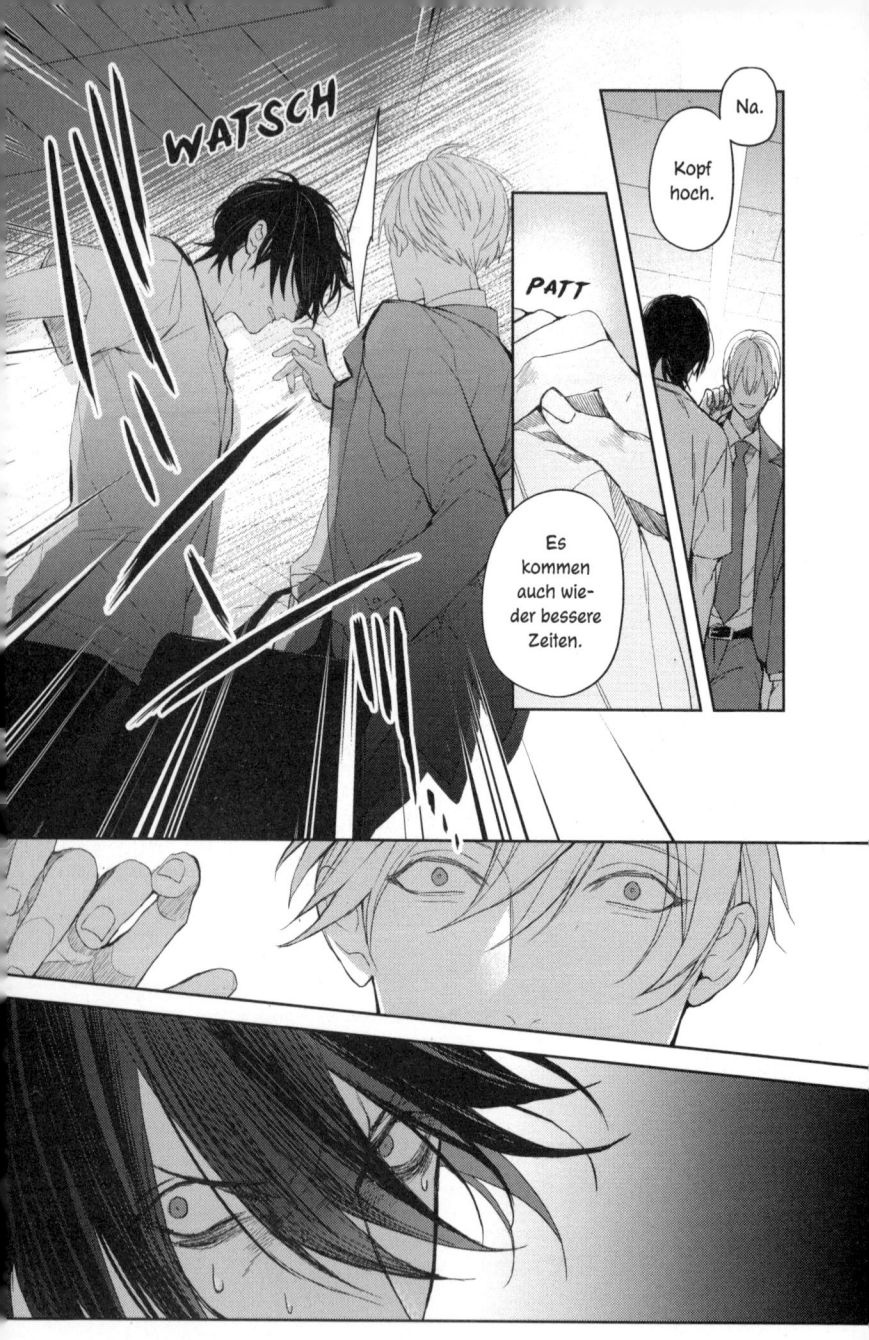

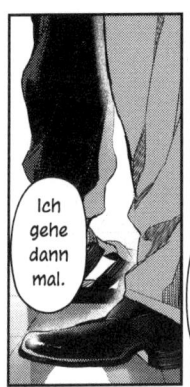

Ich gehe dann mal.

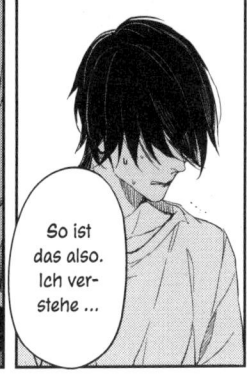

So ist das also. Ich verstehe ...

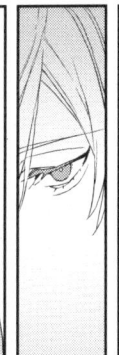

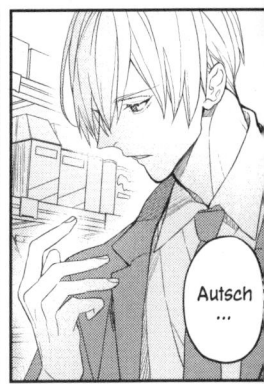

Autsch ...

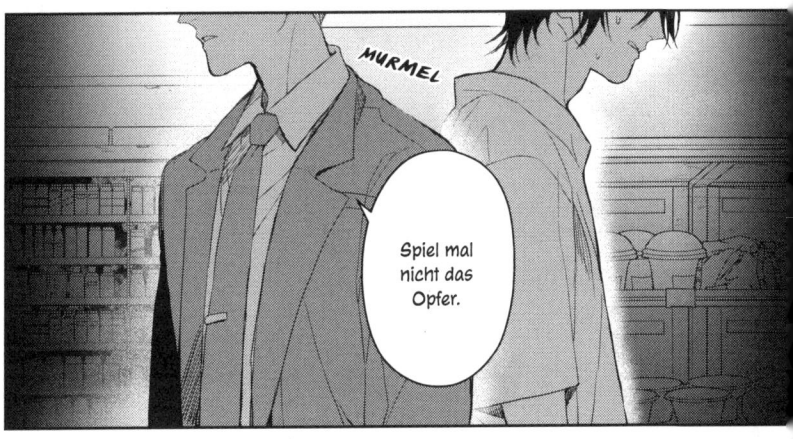

MURMEL

Spiel mal nicht das Opfer.

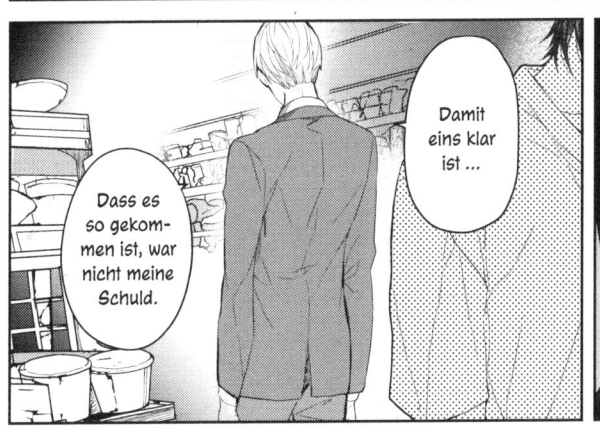

Dass es so gekommen ist, war nicht meine Schuld.

Damit eins klar ist ...

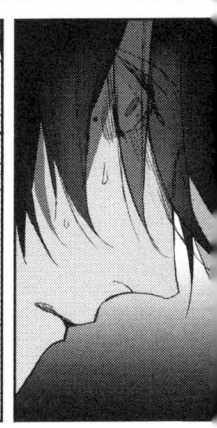

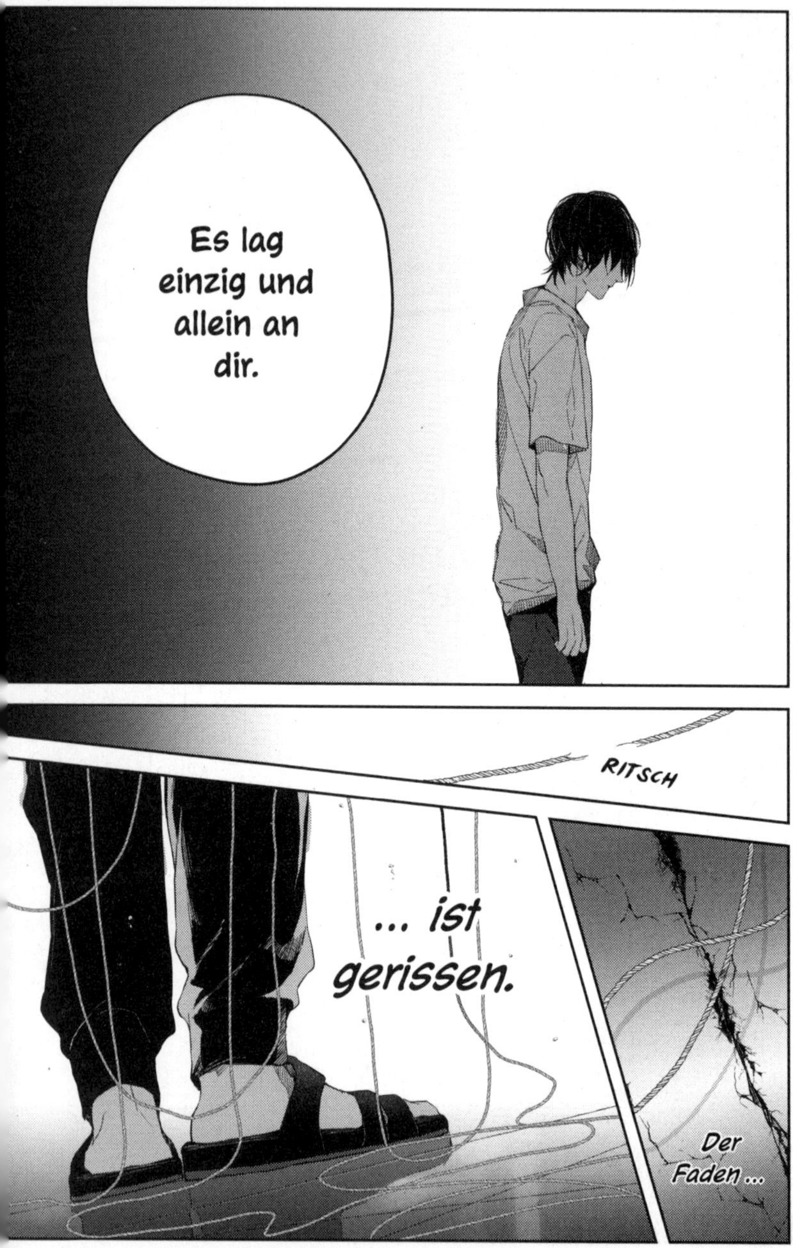

Es lag einzig und allein an dir.

RITSCH

... ist gerissen.

Der Faden ...

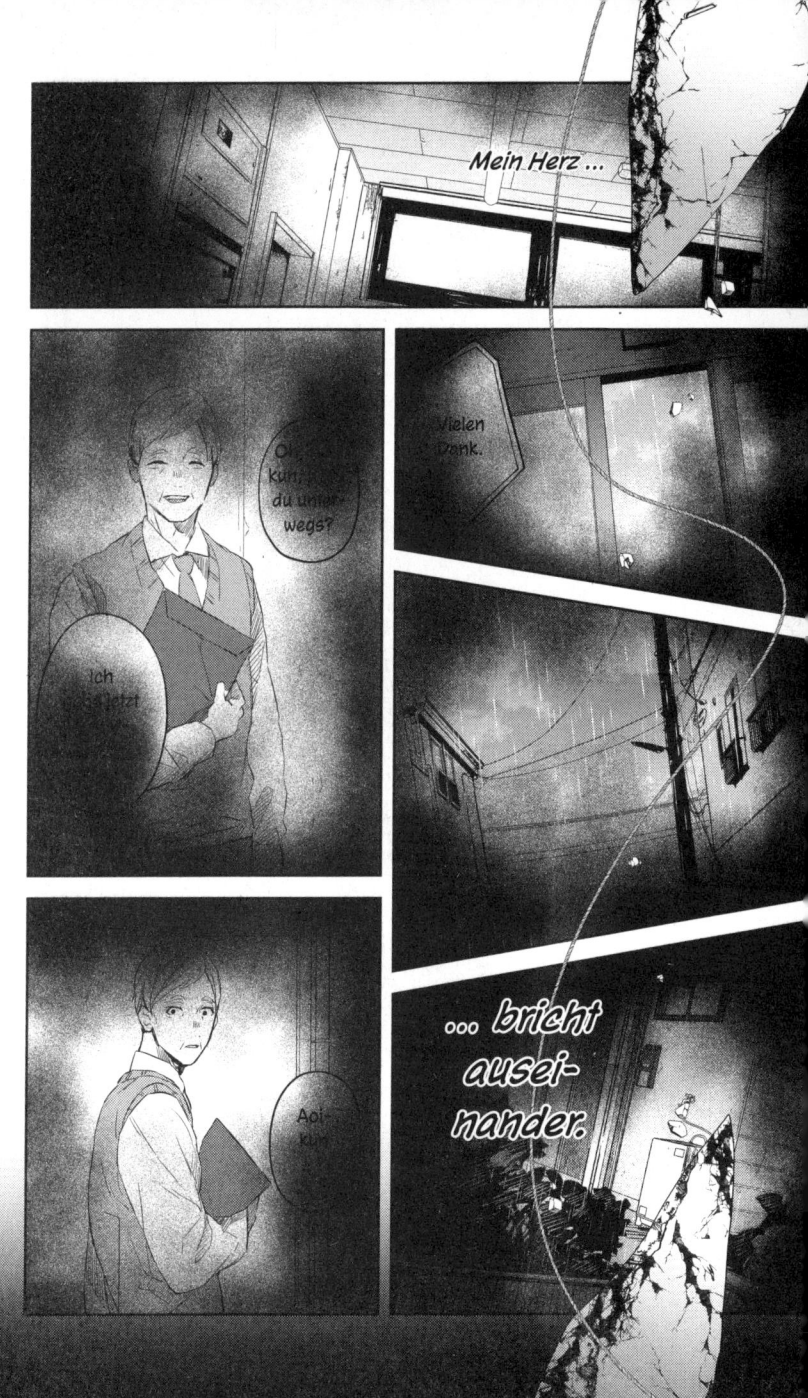

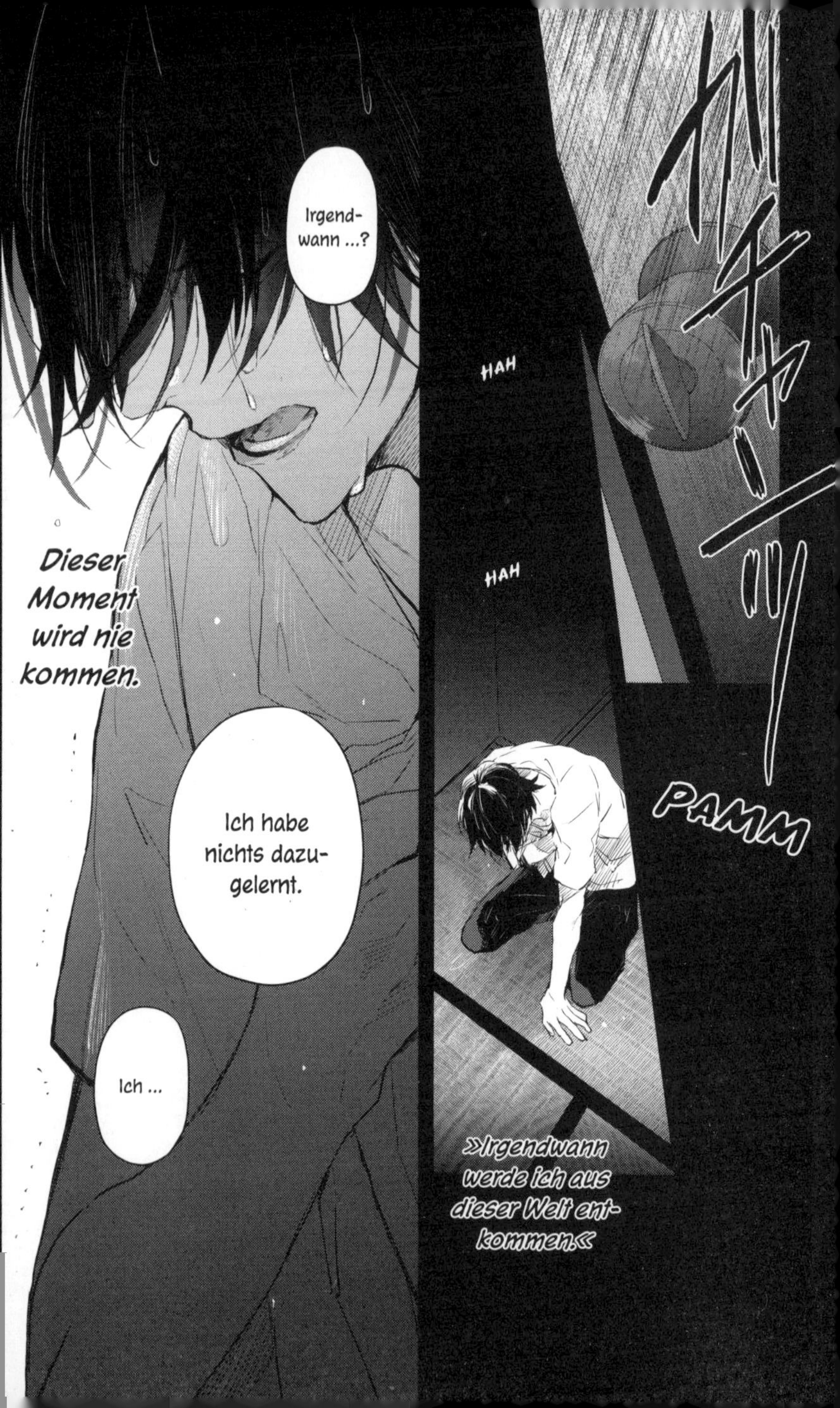
PAMM
HAH
HAH
»Irgendwann werde ich aus dieser Welt entkommen.«
Irgendwann ...?
Dieser Moment wird nie kommen.
Ich habe nichts dazugelernt.
Ich ...

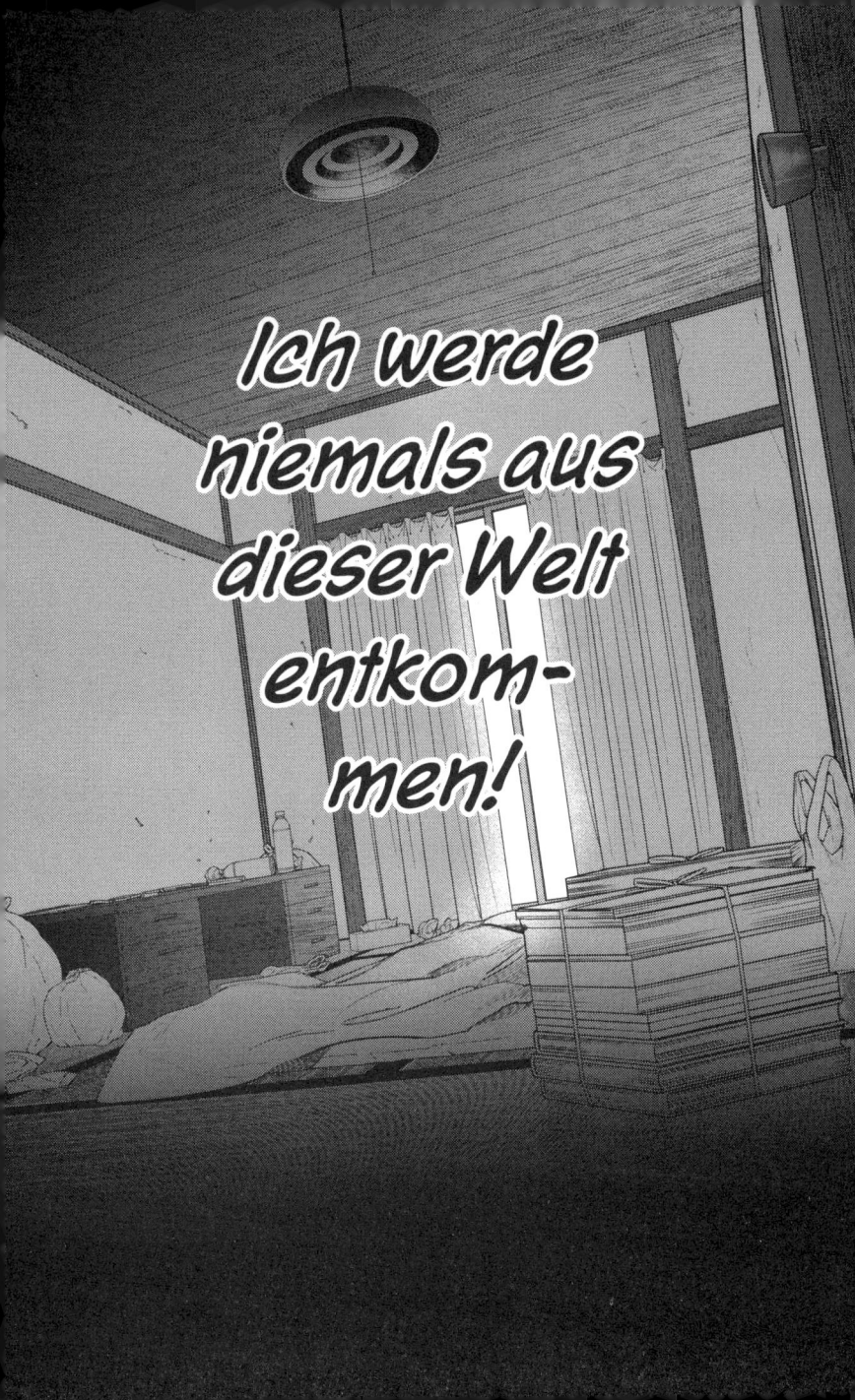

Ich werde niemals aus dieser Welt entkom-men!

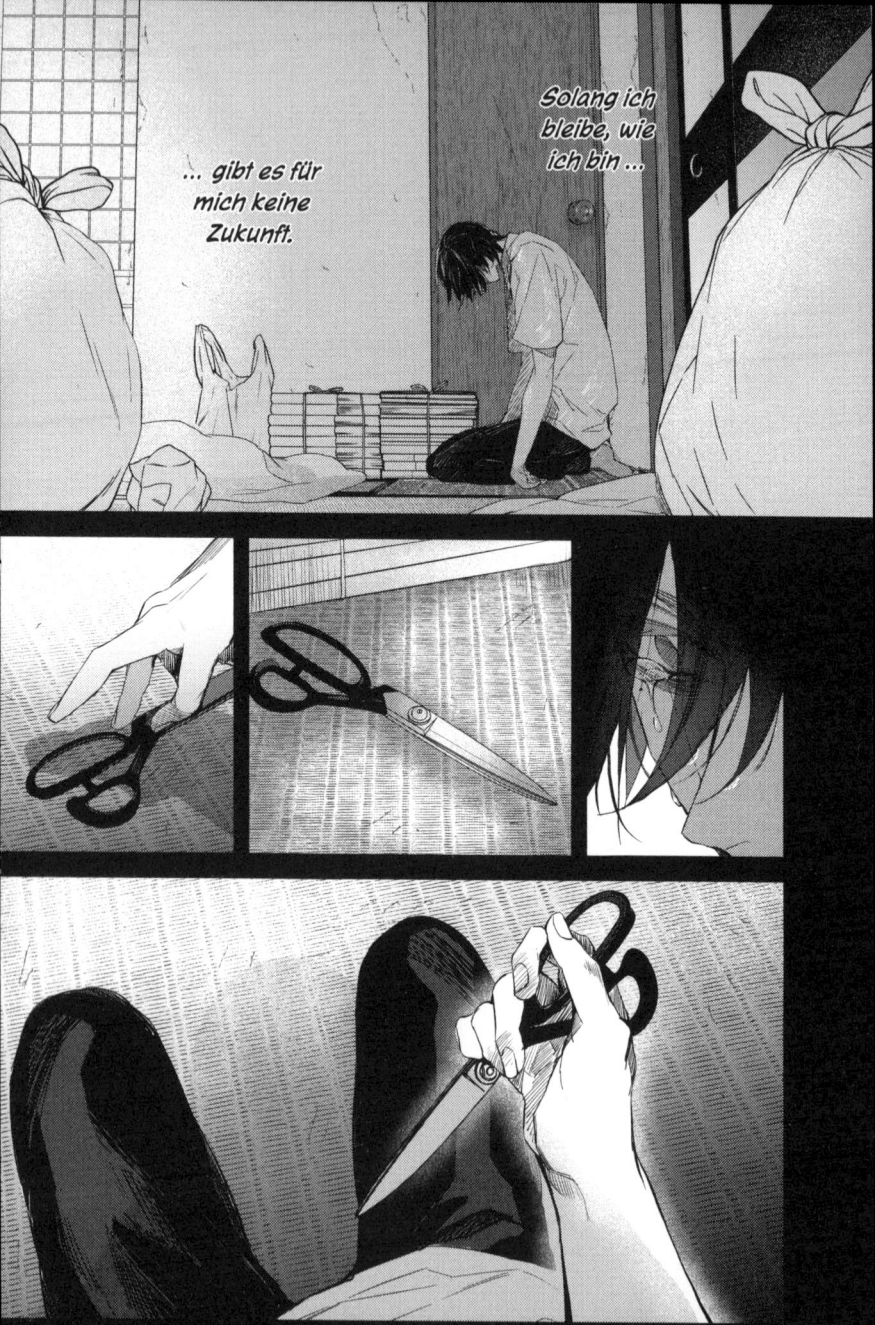

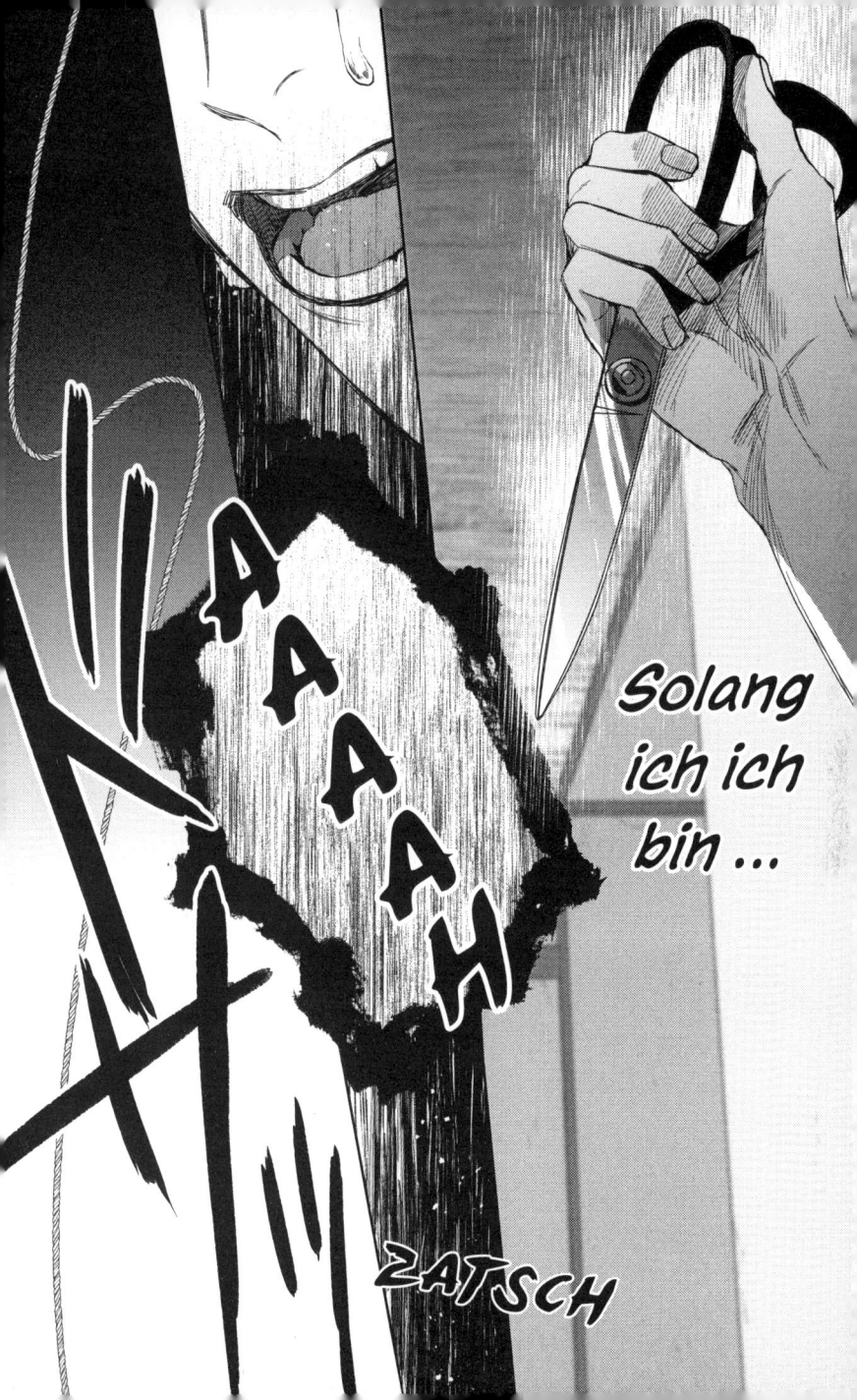

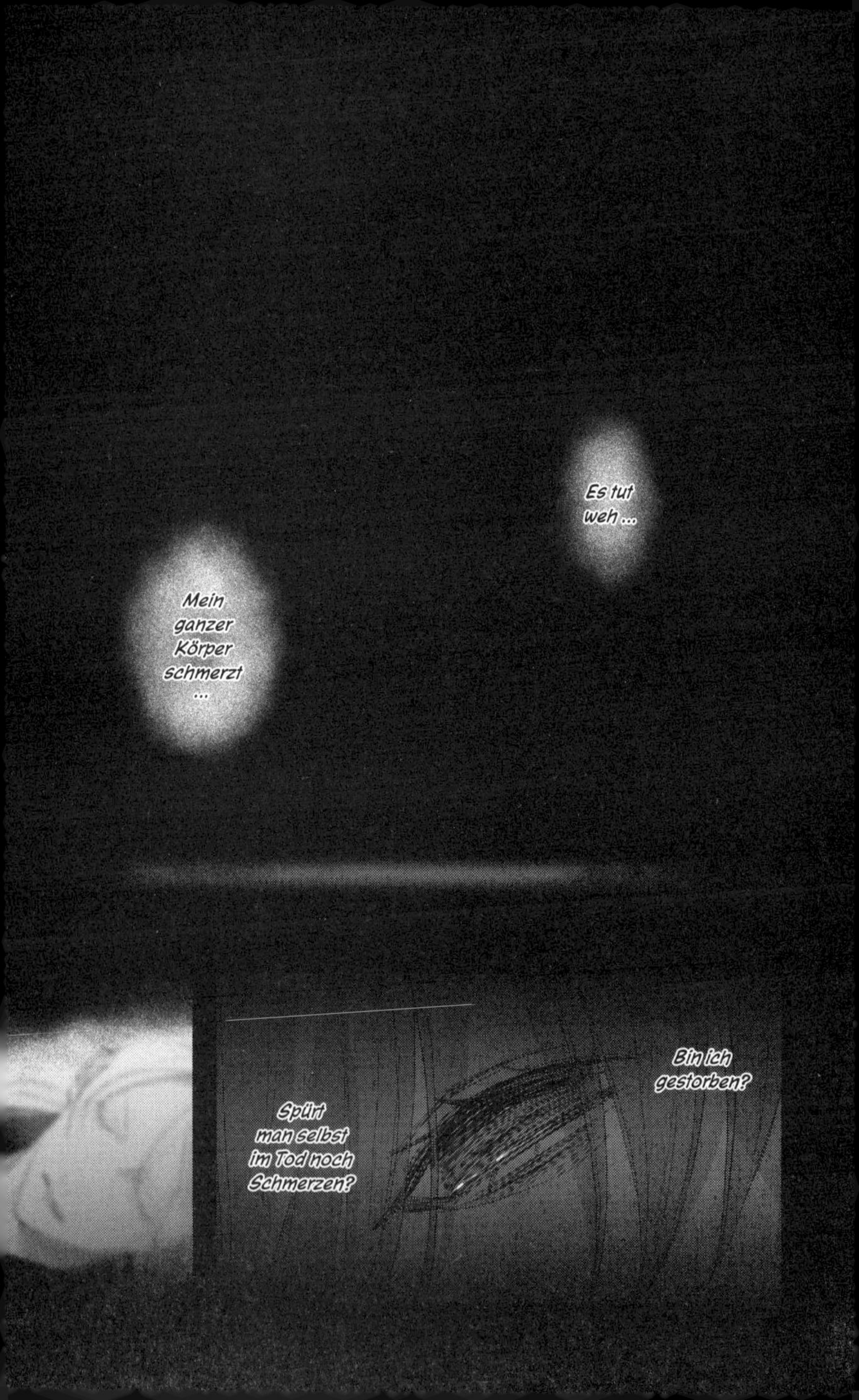
Es tut weh ...
Mein ganzer Körper schmerzt ...
Bin ich gestorben?
Spürt man selbst im Tod noch Schmerzen?

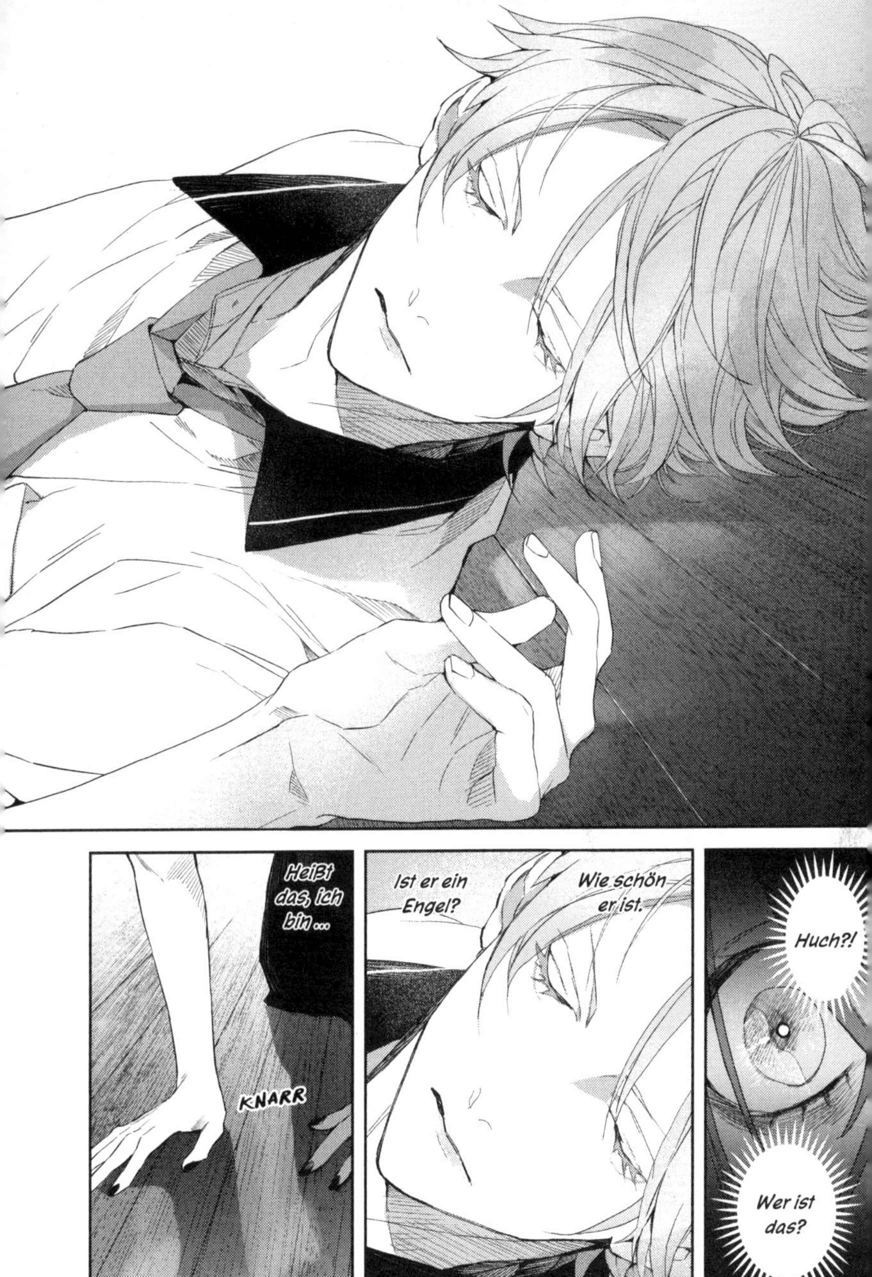

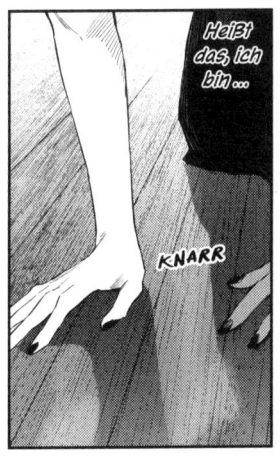

Heißt das, ich bin ...

KNARR

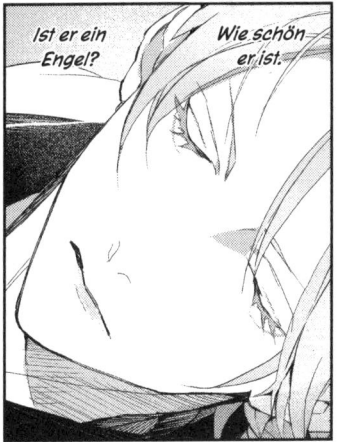

Ist er ein Engel?

Wie schön er ist.

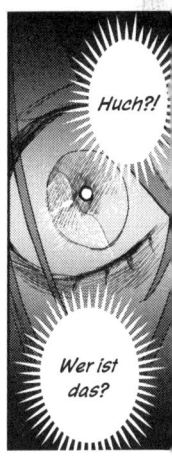

Huch?!

Wer ist das?

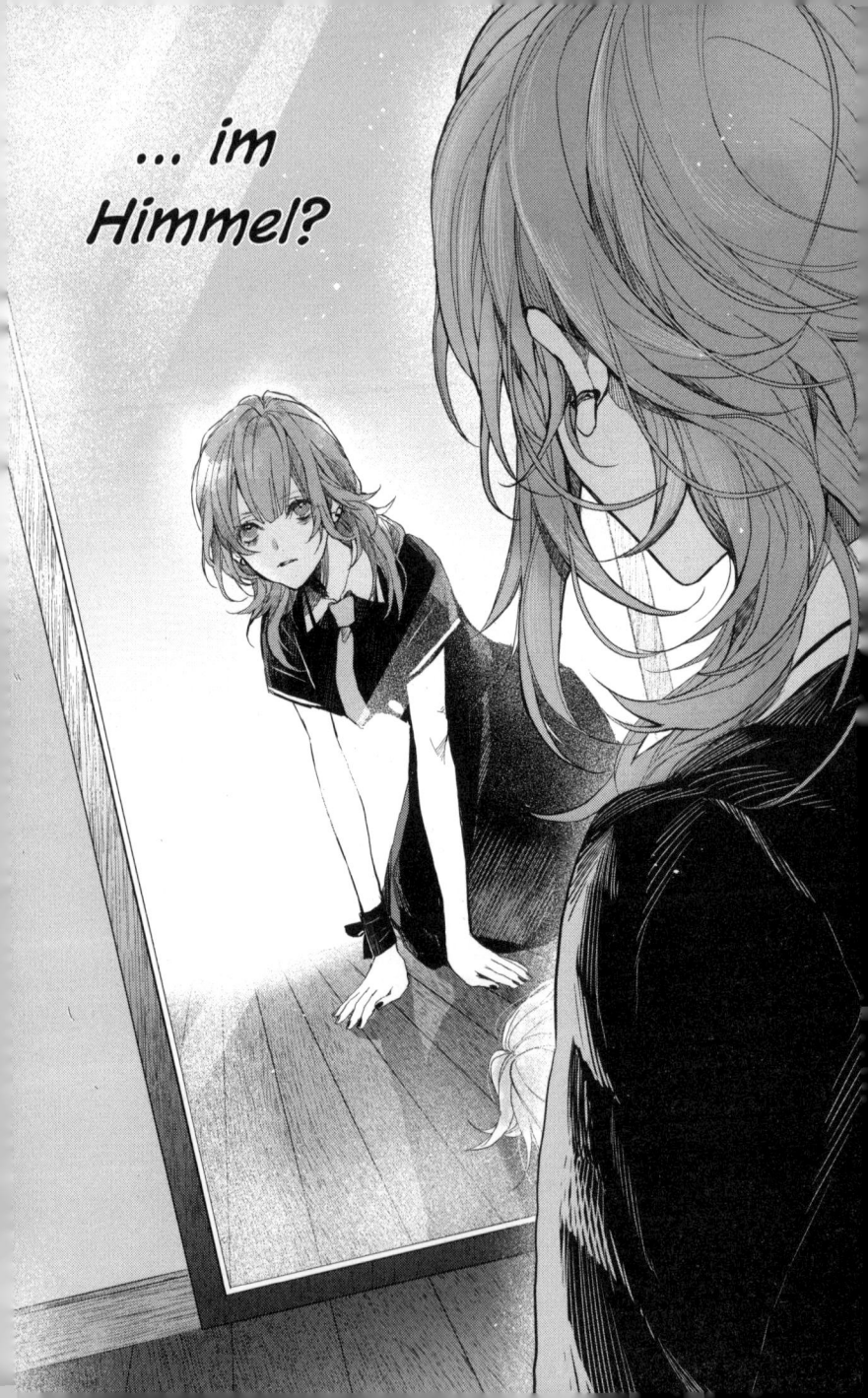

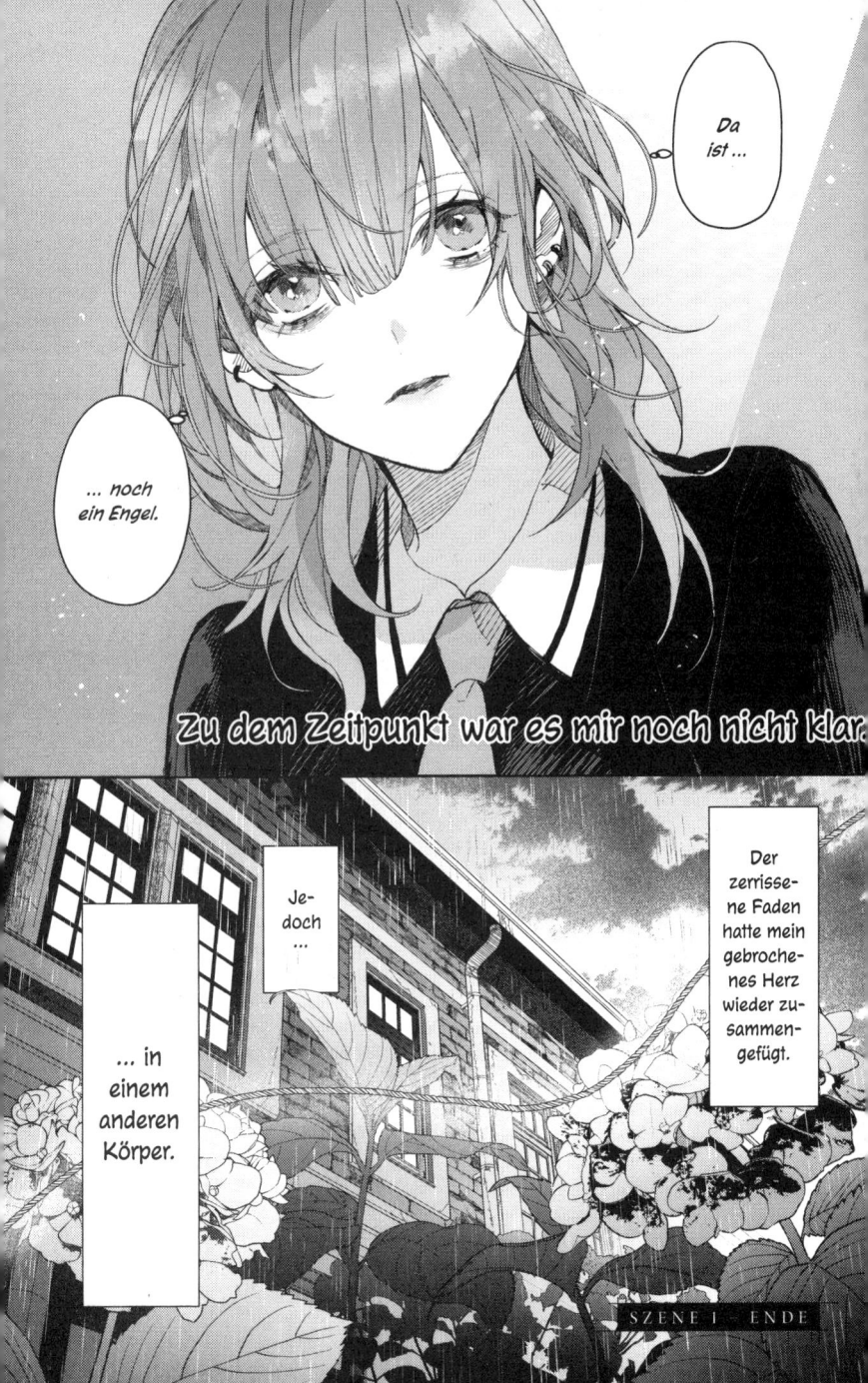

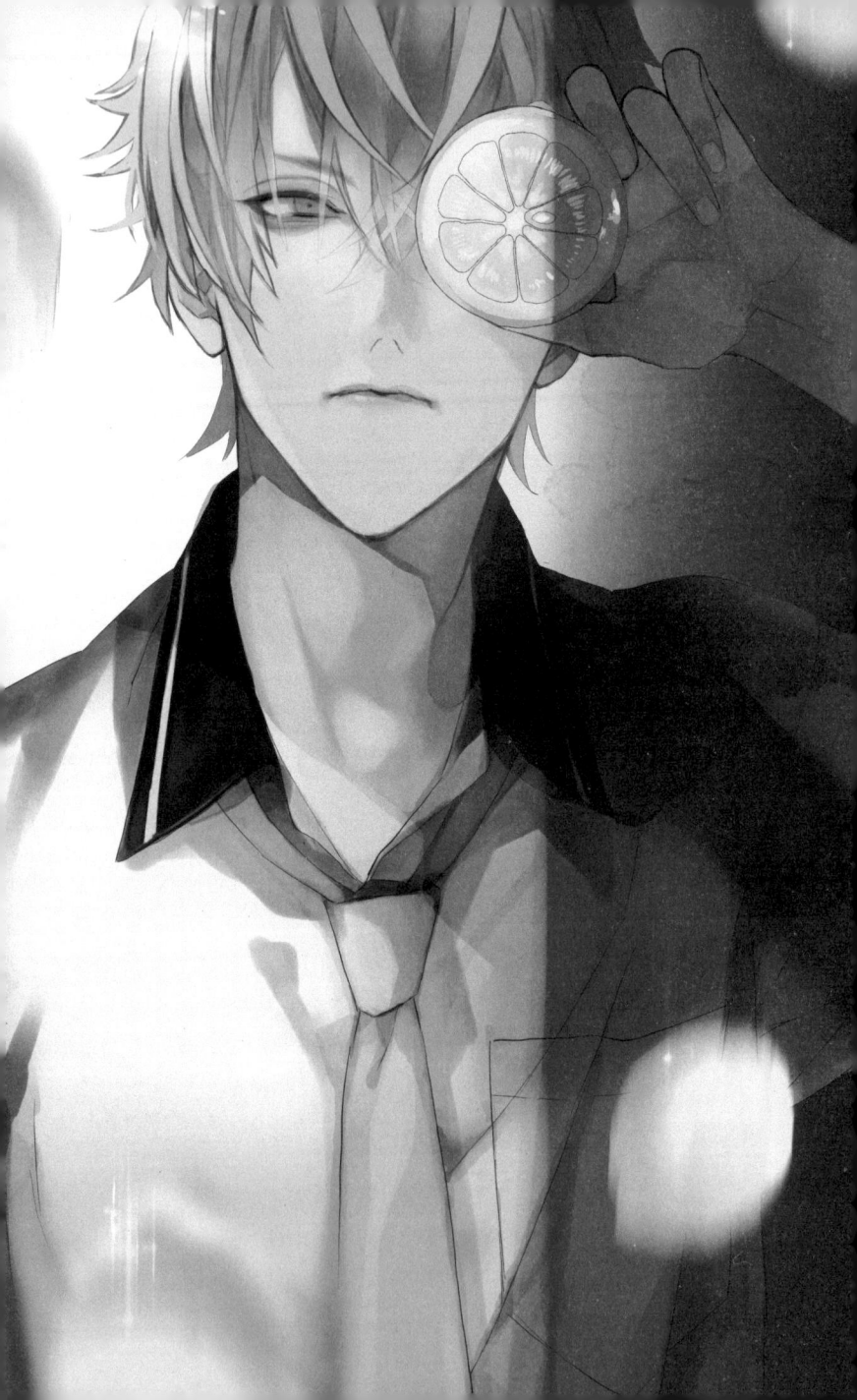

SZENE

2

Der Arbeitslose

Shizuki Aoi (27)

Geburtstag: 6. Juni
Blutgruppe A
Hat eine Schwäche
für niedliche Sachen.
Kann Leuten nicht
gut in die Augen
sehen.

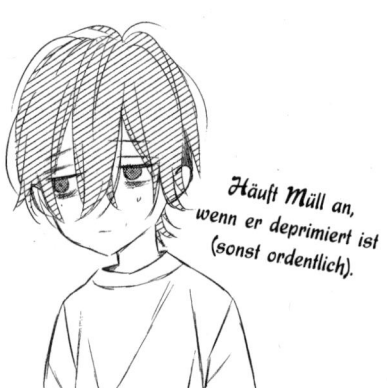

Häuft Müll an,
wenn er deprimiert ist
(sonst ordentlich).

Mr. Mallow Blue

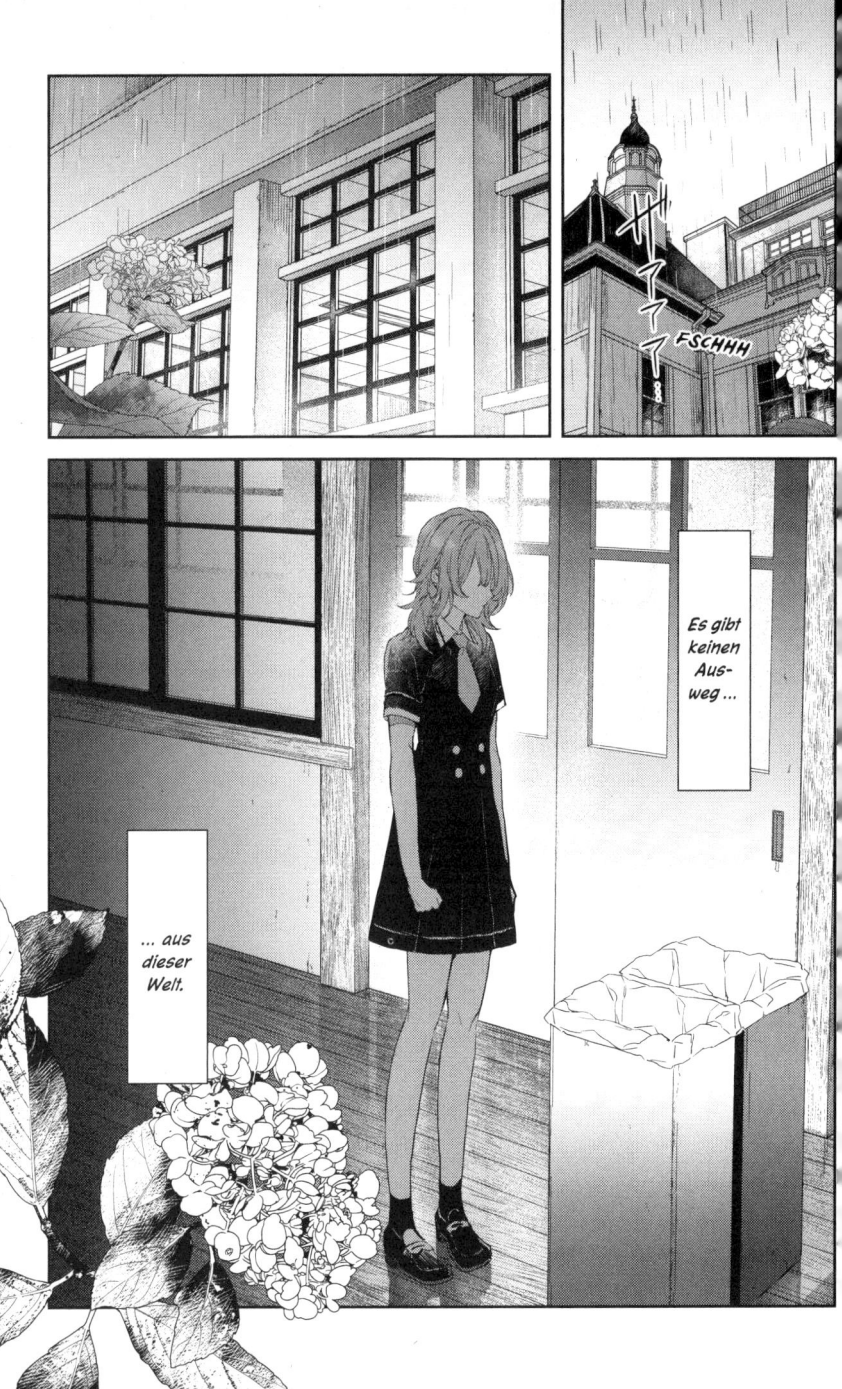

FSCHHH

Es gibt keinen Aus-
weg ...

... aus dieser Welt.

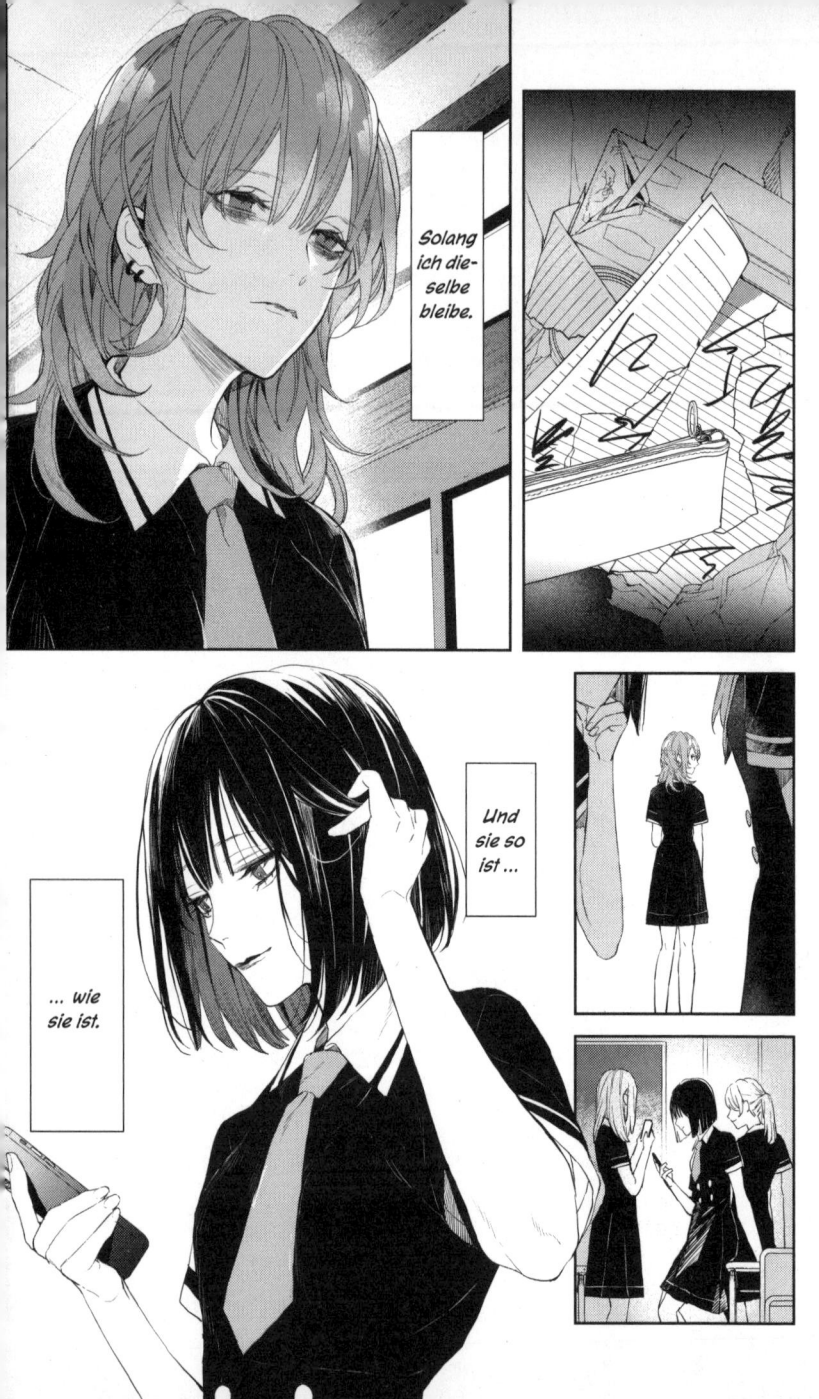

Solang ich die-selbe bleibe.

Und sie so ist ...

... wie sie ist.

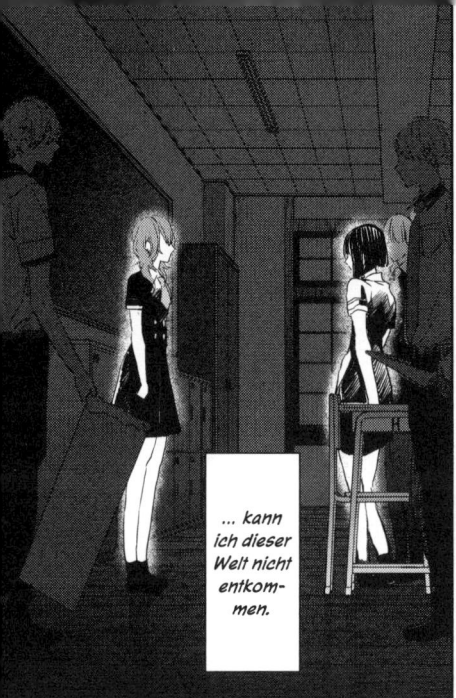

So-lang ...

... kann ich dieser Welt nicht entkom-men.

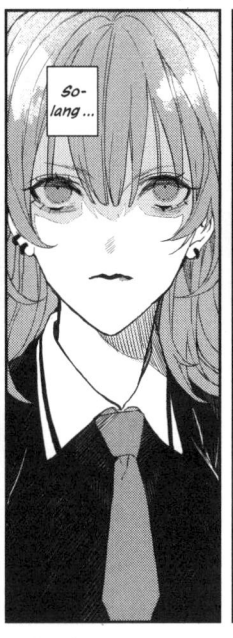

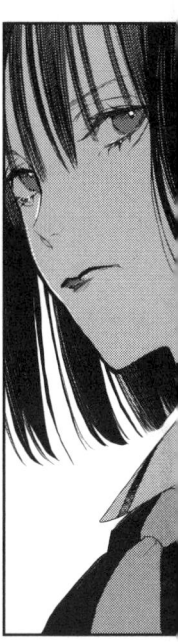

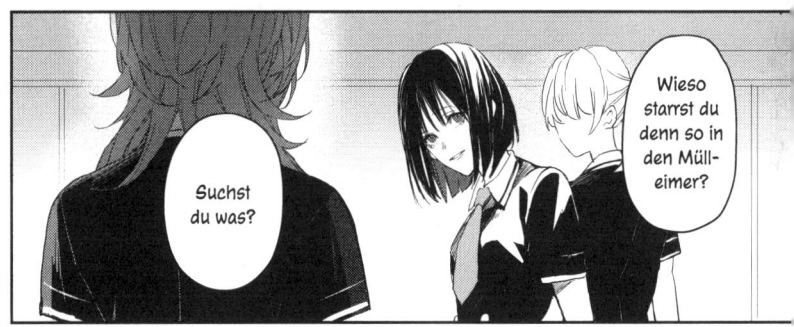

Suchst du was?

Wieso starrst du denn so in den Müll-eimer?

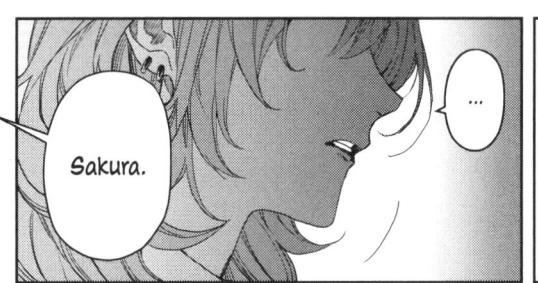

Sakura.

...

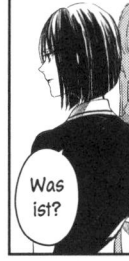

Was ist?

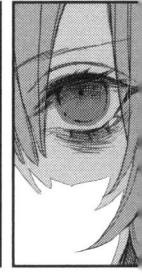

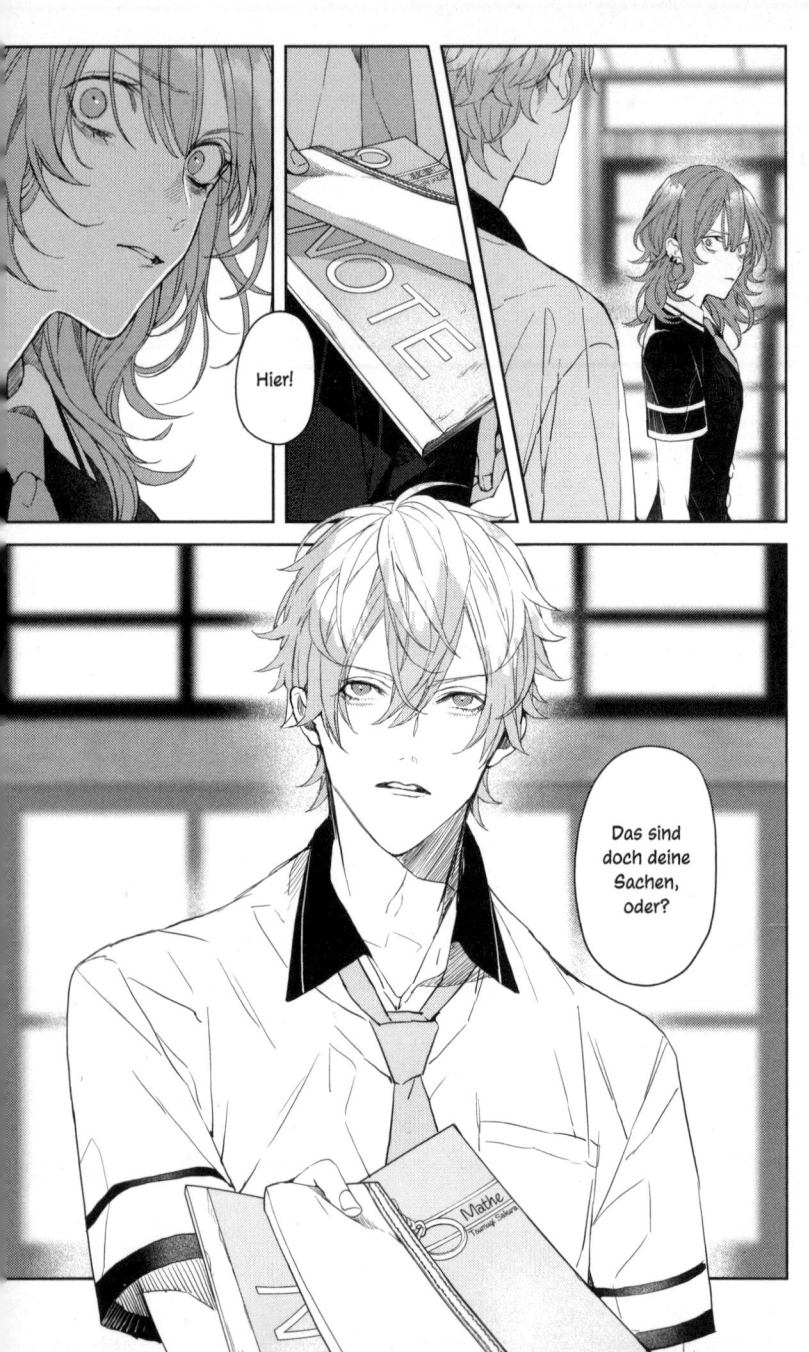

Hier!

Das sind doch deine Sachen, oder?

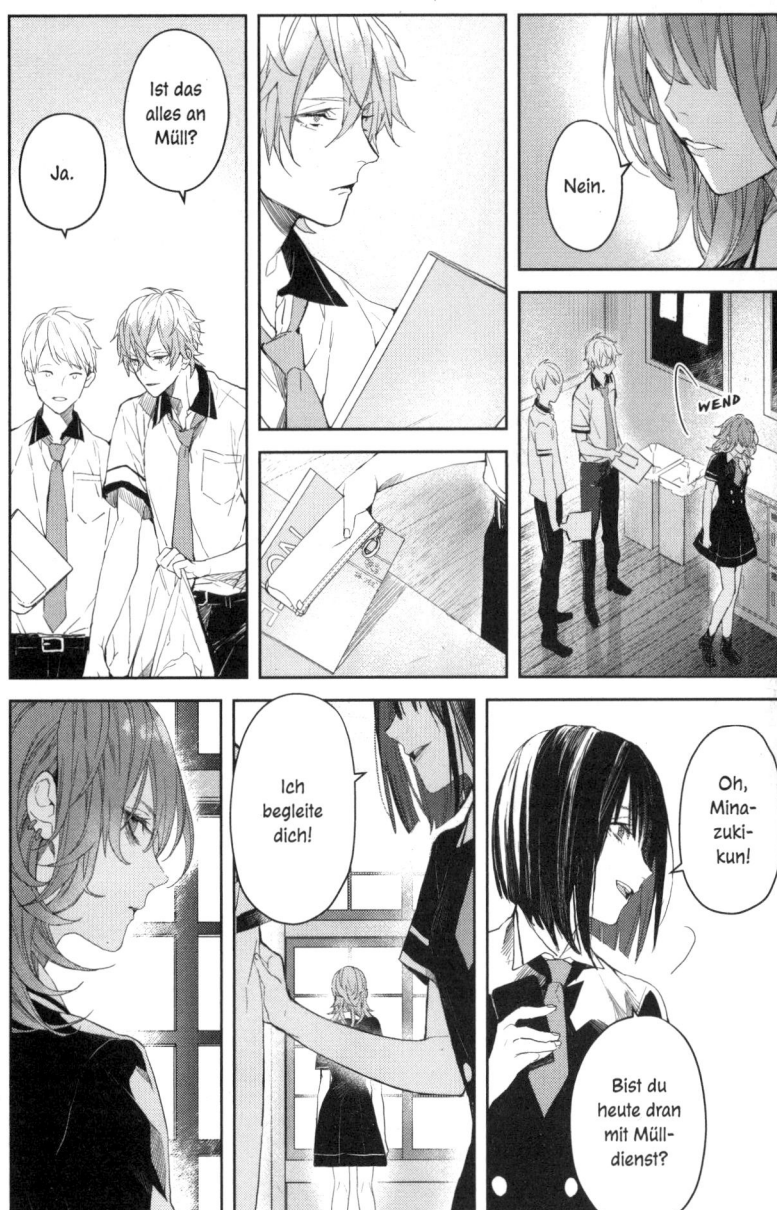

Ist das alles an Müll?

Ja.

Nein.

WEND

Ich begleite dich!

Oh, Minazuki-kun!

Bist du heute dran mit Mülldienst?

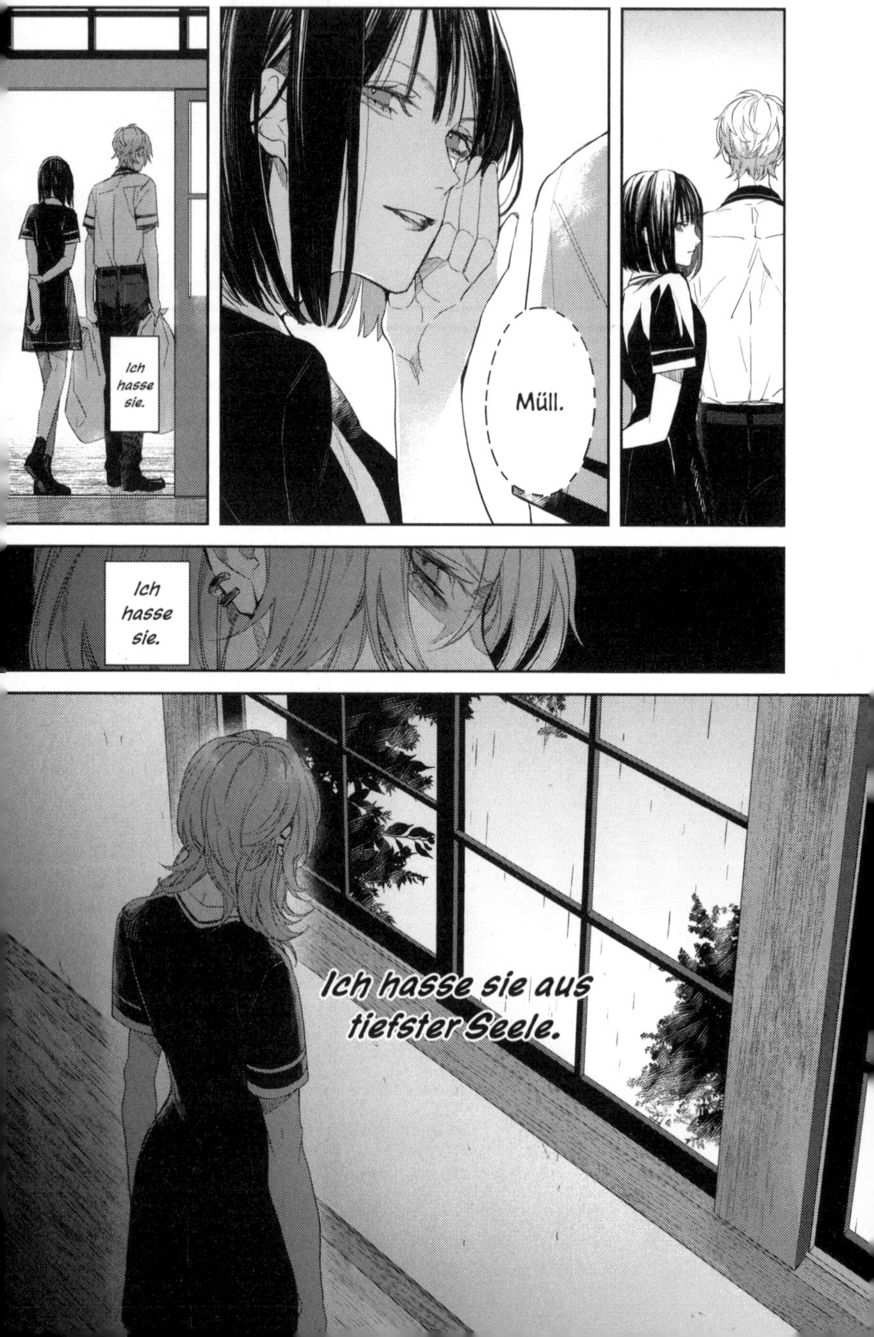

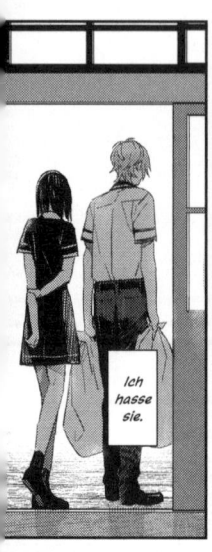

Ich
hasse
sie.

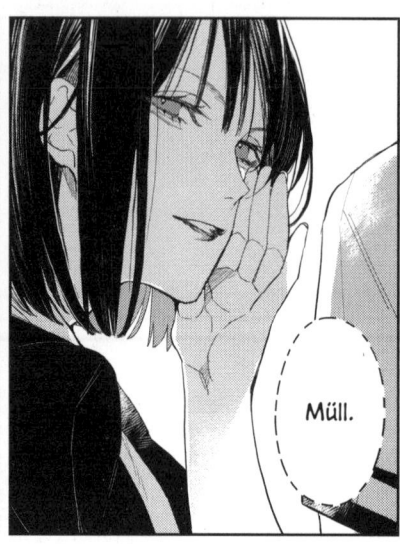

Müll.

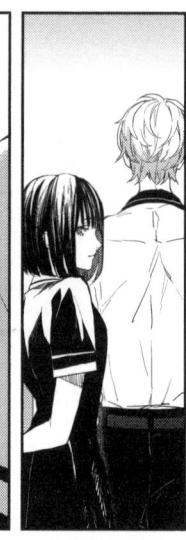

Ich
hasse
sie.

Ich hasse sie aus
tiefster Seele.

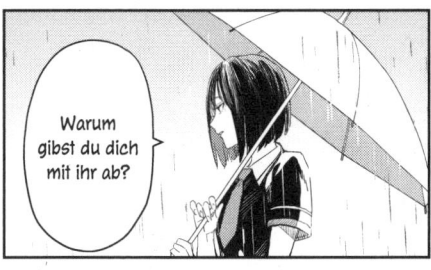

Warum gibst du dich mit ihr ab?

Du ...

Sag mal, Minazuki-kun.

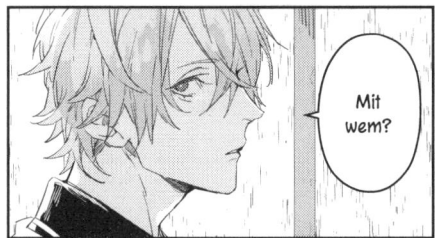

Mit wem?

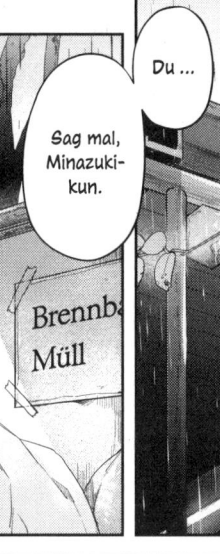

Brennb
Müll

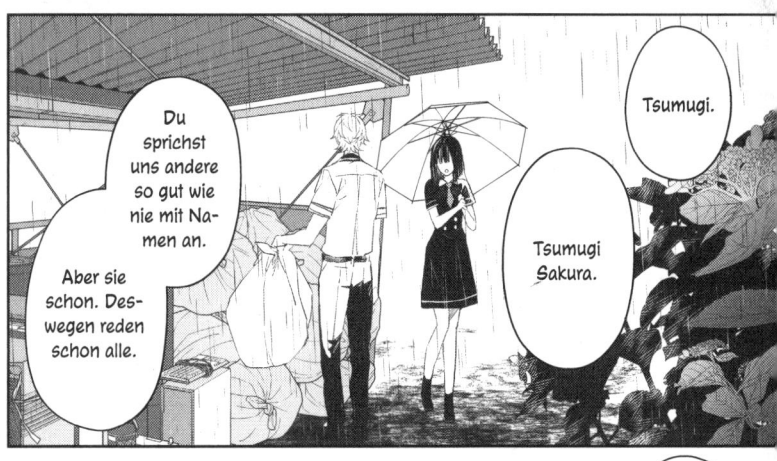

Du sprichst uns andere so gut wie nie mit Namen an.

Aber sie schon. Deswegen reden schon alle.

Tsumugi.

Tsumugi Sakura.

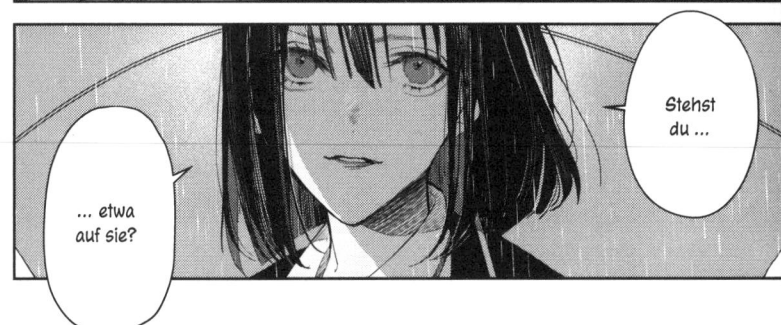

Stehst du ...

... etwa auf sie?

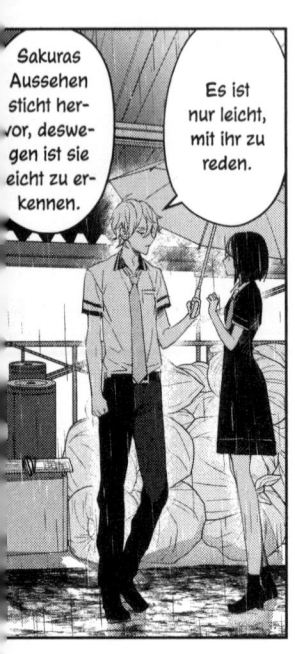

Sakuras Aussehen sticht hervor, deswegen ist sie leicht zu erkennen.

Es ist nur leicht, mit ihr zu reden.

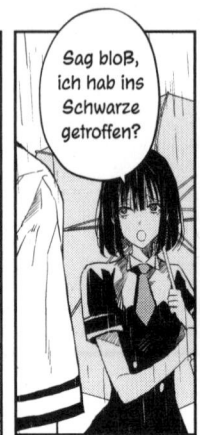

Sag bloß, ich hab ins Schwarze getroffen?

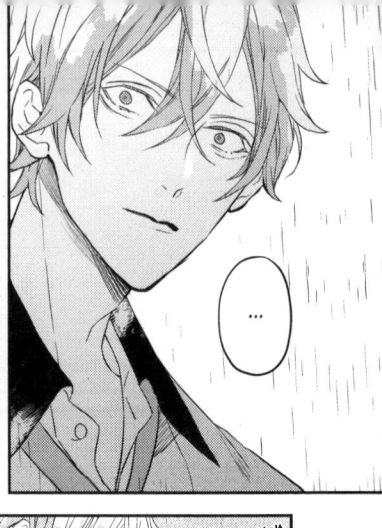

...

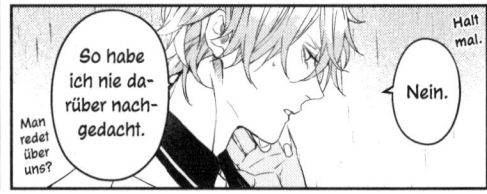

Man redet über uns?

So habe ich nie darüber nachgedacht.

Halt mal.

Nein.

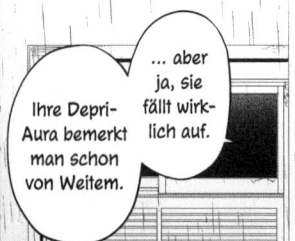

Ihre Depri-Aura bemerkt man schon von Weitem.

... aber ja, sie fällt wirklich auf.

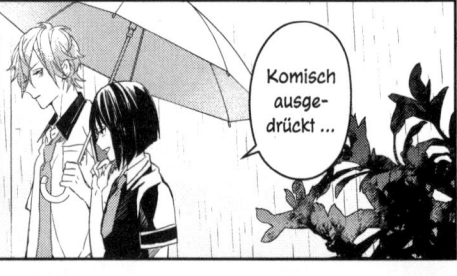

Komisch ausgedrückt ...

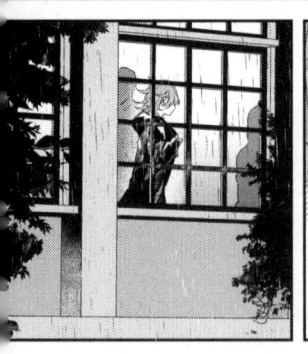

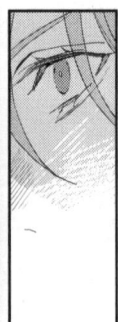

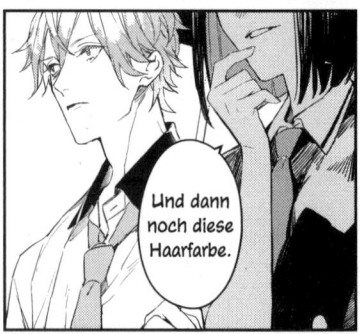

Und dann noch diese Haarfarbe.

Huhu, Yume!

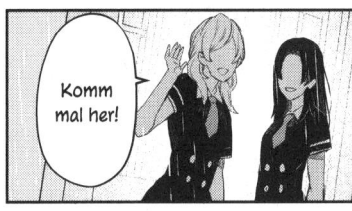

Komm mal her!

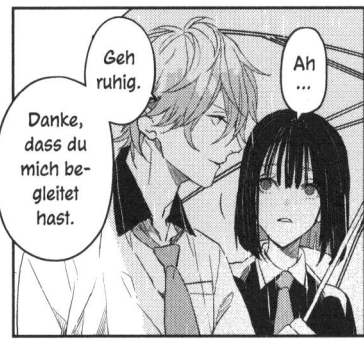

Geh ruhig.

Ah ...

Danke, dass du mich begleitet hast.

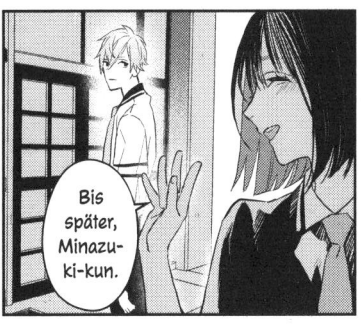

Bis später, Minazuki-kun.

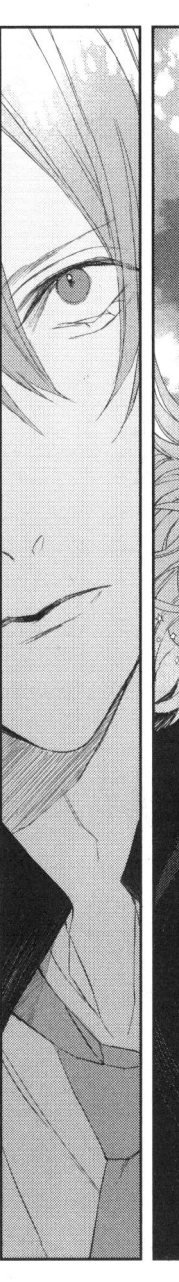

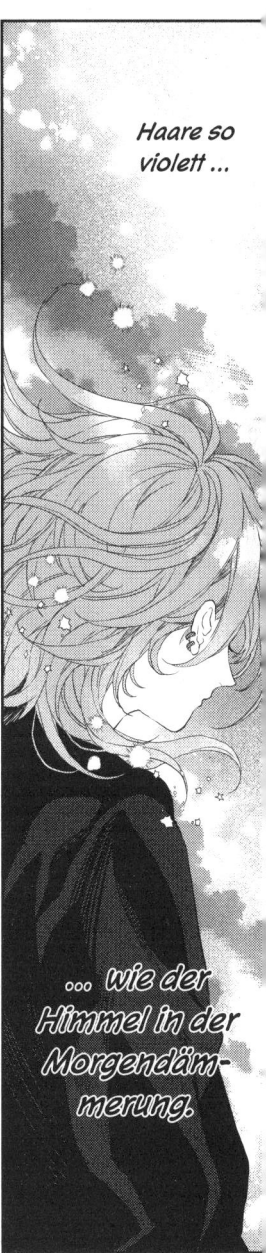

Haare so violett ...

... wie der Himmel in der Morgendämmerung.

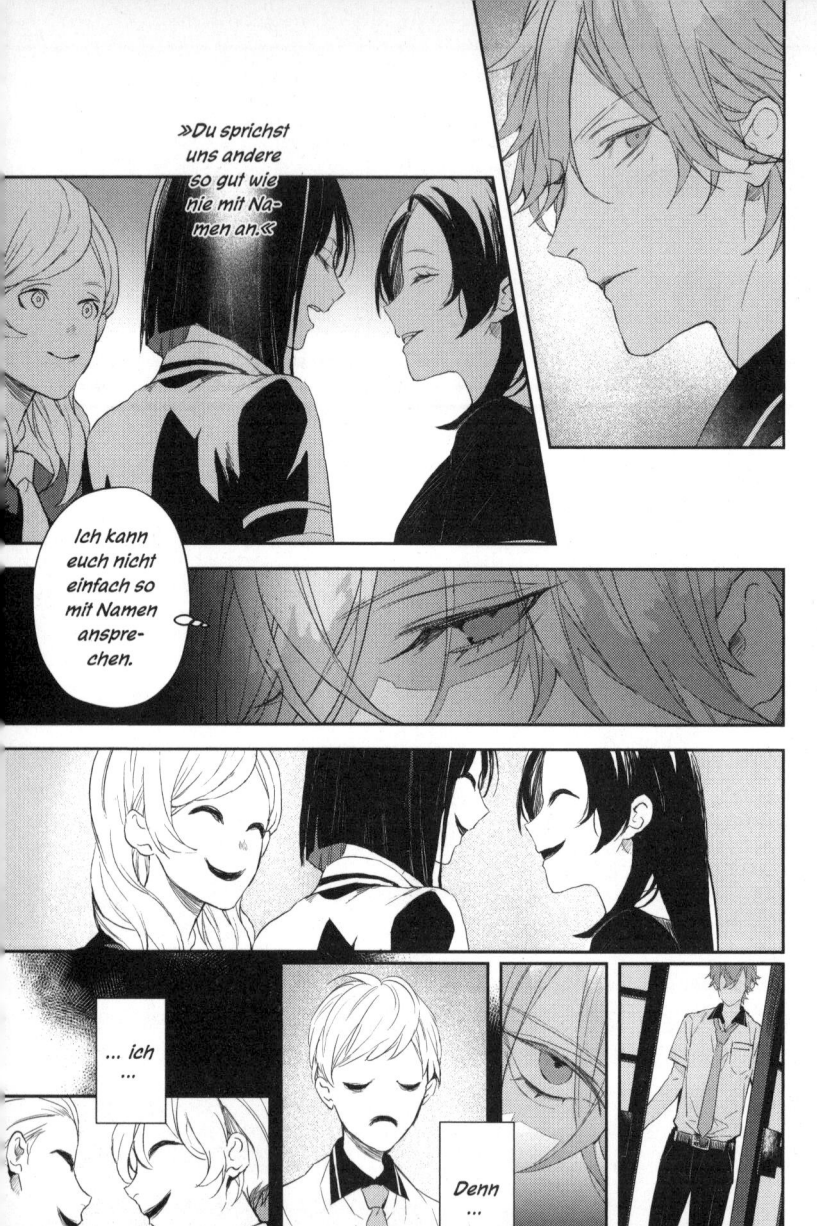

»Du sprichst uns andere so gut wie nie mit Namen an.«

Ich kann euch nicht einfach so mit Namen ansprechen.

... ich ...

Denn ...

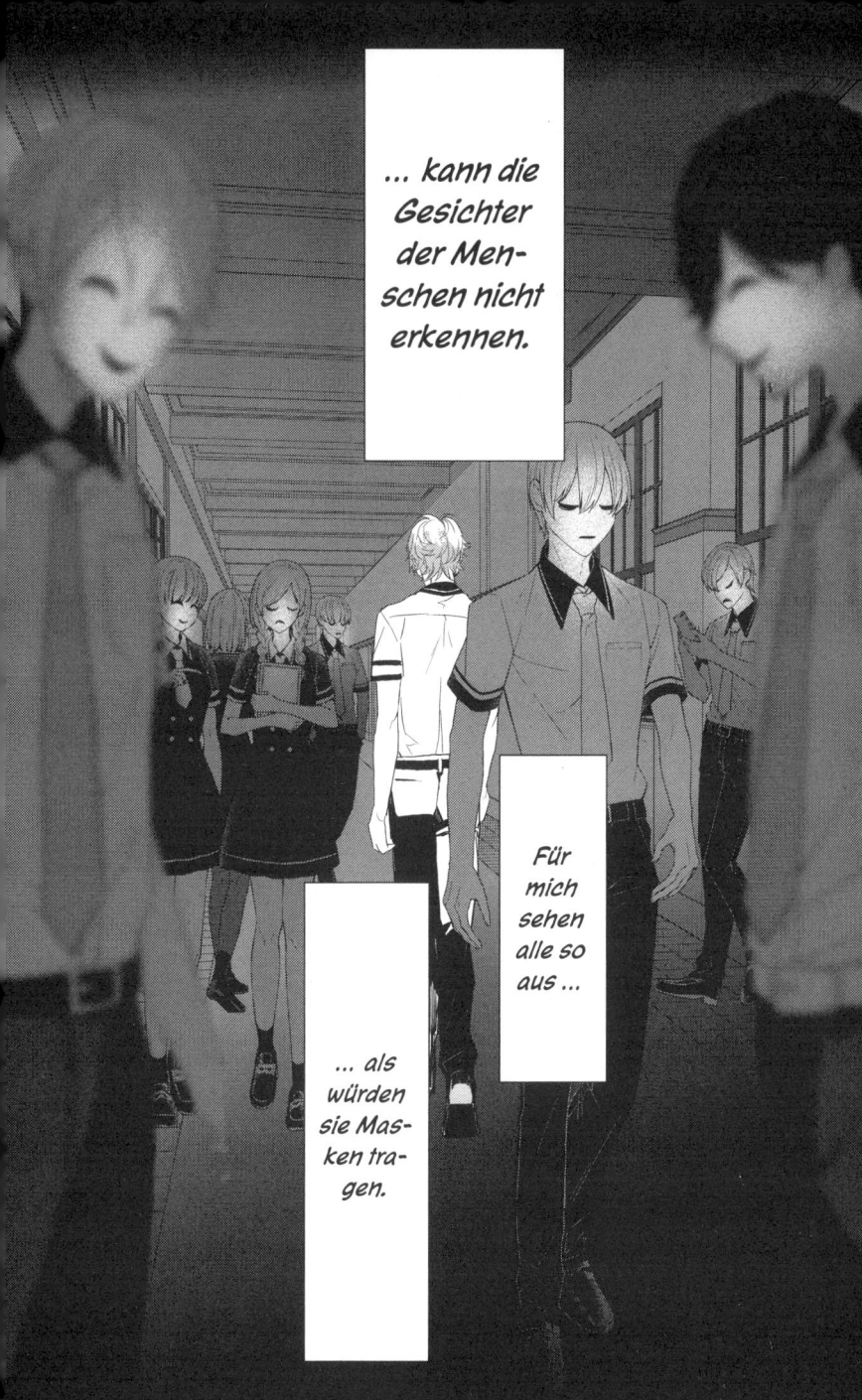

... kann die Gesichter der Menschen nicht erkennen.

Für mich sehen alle so aus ...

... als würden sie Masken tragen.

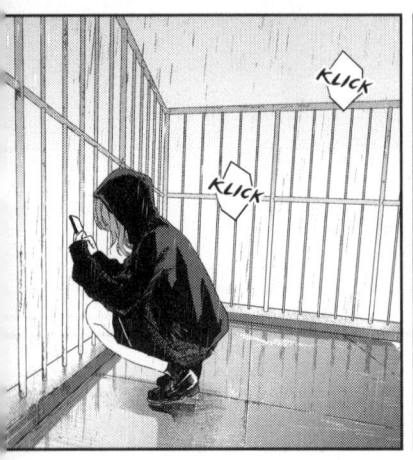

KLICK

KLICK

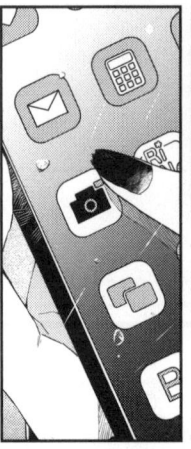

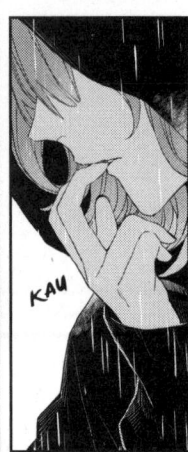

KAU

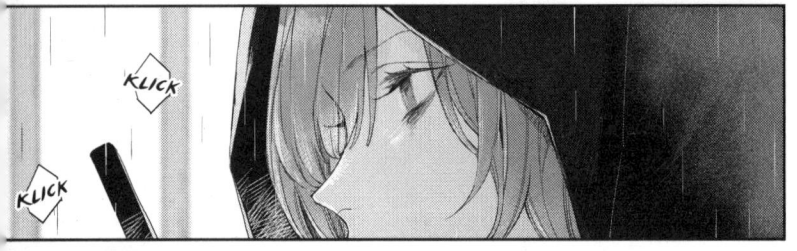

KLICK

KLICK

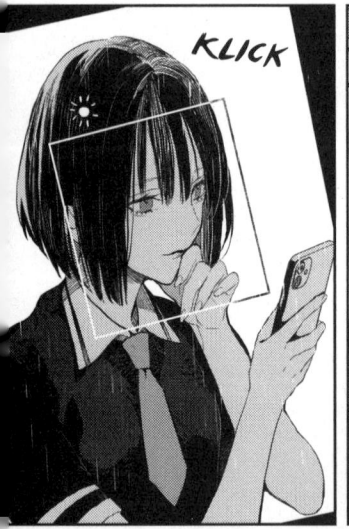

KLICK

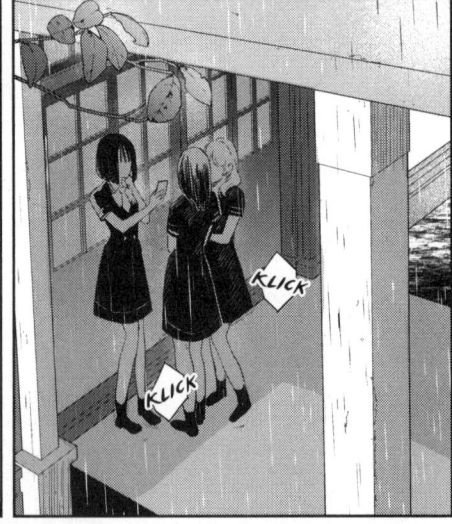

KLICK

KLICK

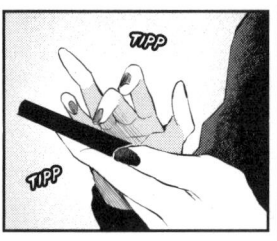

TIPP
TIPP

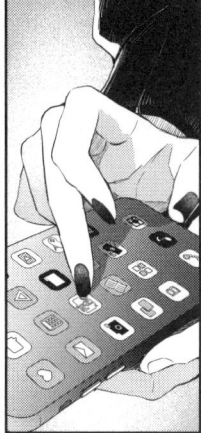

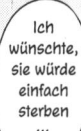

Ich wünschte, sie würde einfach sterben ...

TALK
TIPP
PING

Wie bringe ich jemanden um, ohne aufzuliegen?

PING

Mord? Alter, bist du creepy! Frag halt einen Auftragskiller? Oder so'n Tauschmord *lol*

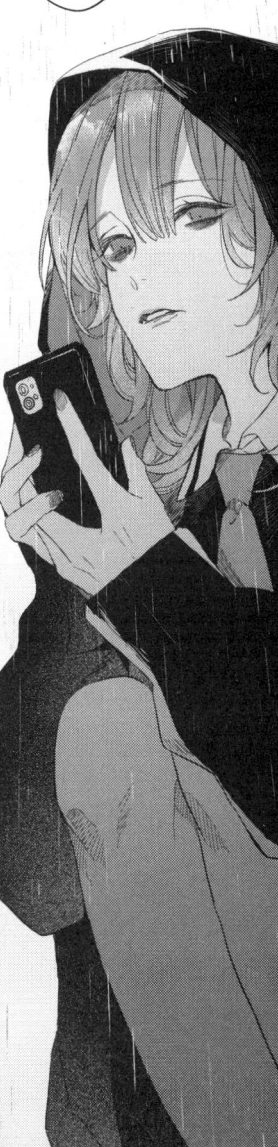

Dann lass uns tauschen und für den anderen den Mord begehen. Wer wäre es bei dir?

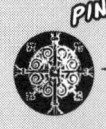

PING

Hä? Im Ernst jetzt? Ich hab niemanden und bin auch nie so jemandem begegnet. Und für dich würde ich das eh nicht machen *lol*

Was soll ich dann machen? Ich will nicht auffliegen.

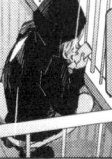

PING

Tja, dann musst du eben mit jemandem die Plätze tauschen. Dann weiß keiner, dass du es bist *lmao*

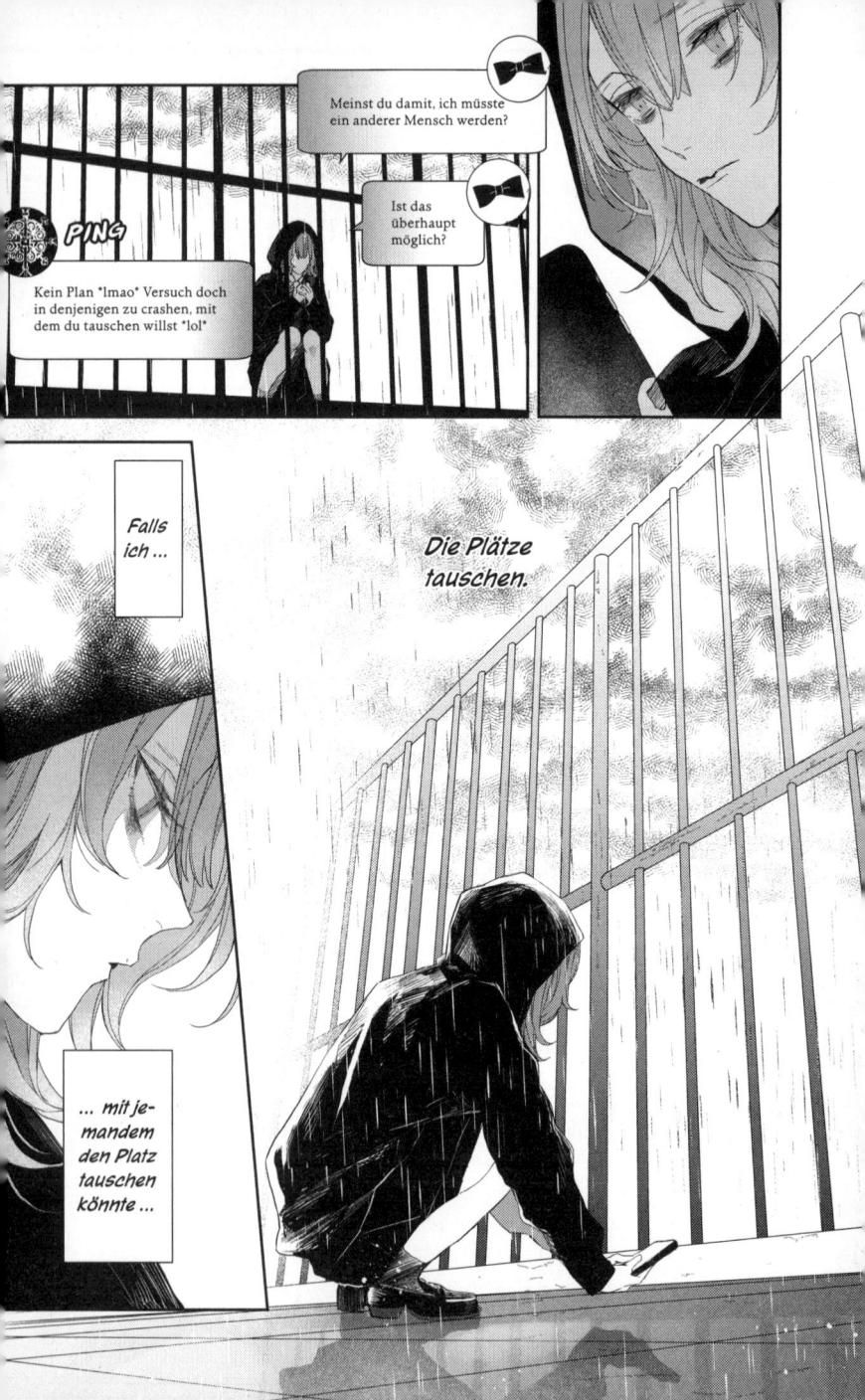

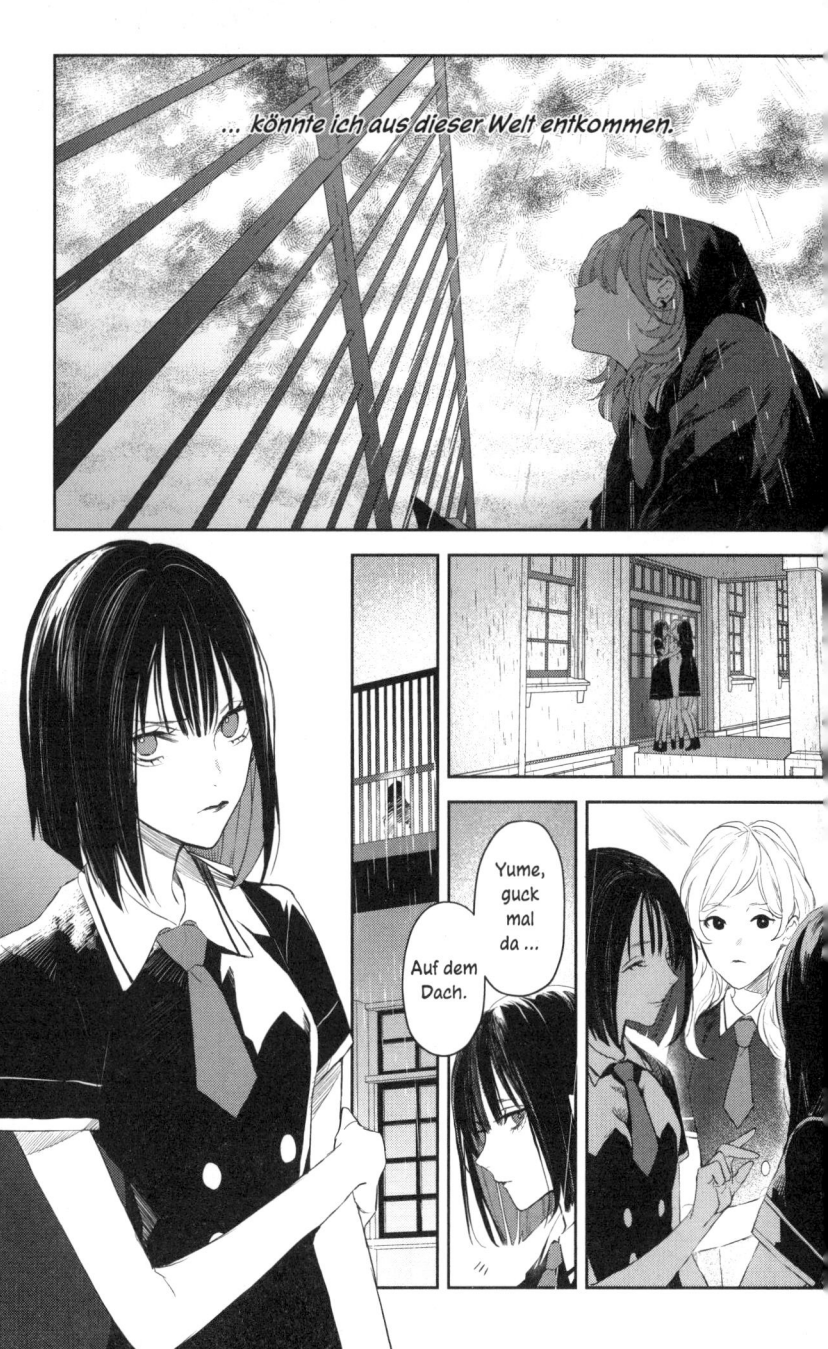

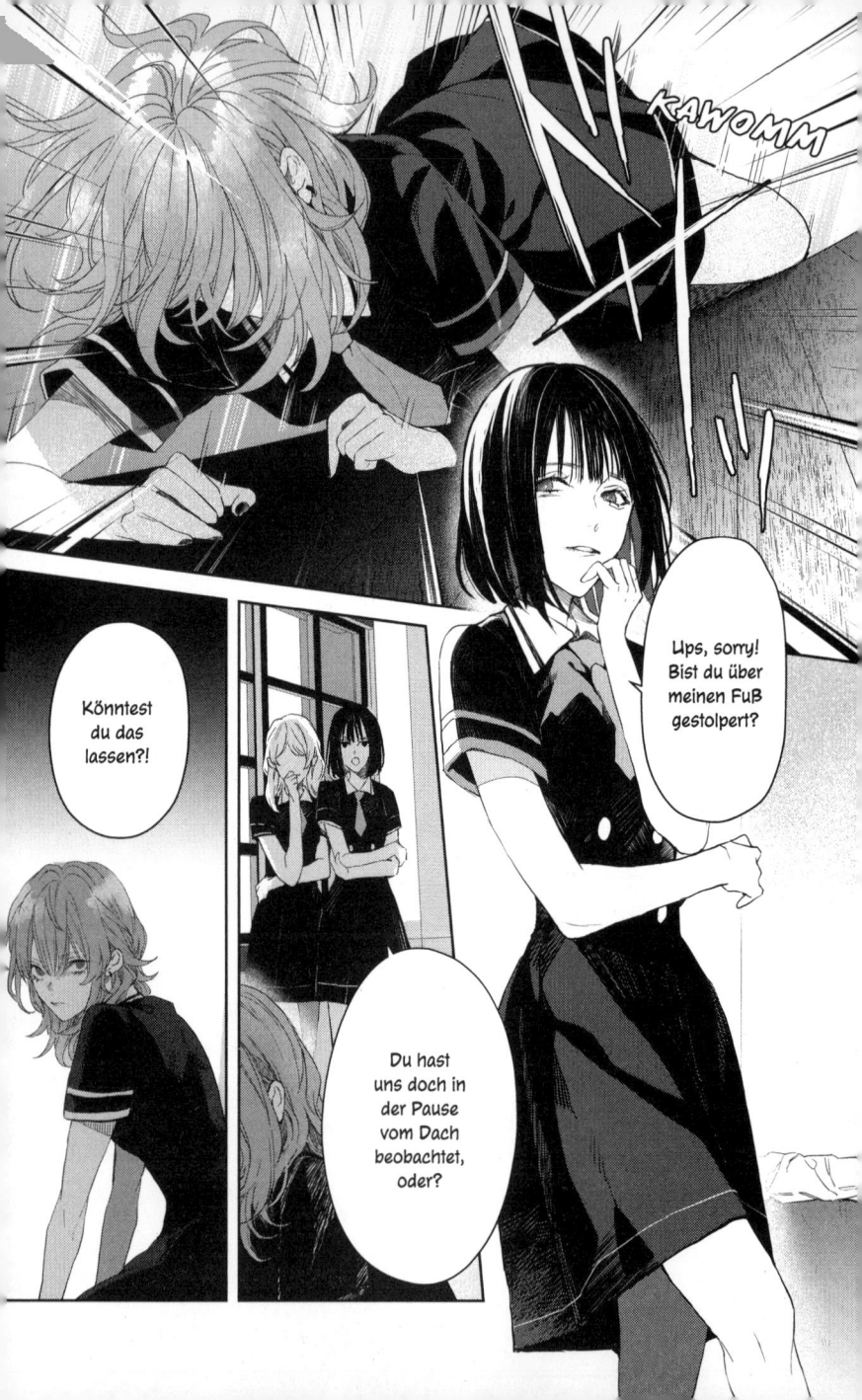

KAWOMM

Ups, sorry! Bist du über meinen Fuß gestolpert?

Könntest du das lassen?!

Du hast uns doch in der Pause vom Dach beobachtet, oder?

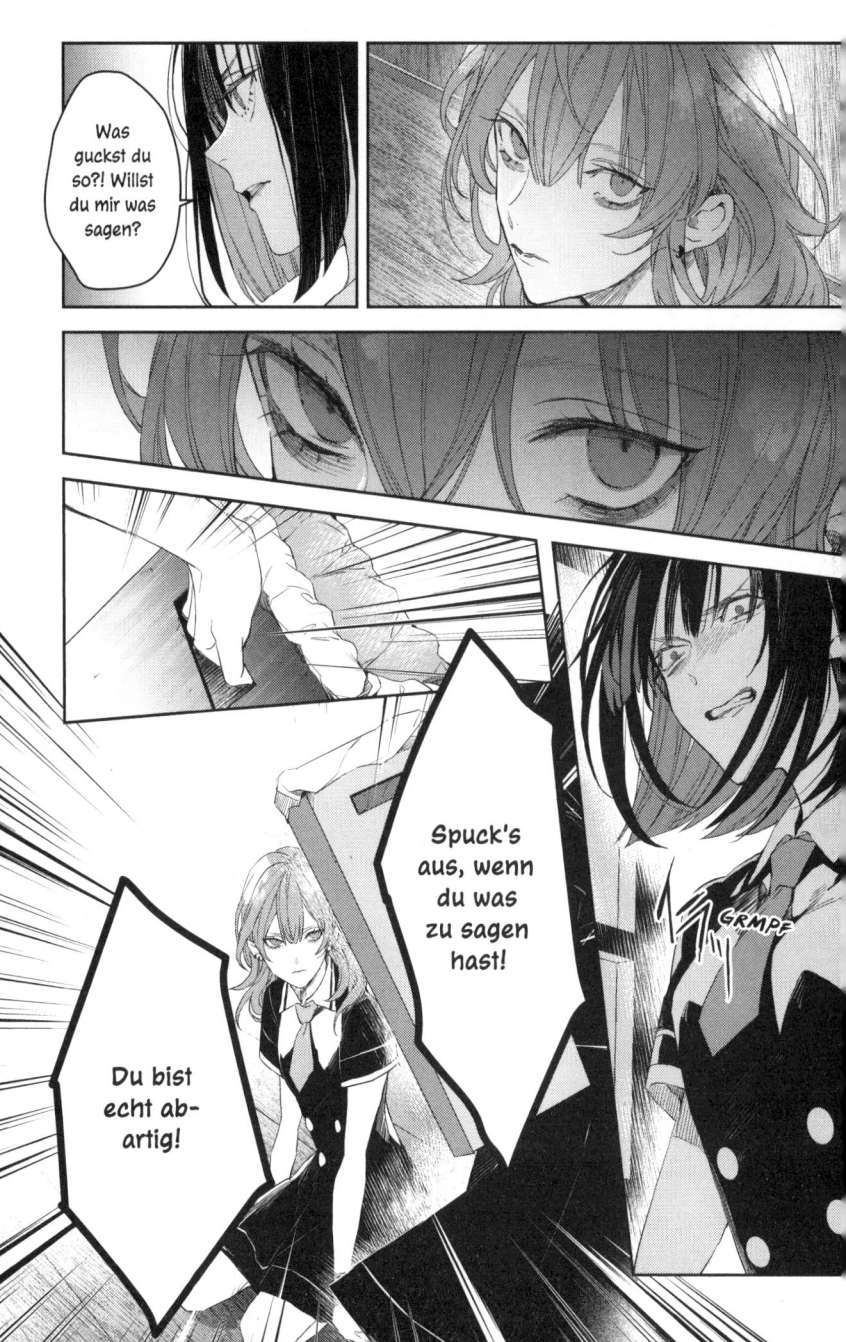

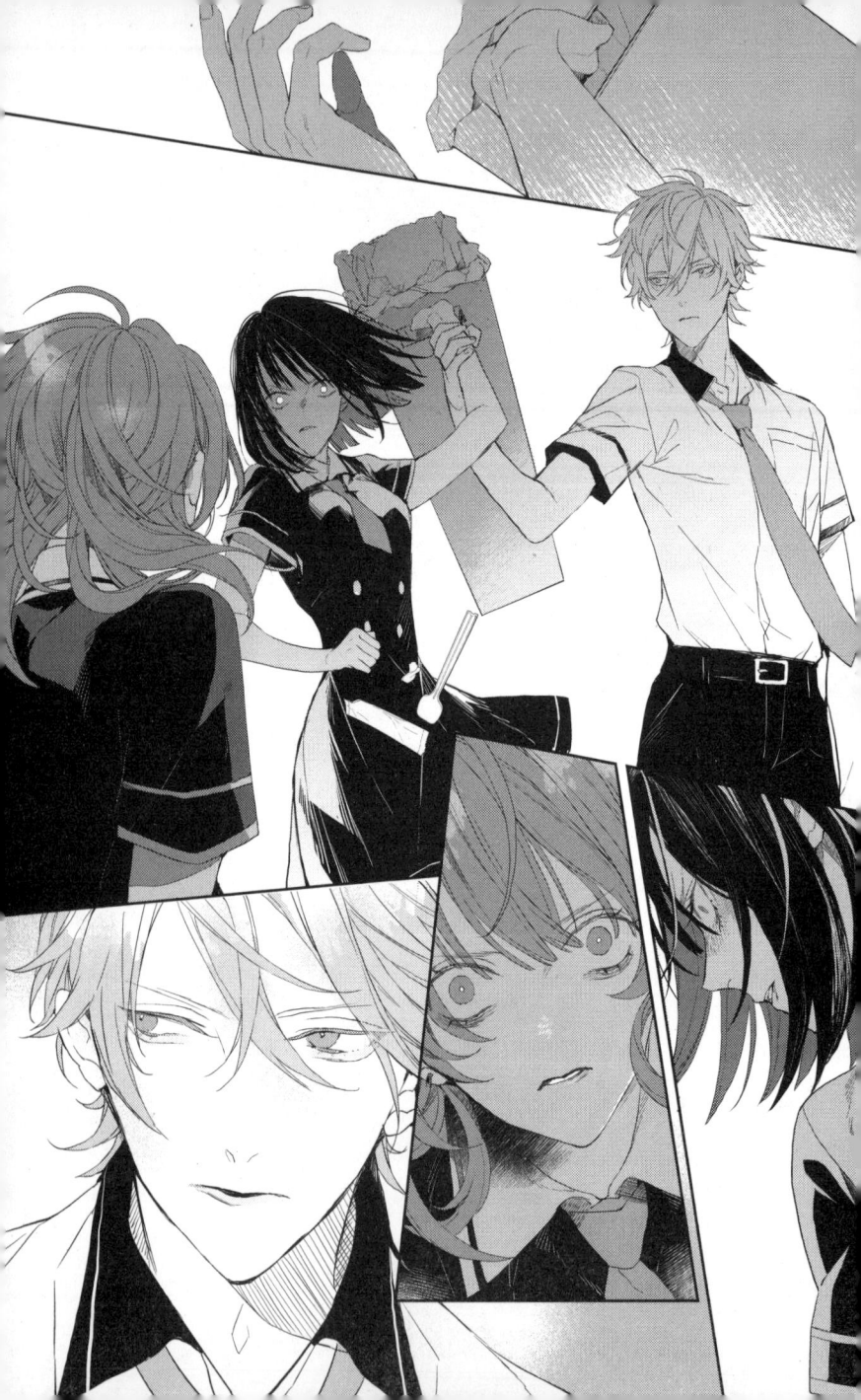

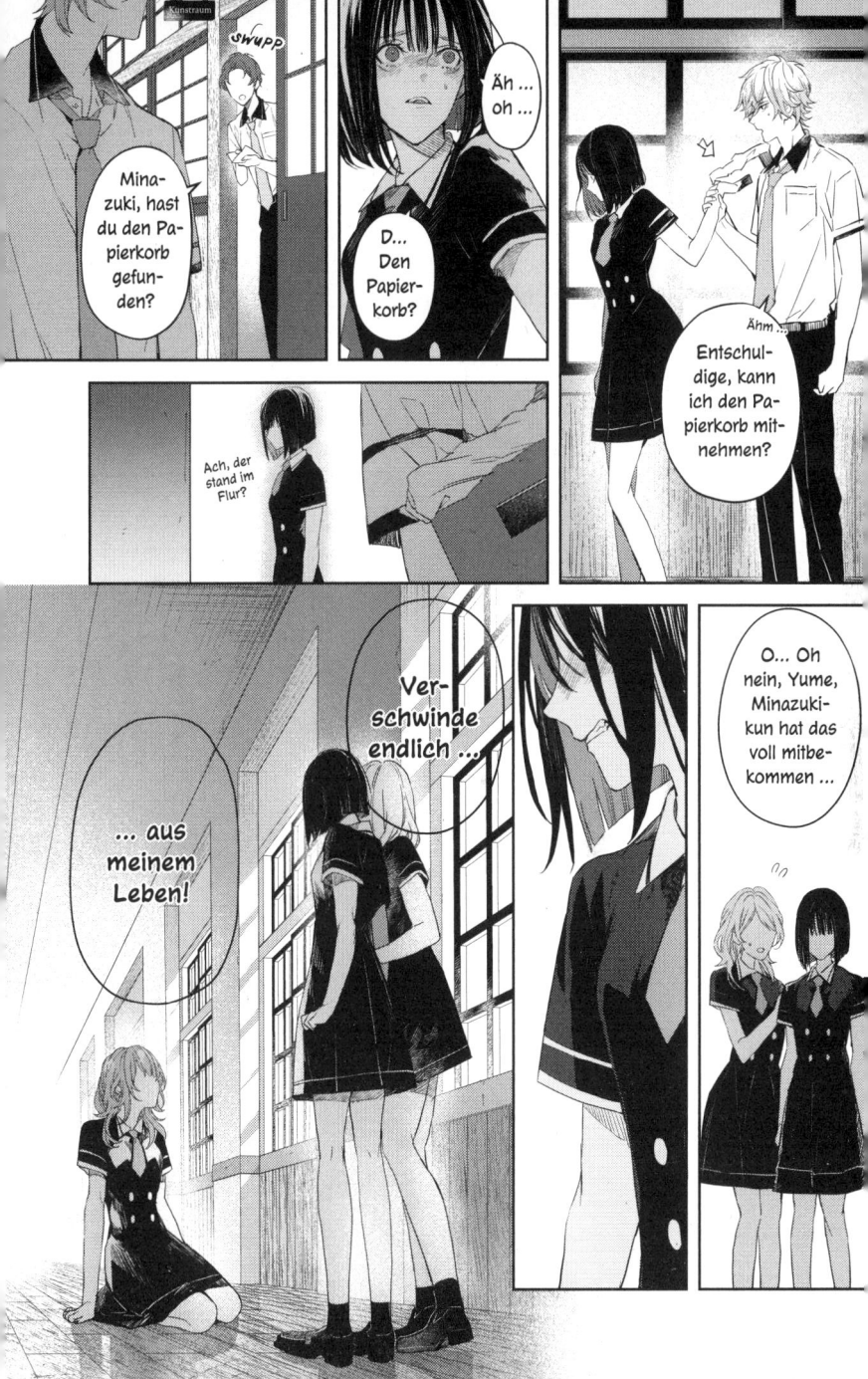

Kunstraum

swupp

Minazuki, hast du den Papierkorb gefunden?

Äh ... oh ...

D... Den Papierkorb?

Entschuldige, kann ich den Papierkorb mitnehmen?

Ähm ...

Ach, der stand im Flur?

Verschwinde endlich ...

... aus meinem Leben!

O... Oh nein, Yume, Minazuki-kun hat das voll mitbekommen ...

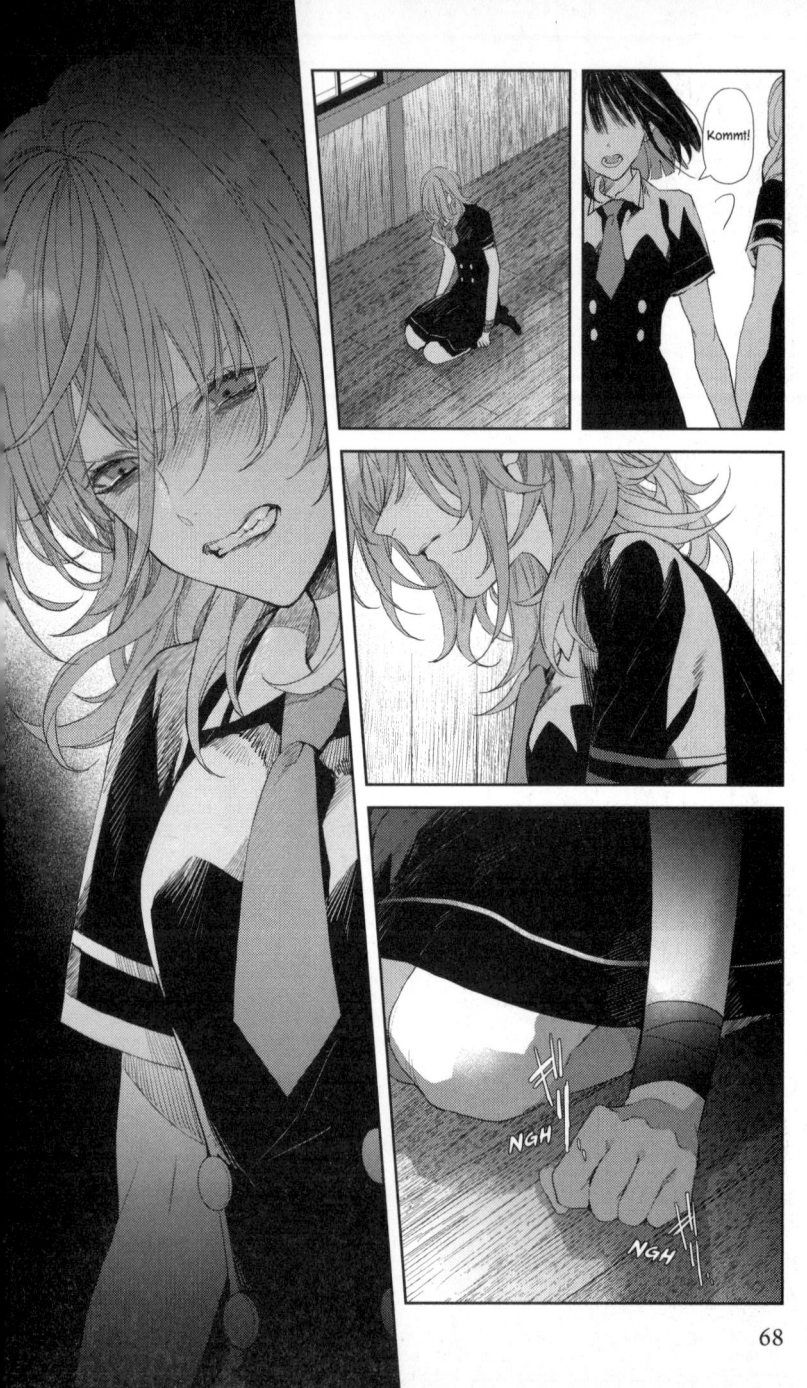

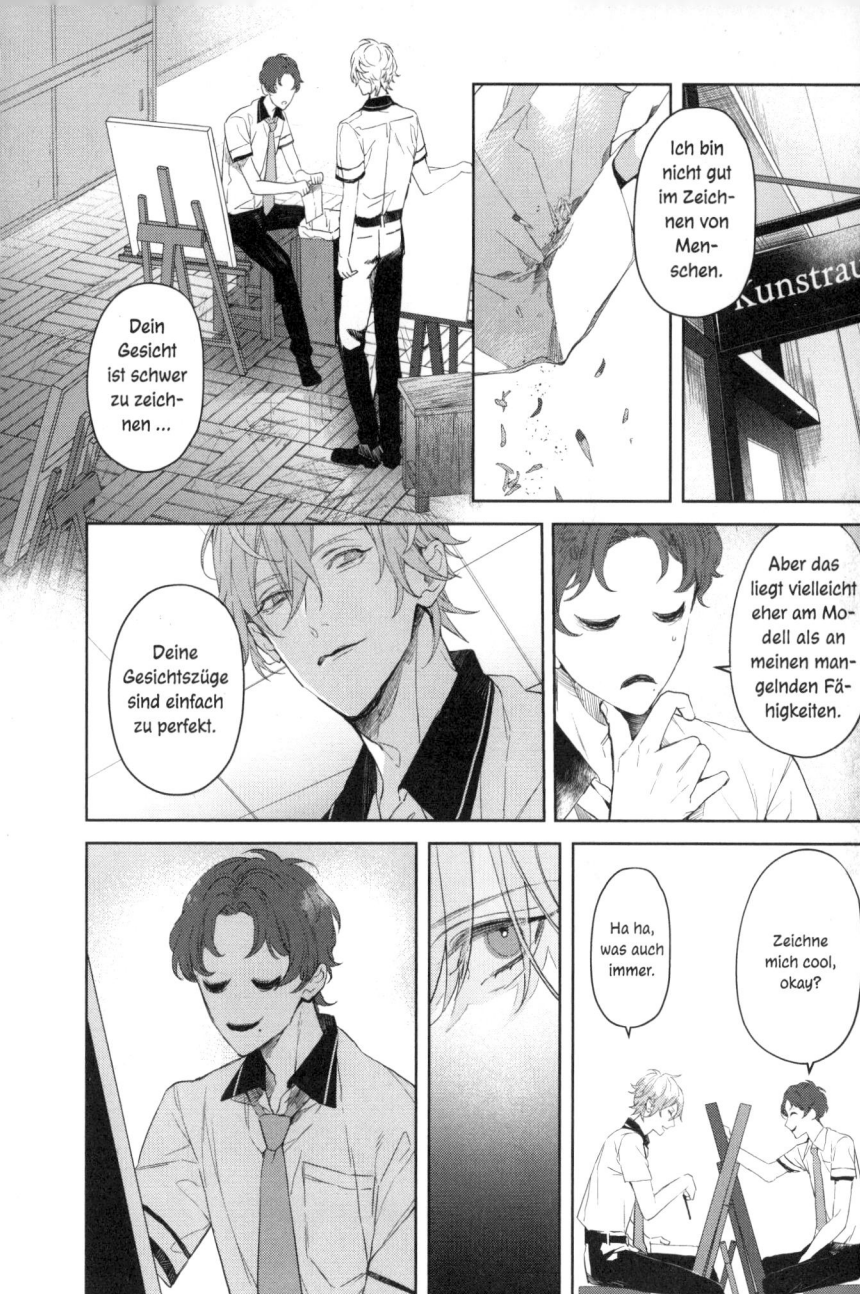

Dein Gesicht ist schwer zu zeichnen ...

Ich bin nicht gut im Zeichnen von Menschen.

Kunstrau

Deine Gesichtszüge sind einfach zu perfekt.

Aber das liegt vielleicht eher am Modell als an meinen mangelnden Fähigkeiten.

Ha ha, was auch immer.

Zeichne mich cool, okay?

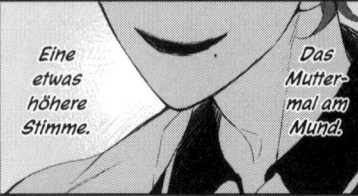

Eine etwas höhere Stimme.

Das Muttermal am Mund.

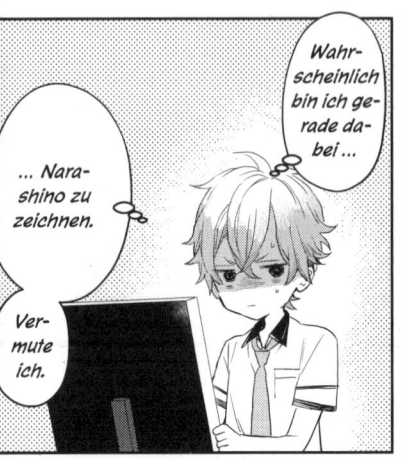

Wahrscheinlich bin ich gerade dabei ...

... Narashino zu zeichnen.

Vermute ich.

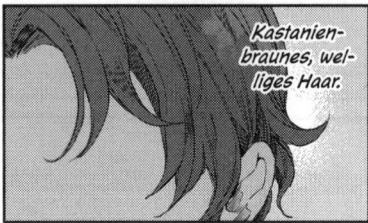

Kastanienbraunes, welliges Haar.

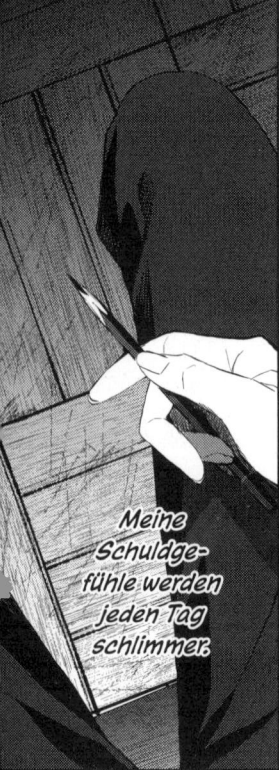

Meine Schuldgefühle werden jeden Tag schlimmer.

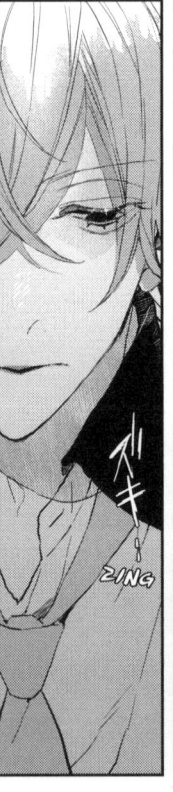

ZING

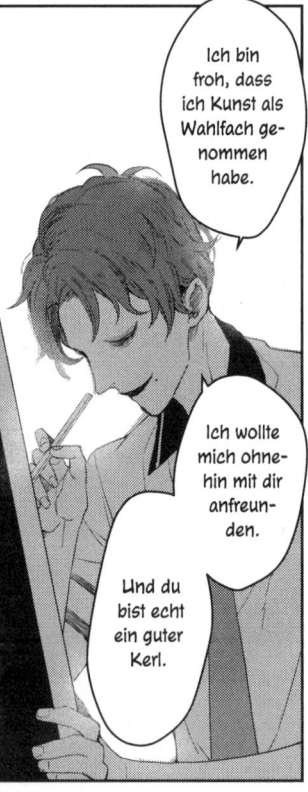

Ich bin froh, dass ich Kunst als Wahlfach genommen habe.

Ich wollte mich ohnehin mit dir anfreunden.

Und du bist echt ein guter Kerl.

70

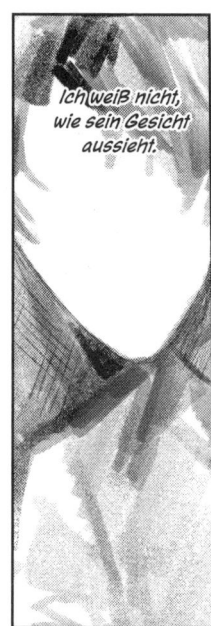

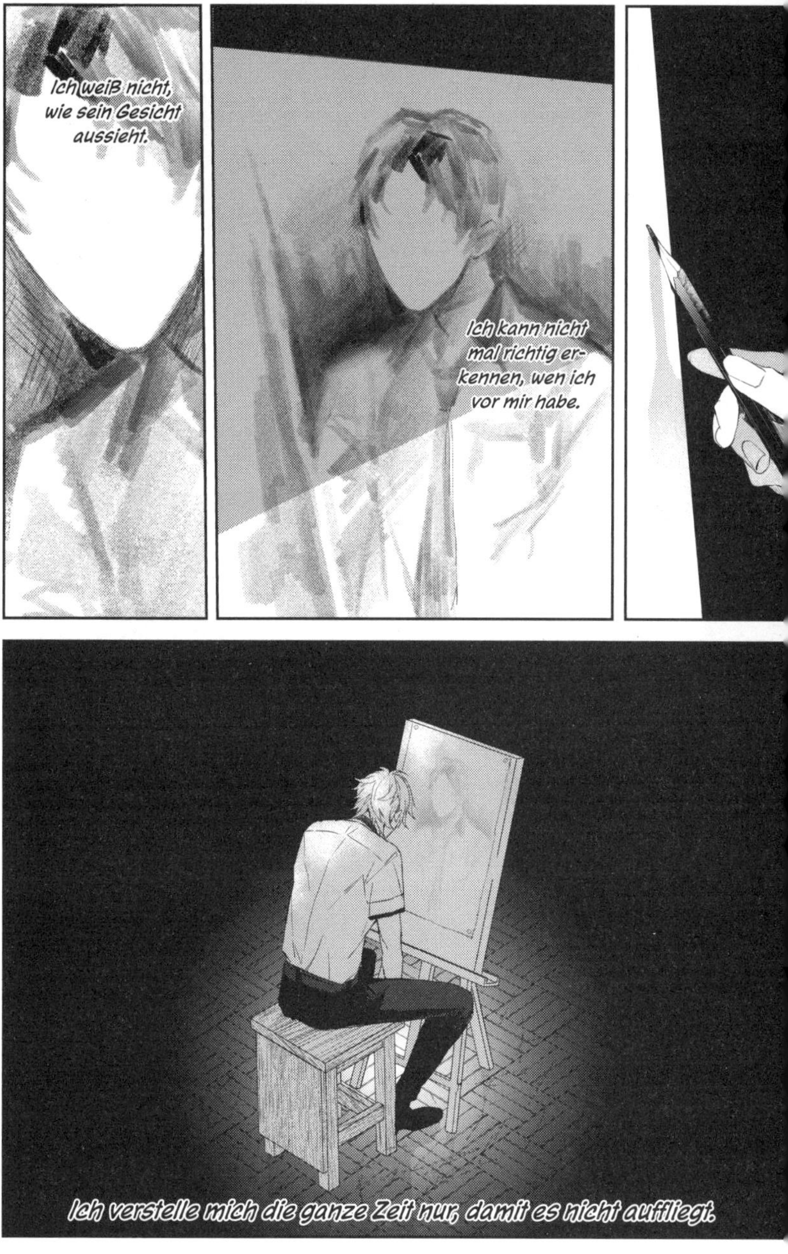

Ich weiß nicht, wie sein Gesicht aussieht.

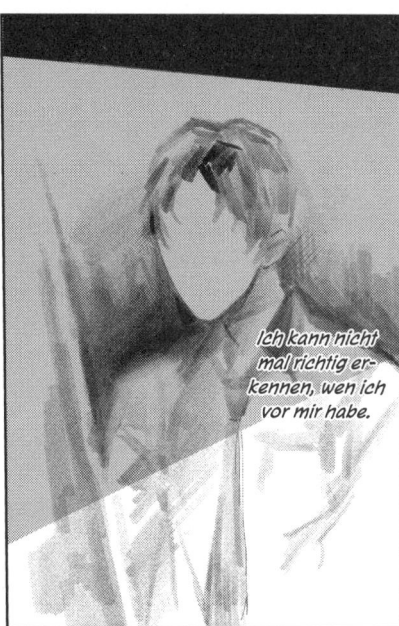

Ich kann nicht mal richtig erkennen, wen ich vor mir habe.

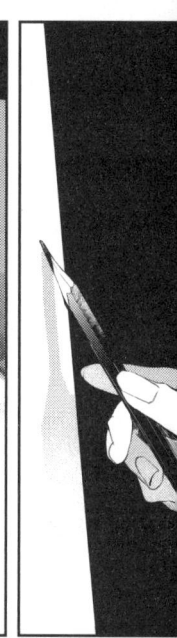

Ich verstelle mich die ganze Zeit nur, damit es nicht auffliegt.

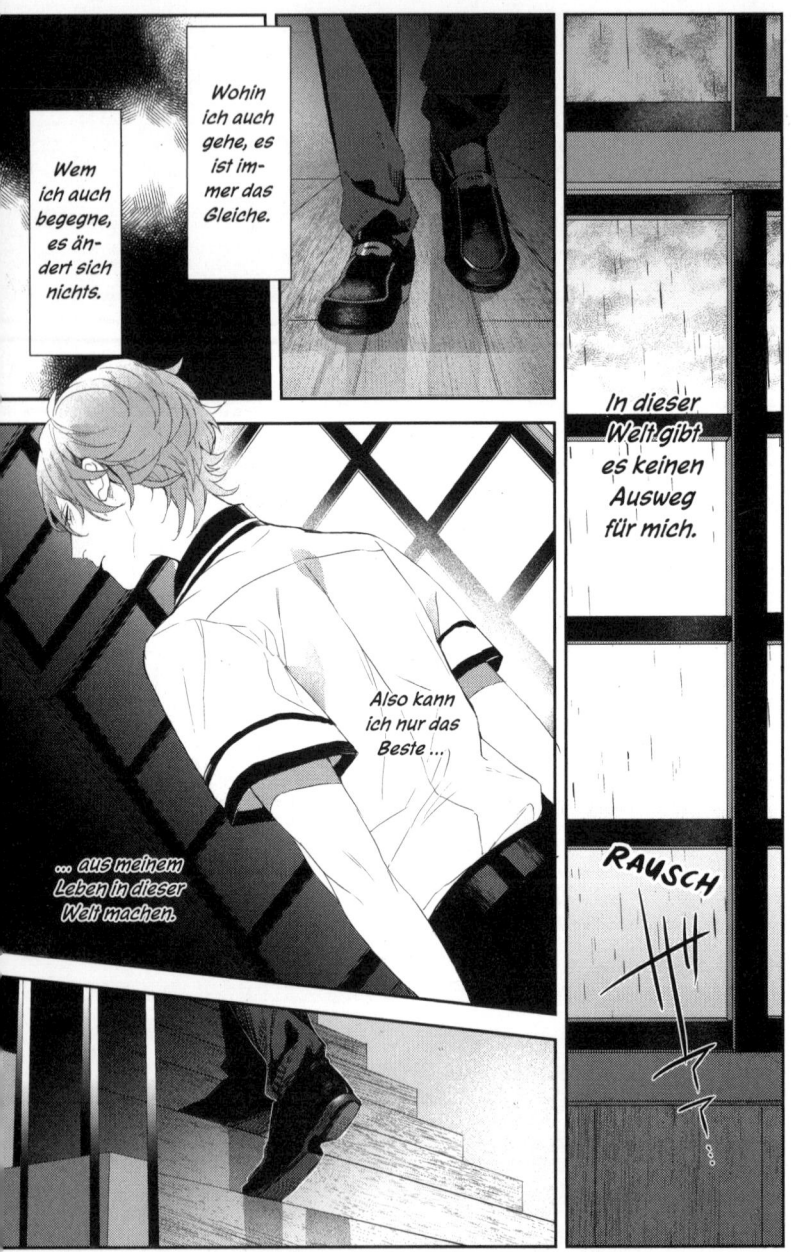

Wem ich auch begegne, es ändert sich nichts.

Wohin ich auch gehe, es ist immer das Gleiche.

In dieser Welt gibt es keinen Ausweg für mich.

Also kann ich nur das Beste ...

... aus meinem Leben in dieser Welt machen.

RAUSCH

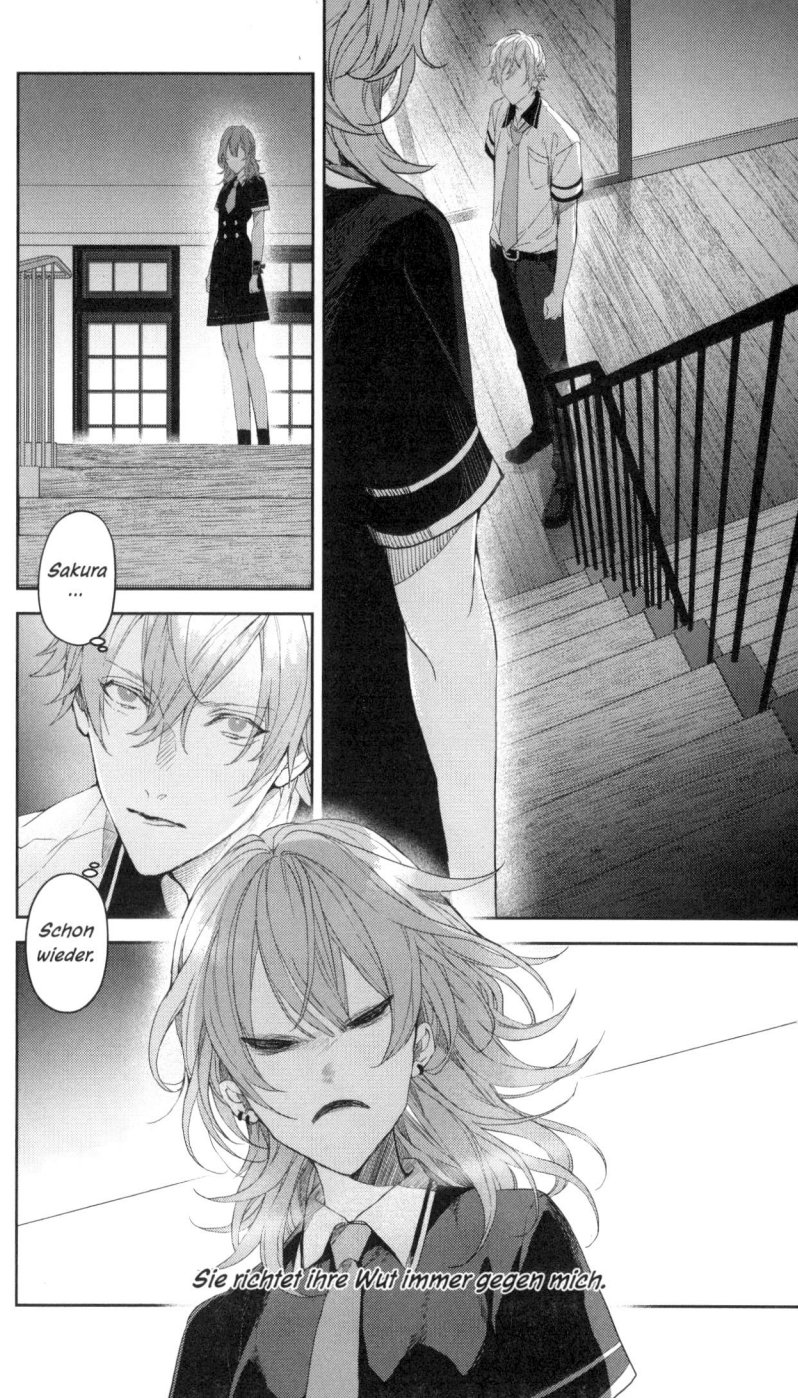

Sakura
...

Schon
wieder.

Sie richtet ihre Wut immer gegen mich.

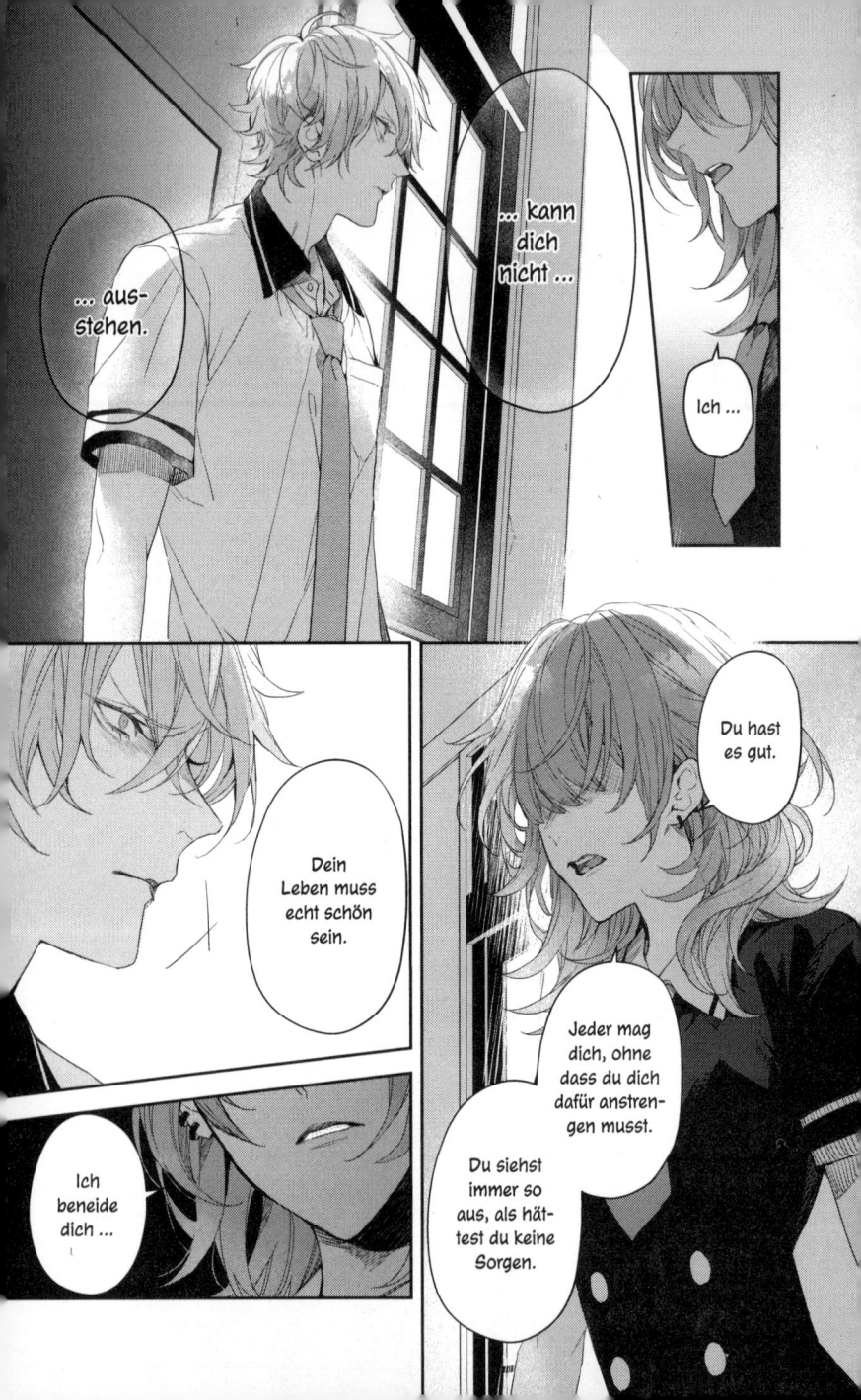

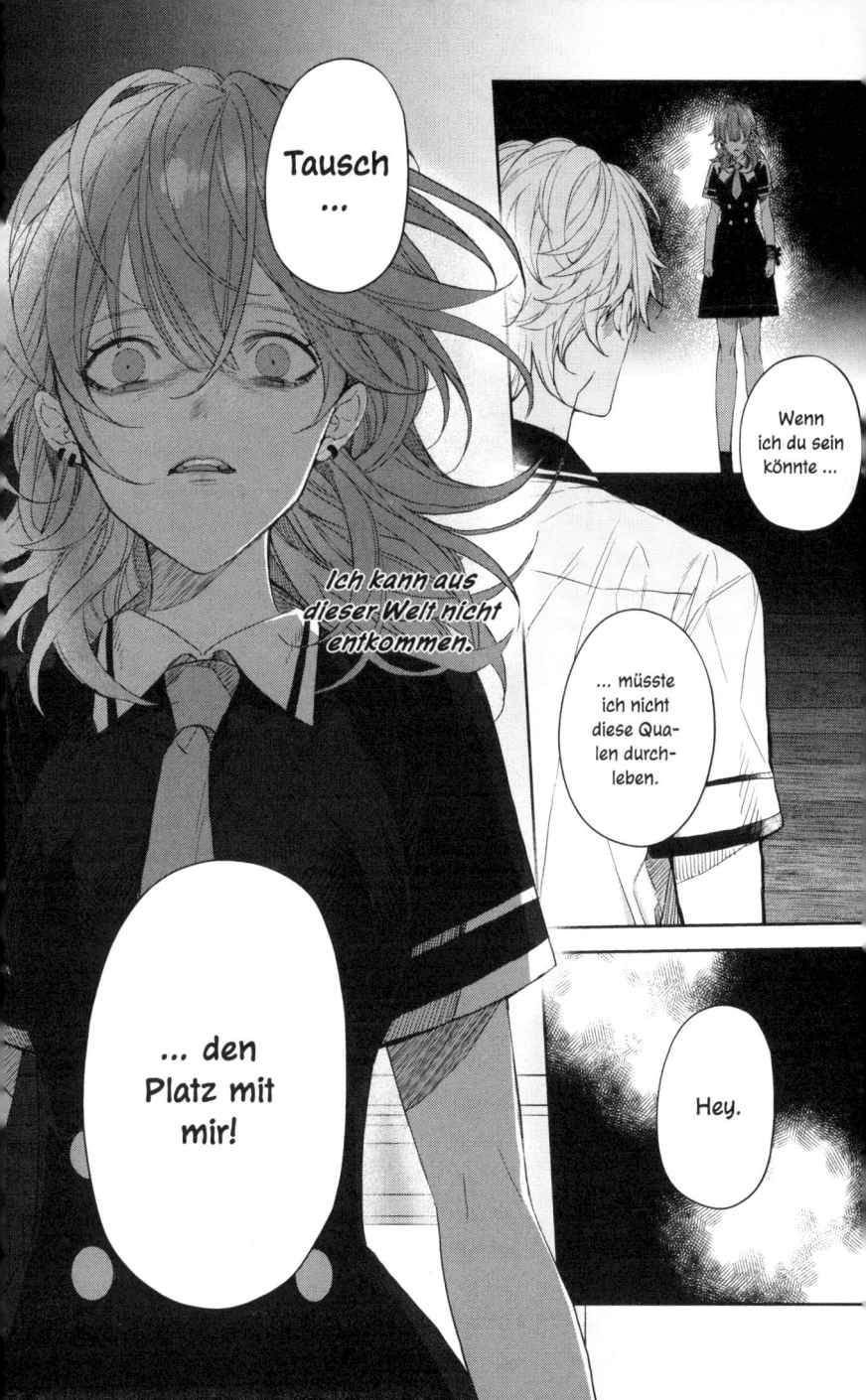

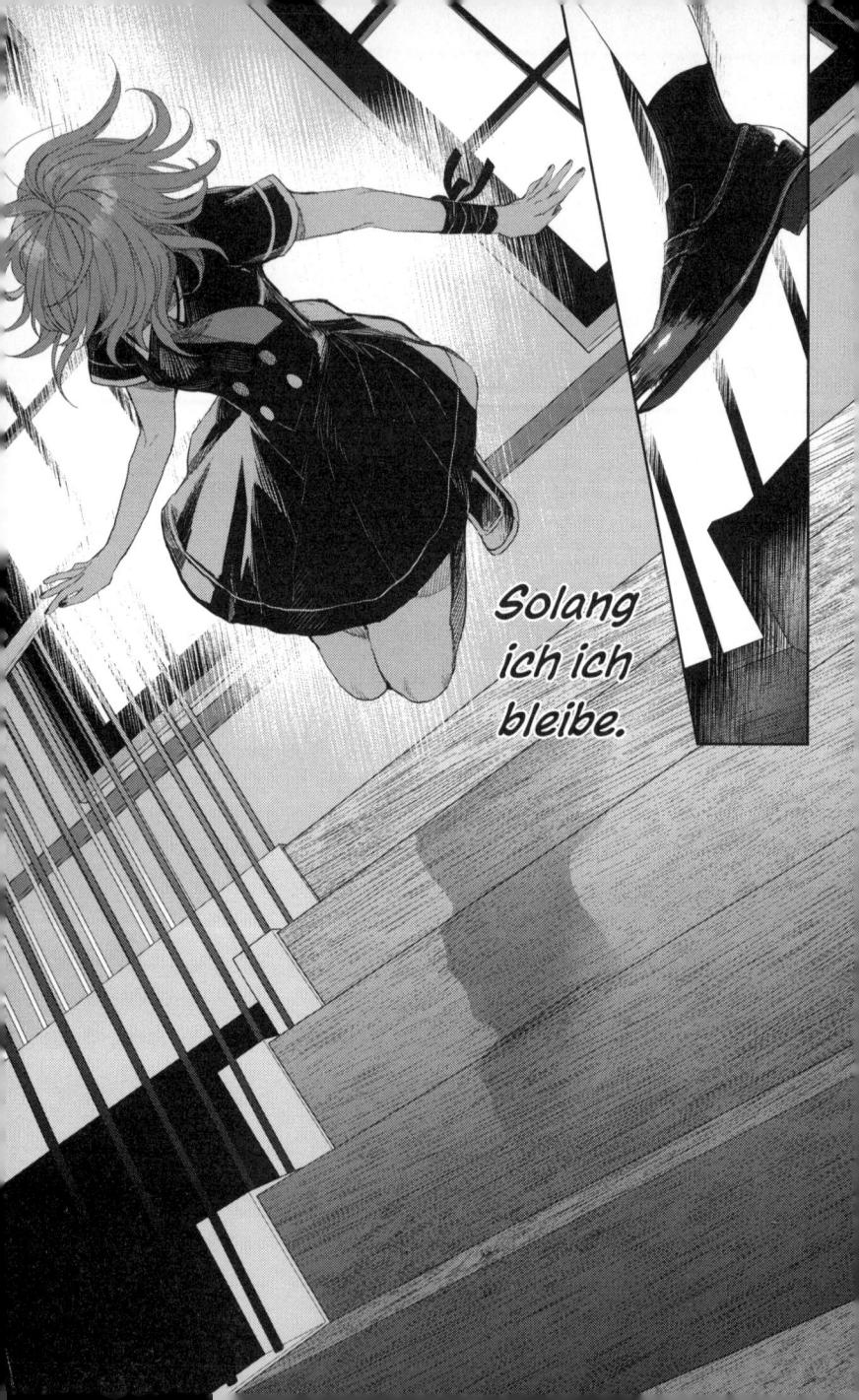

Solang ich ich bleibe.

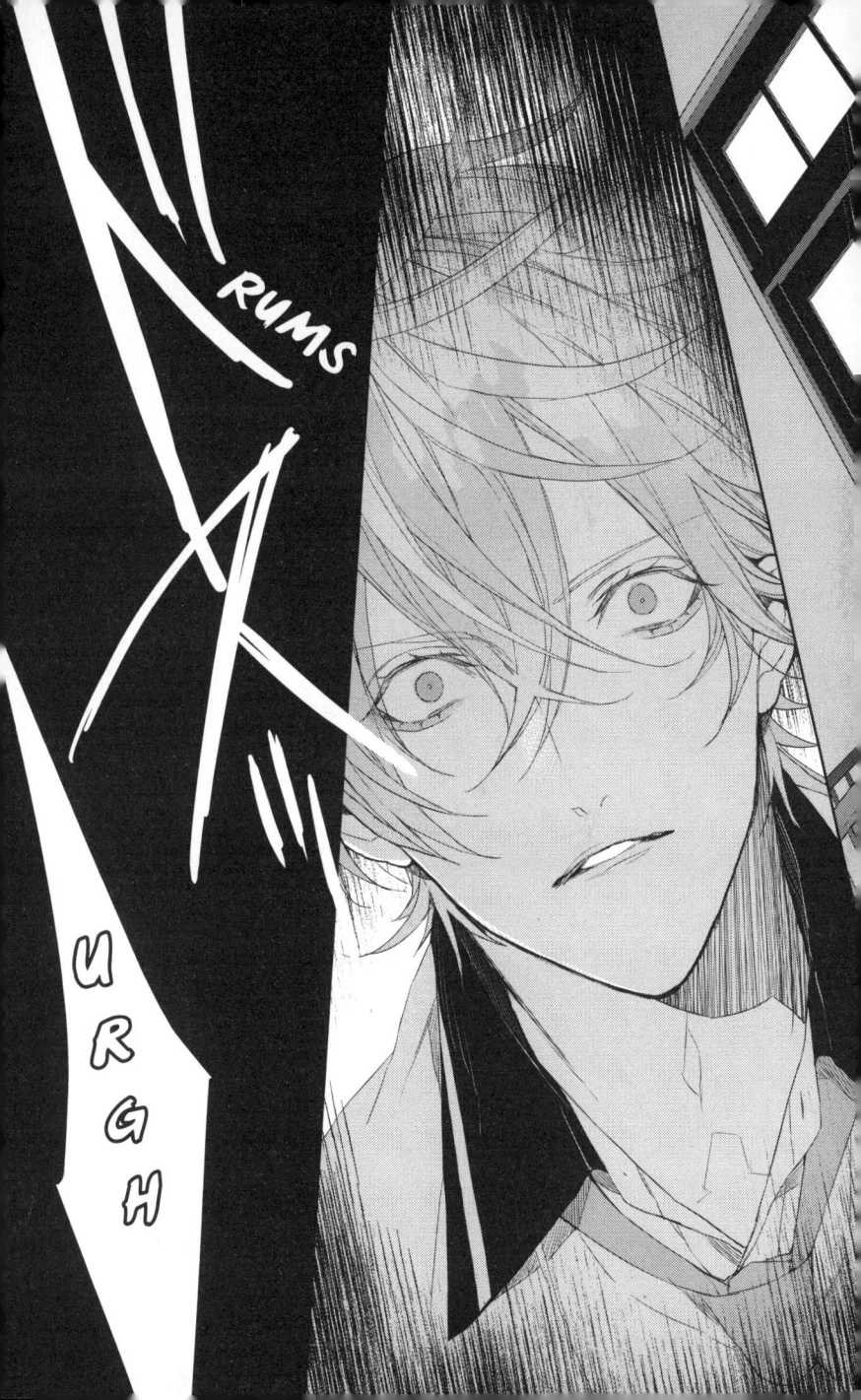

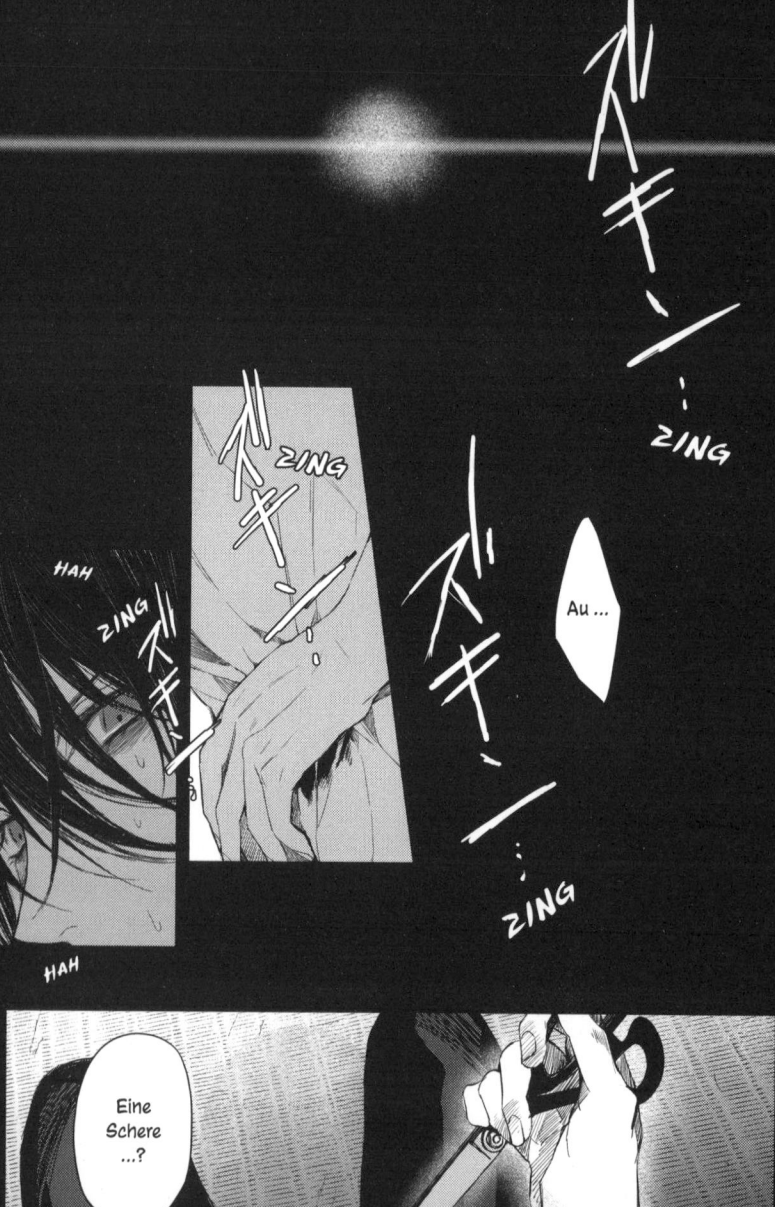

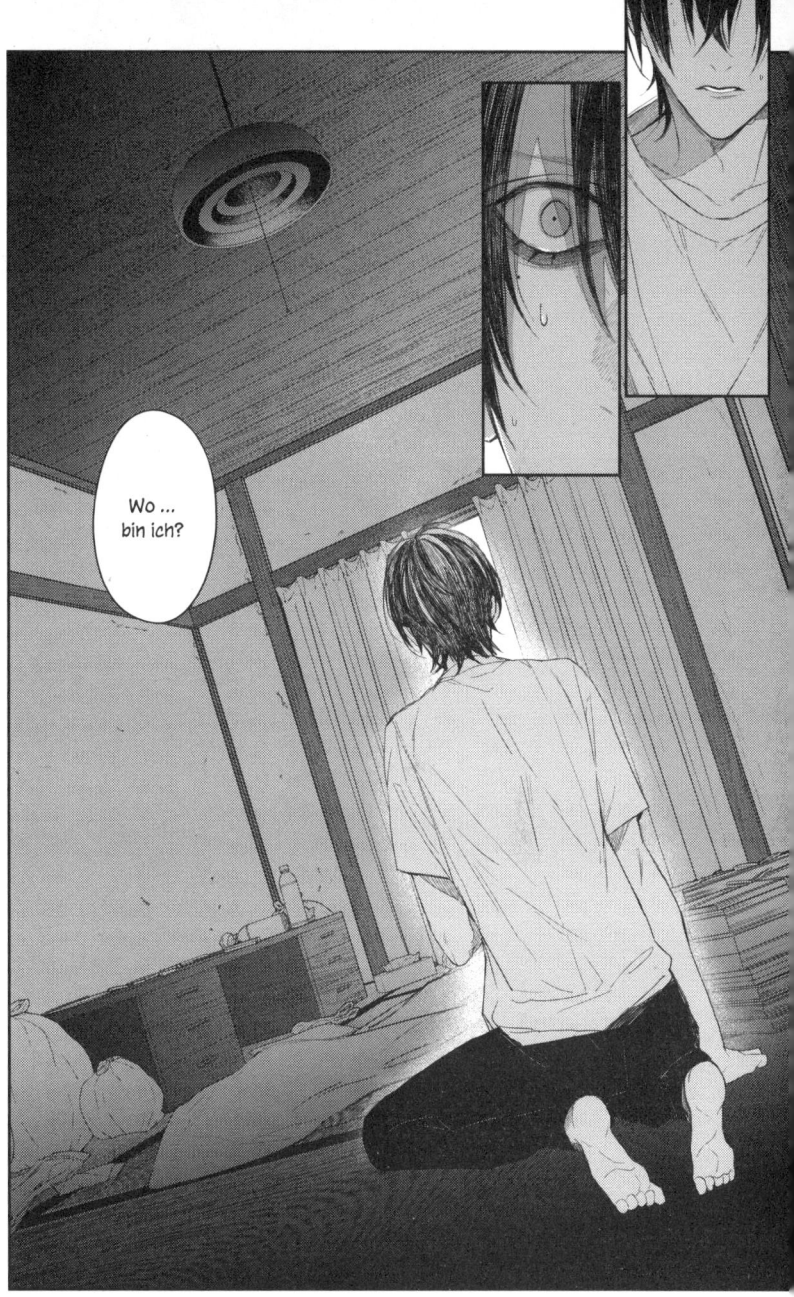

Wo ...
bin ich?

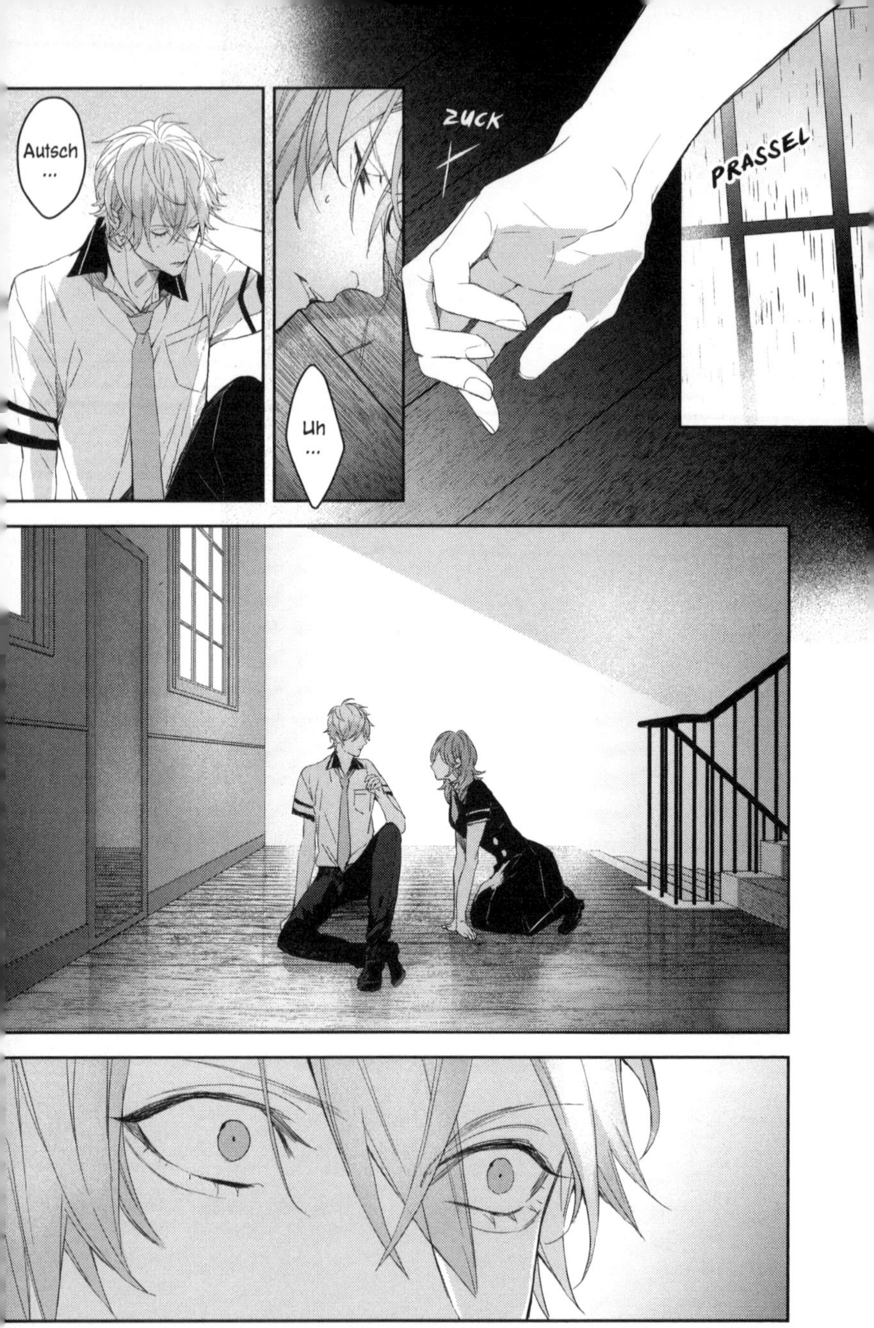

Autsch
...

ZUCK

PRASSEL

Uh
...

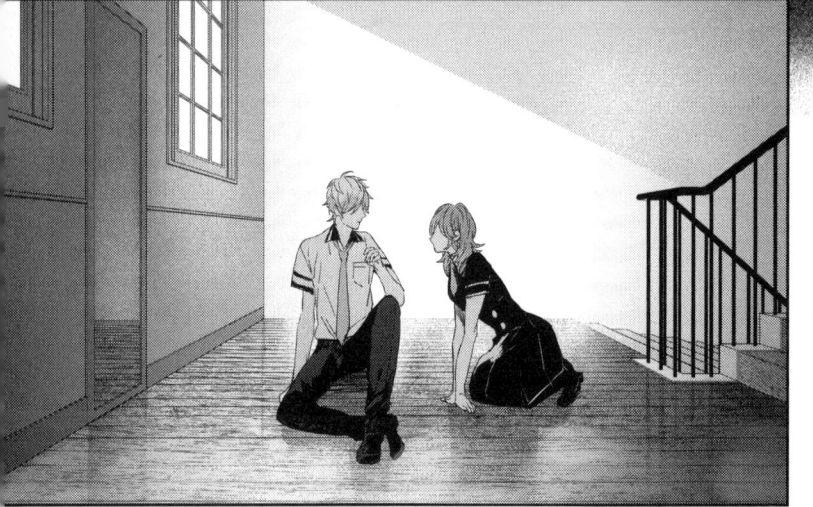

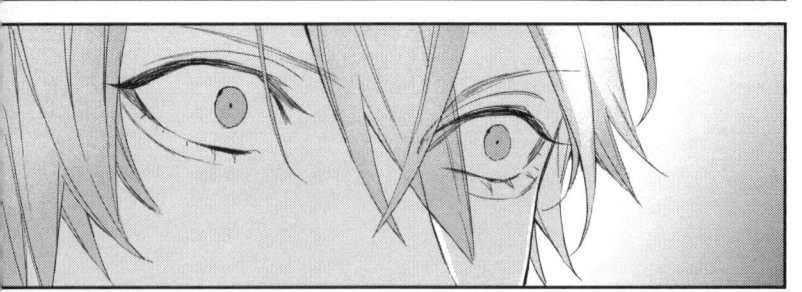

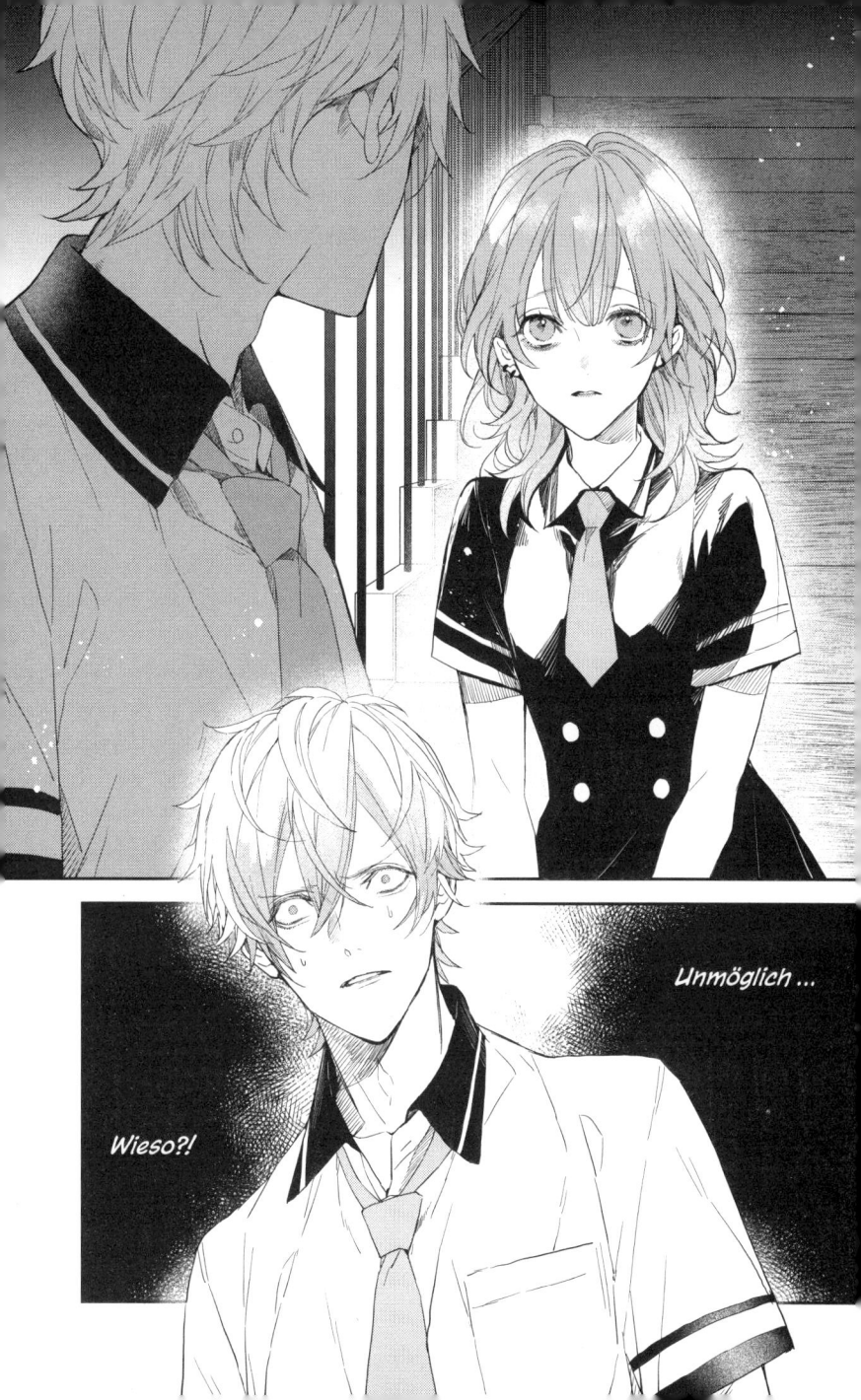

Unmöglich ...

Wieso?!

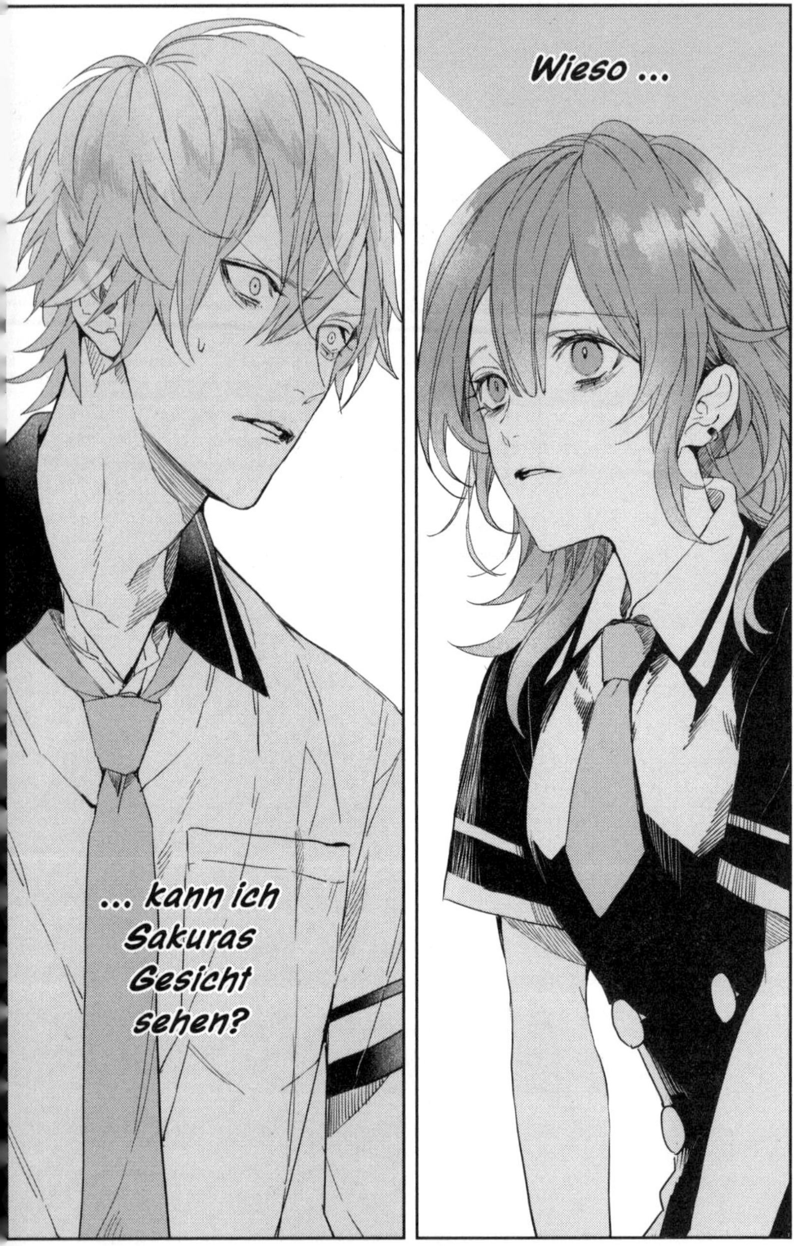

Wieso ...

... kann ich
Sakuras
Gesicht
sehen?

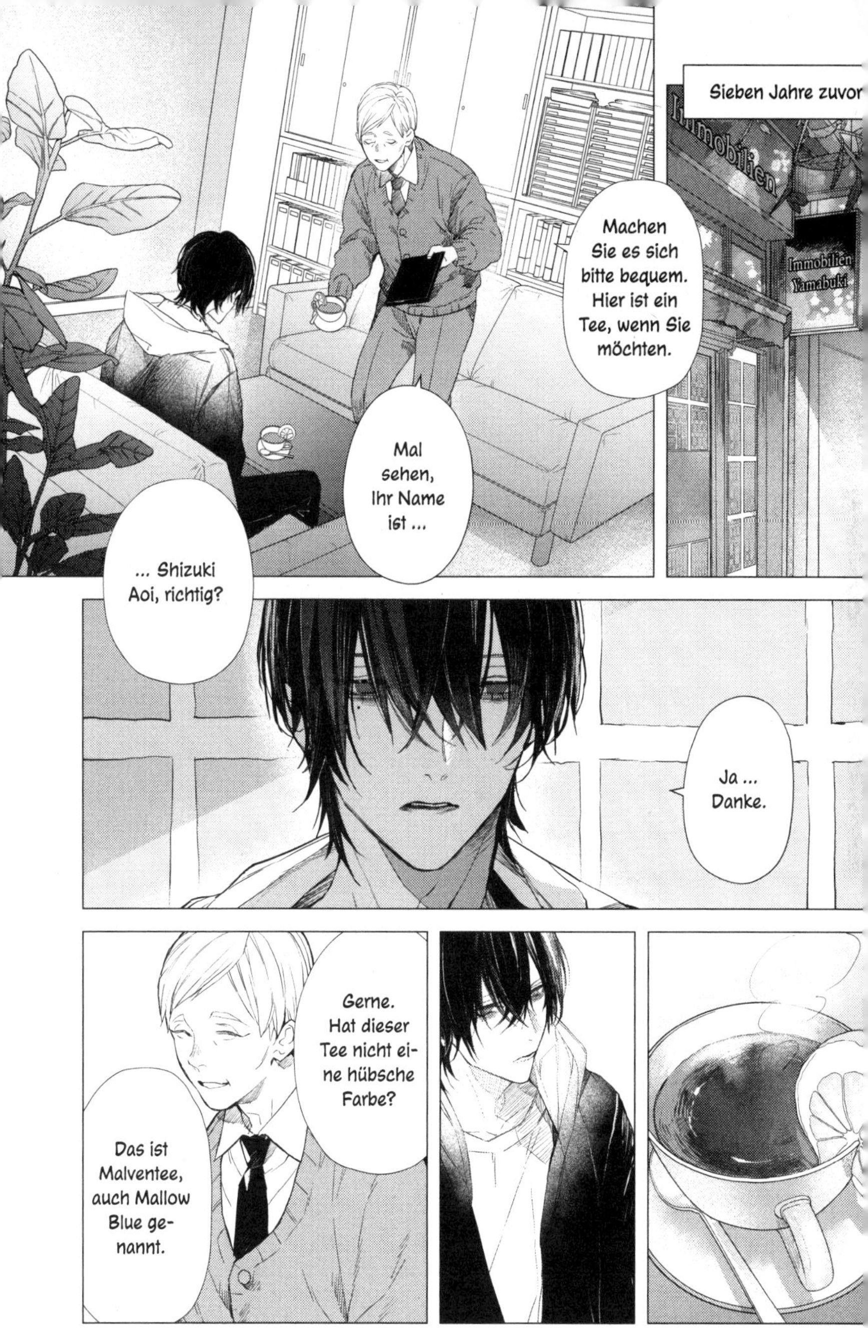

Machen Sie es sich bitte bequem. Hier ist ein Tee, wenn Sie möchten.

Mal sehen, Ihr Name ist ...

... Shizuki Aoi, richtig?

Ja ... Danke.

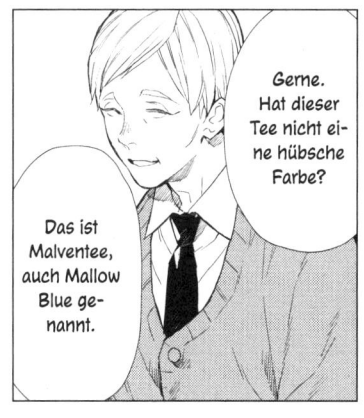

Gerne. Hat dieser Tee nicht eine hübsche Farbe?

Das ist Malventee, auch Mallow Blue genannt.

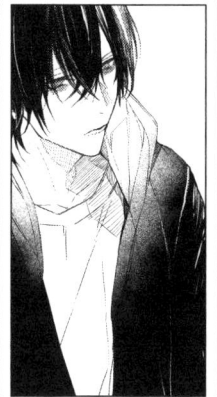

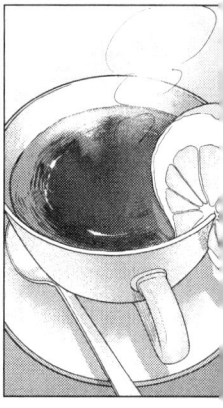

83

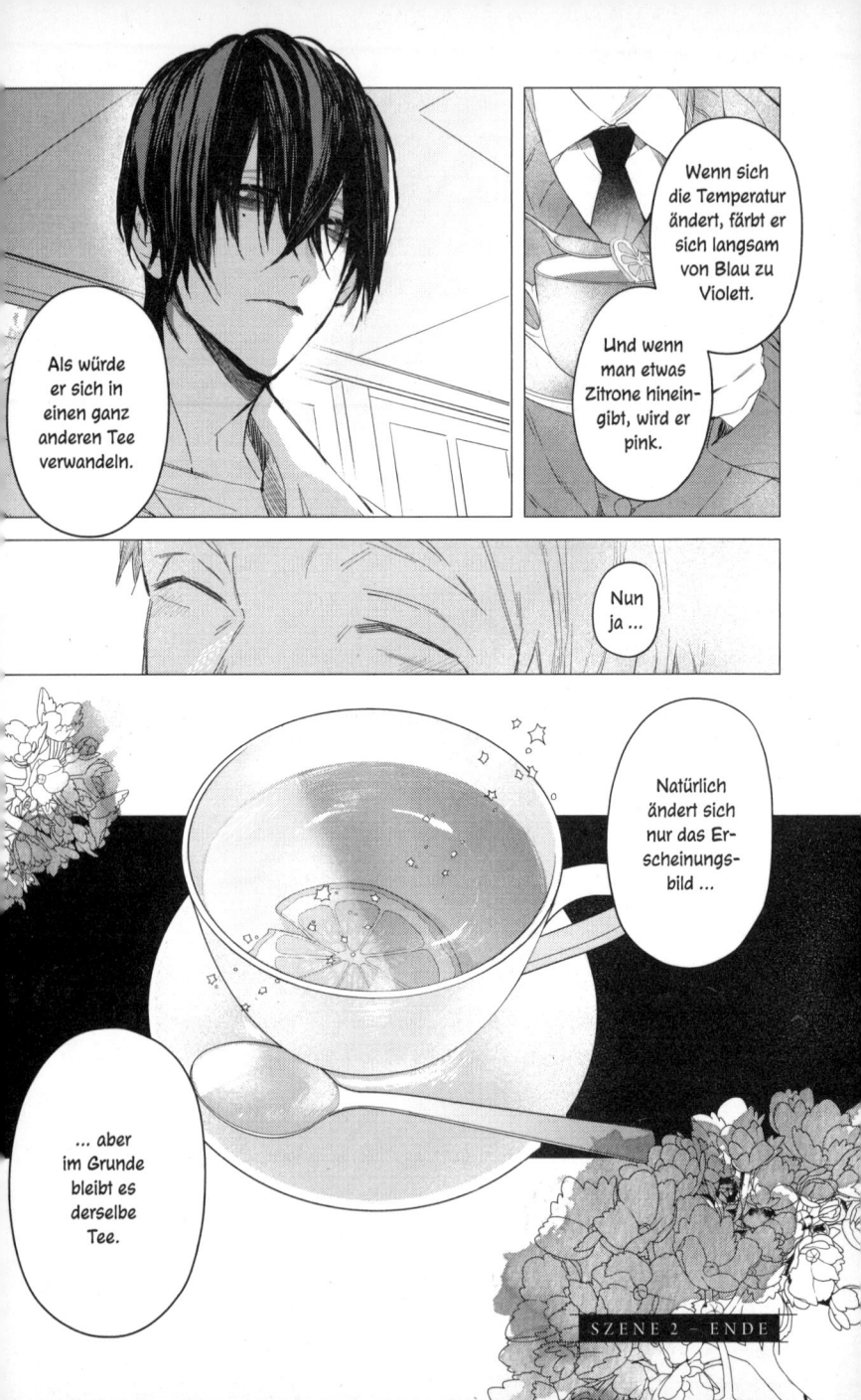

Als würde er sich in einen ganz anderen Tee verwandeln.

Wenn sich die Temperatur ändert, färbt er sich langsam von Blau zu Violett.

Und wenn man etwas Zitrone hineingibt, wird er pink.

Nun ja ...

Natürlich ändert sich nur das Erscheinungsbild ...

... aber im Grunde bleibt es derselbe Tee.

SZENE 2 – ENDE

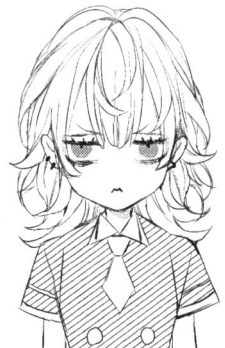

Sie glaubt so ziemlich alles, was man ihr erzählt.

Die melancholische Schülerin

Tsumugi Sakura (16)

Geburtstag: 14. März
Blutgruppe B
Ihre Haare sind seit
der Mittelschule
violett (gefärbt).
Kaut an den Nägeln.

Mr. Mallow Blue

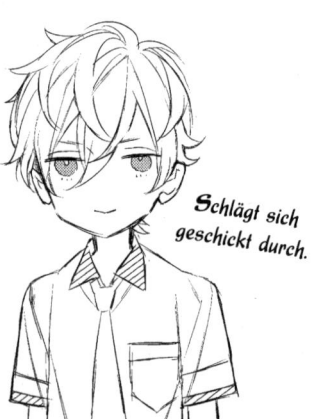

Der Schüler mit
gewissen Problemen

Subaru Minazuki (17)

Geburtstag: 20. Mai
Blutgruppe 0
Hat immer
Kompeito* dabei.
Hat viele Freunde.

Schlägt sich
geschickt durch.

Mr. Mallow Blue

*sternförmige Süßigkeit aus Zuckersirup

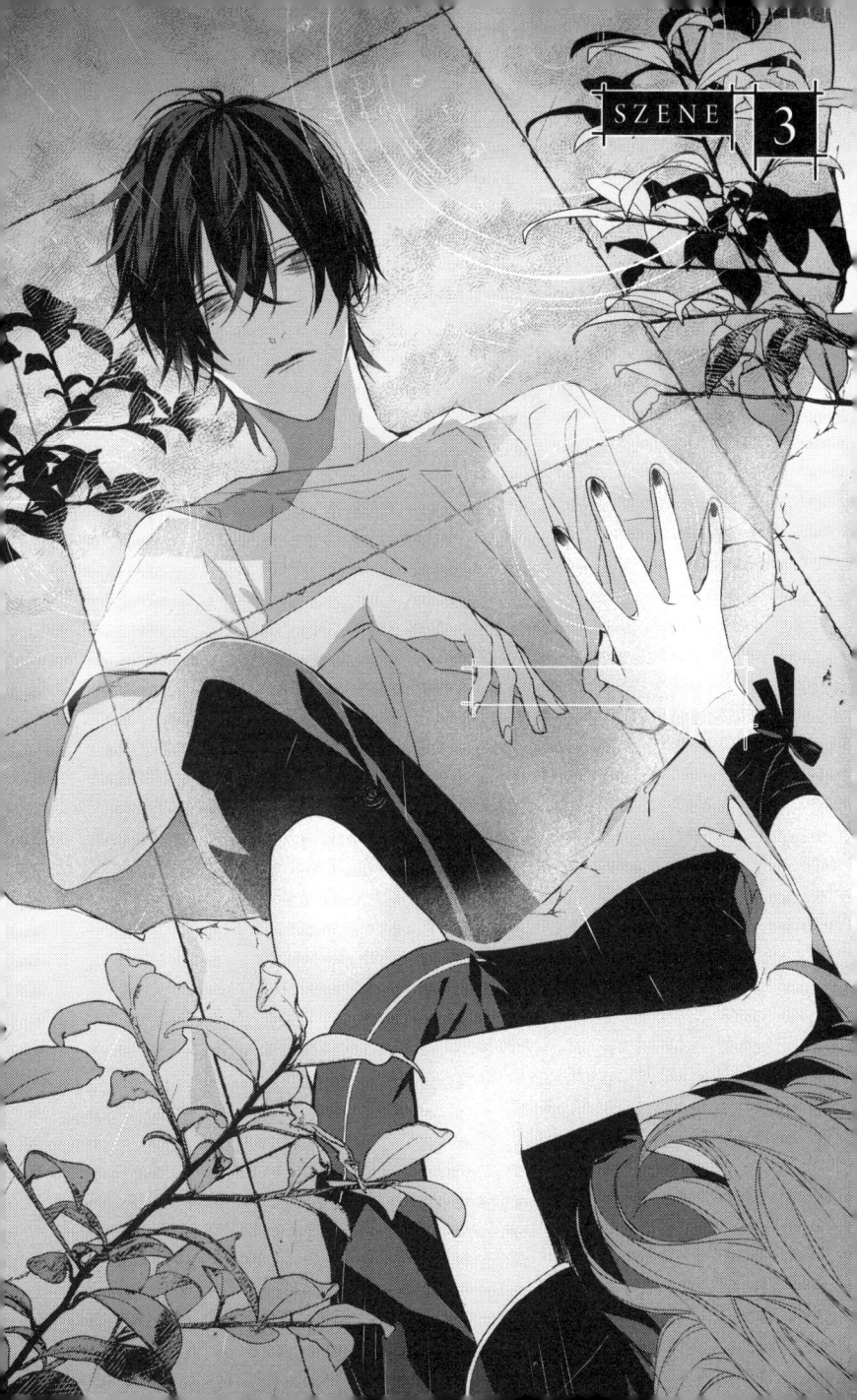

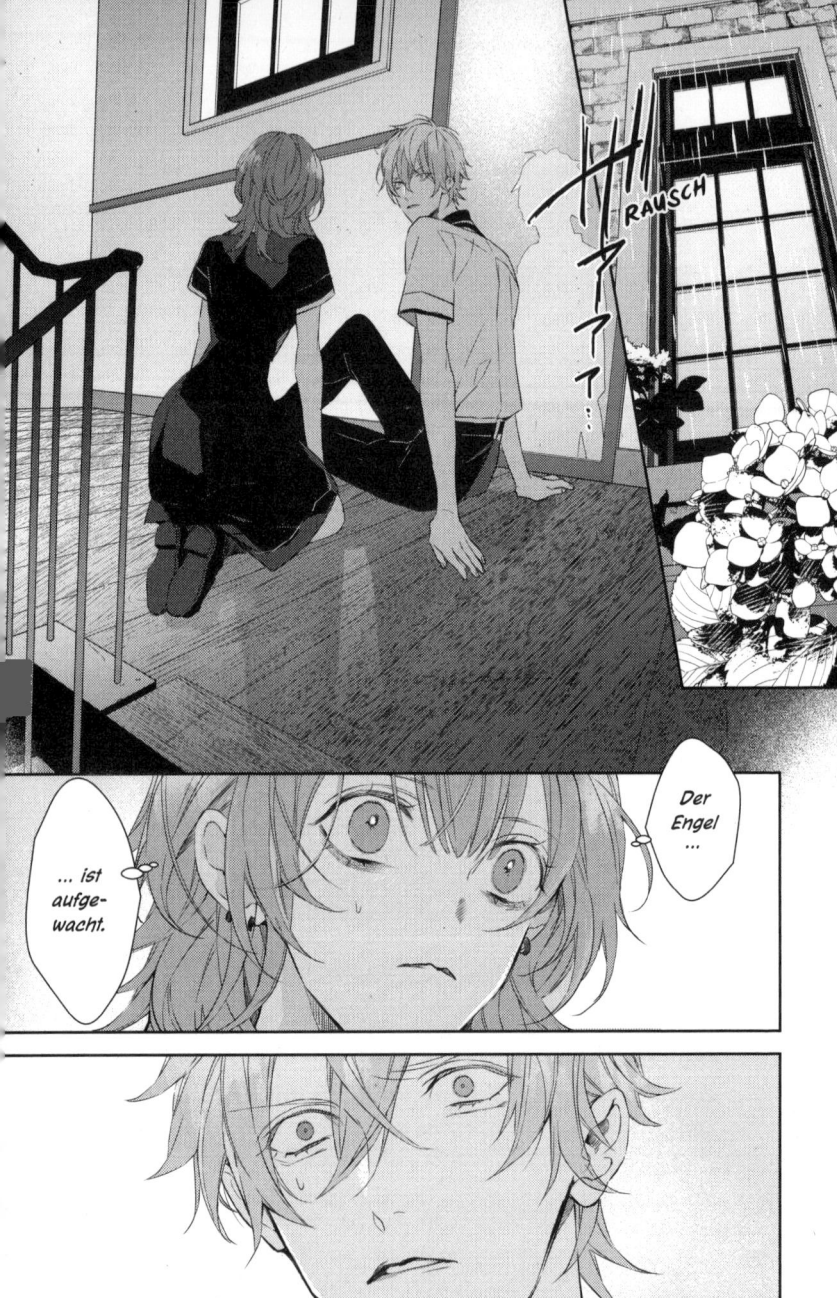

RAUSCH

Der Engel ...

... ist aufge- wacht.

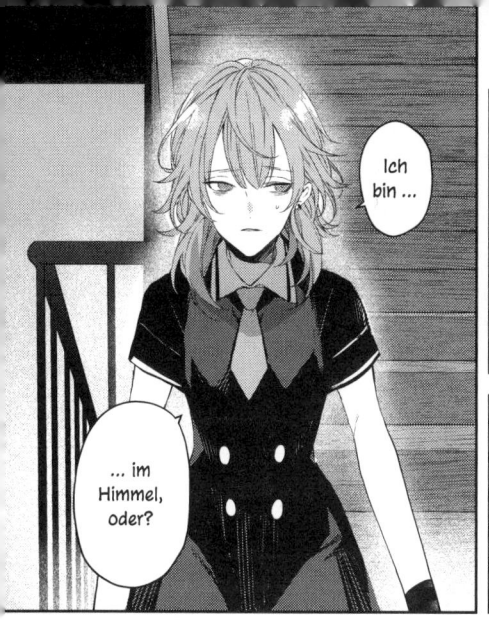

Ich bin ...

Ähm ...

... im Himmel, oder?

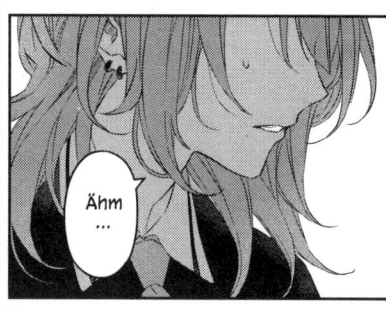

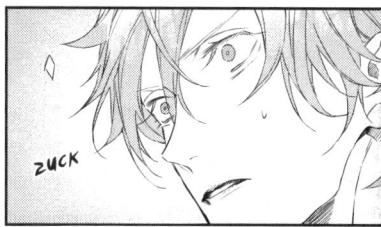

ZUCK

Was?!

Nicht?

Im Himmel?

Nein, nicht wirklich.

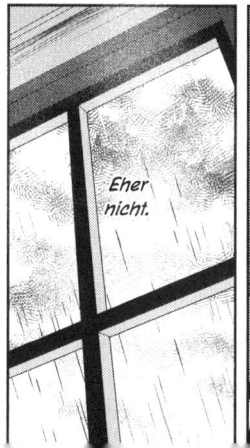

Eher nicht.

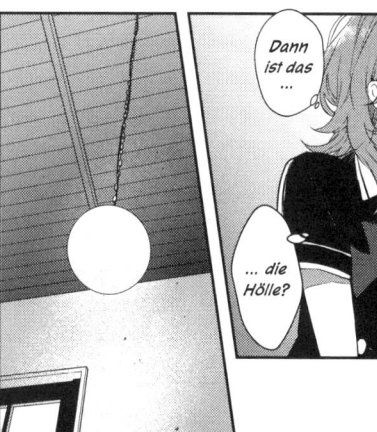

Dann ist das ...

... die Hölle?

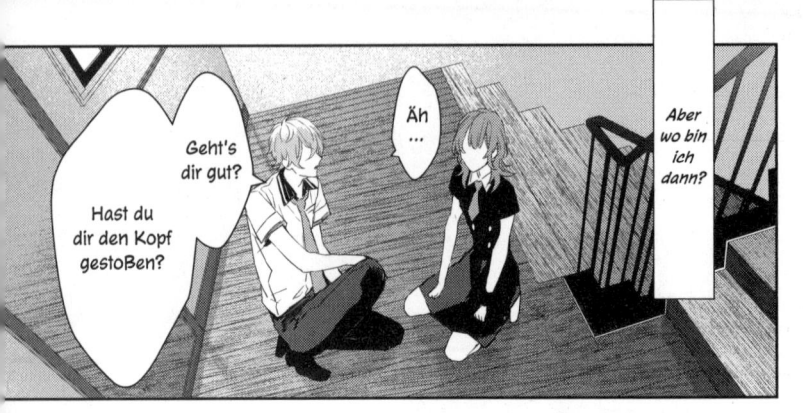

Geht's dir gut?

Hast du dir den Kopf gestoßen?

Äh ...

Aber wo bin ich dann?

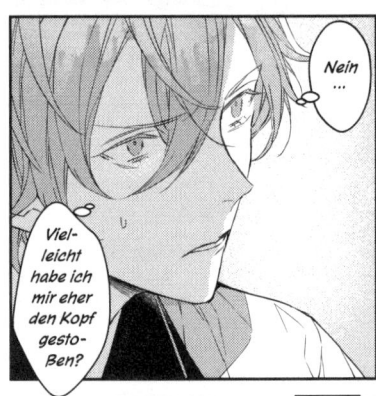

Nein ...

Viel-leicht habe ich mir eher den Kopf gesto-ßen?

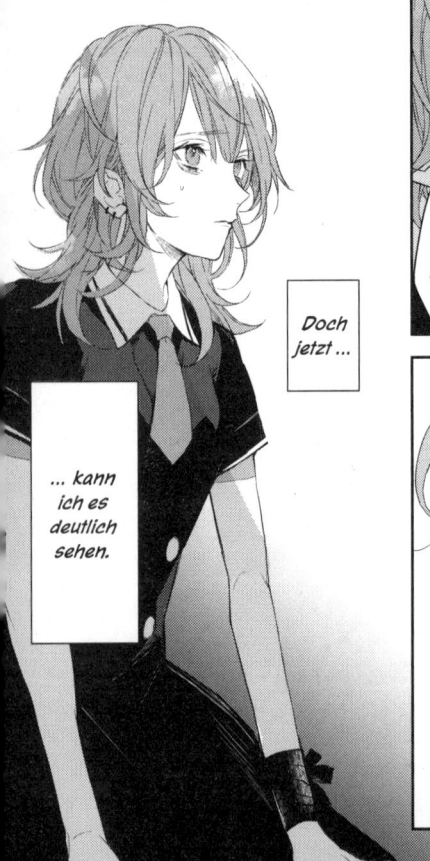

Doch jetzt ...

... kann ich es deutlich sehen.

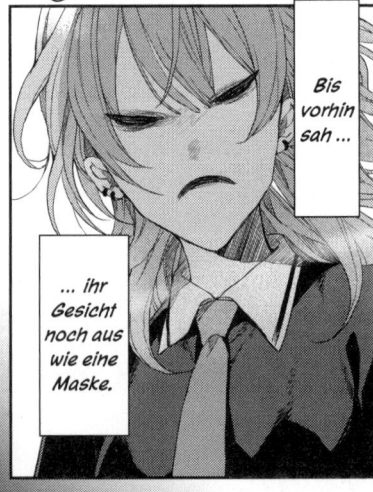

Bis vorhin sah ...

... ihr Gesicht noch aus wie eine Maske.

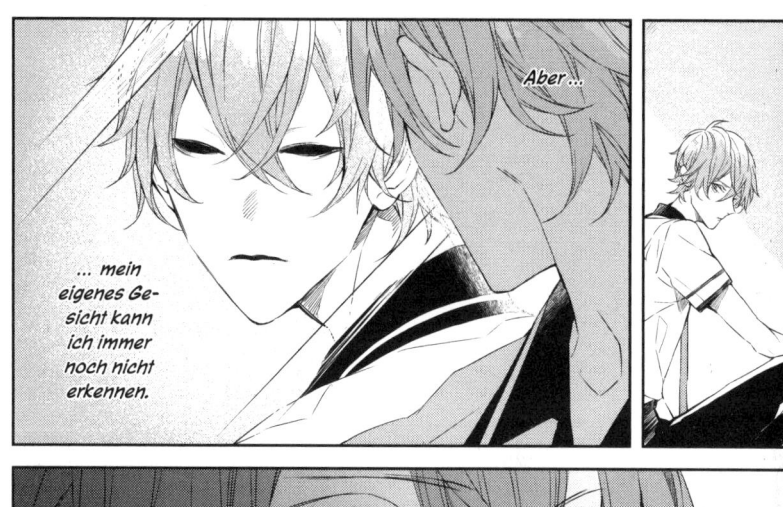

Aber ...

... mein eigenes Gesicht kann ich immer noch nicht erkennen.

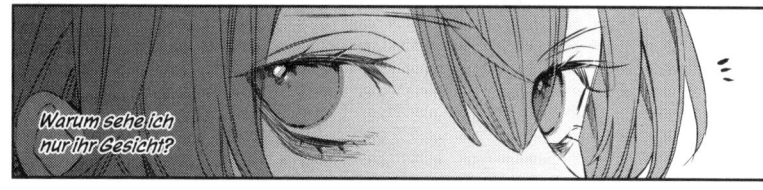

Warum sehe ich nur ihr Gesicht?

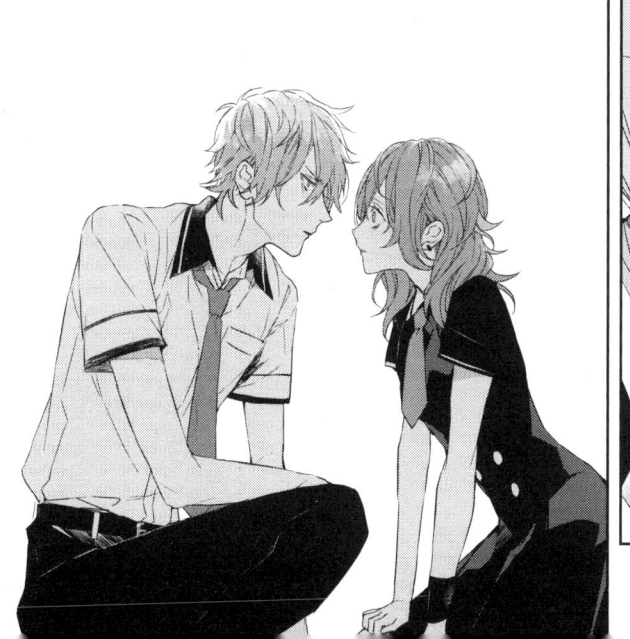

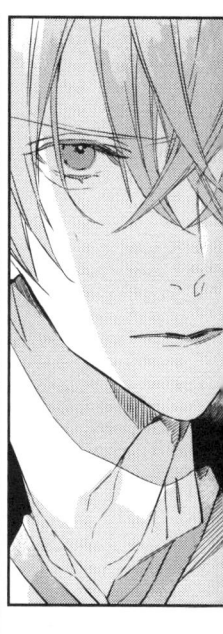

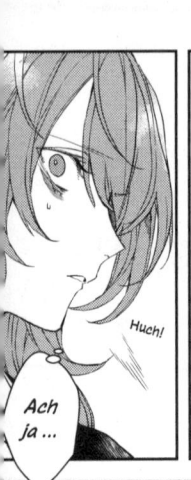

Huch!

Ach
ja ...

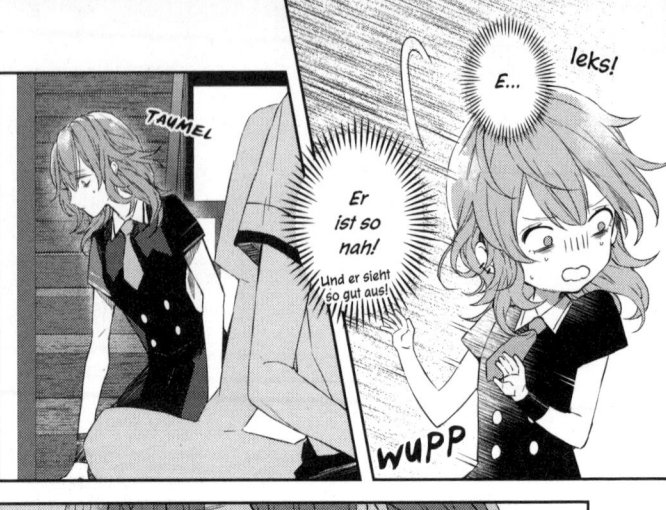

TAUMEL

E...
leks!

Er
ist so
nah!

Und er sieht
so gut aus!

WUPP

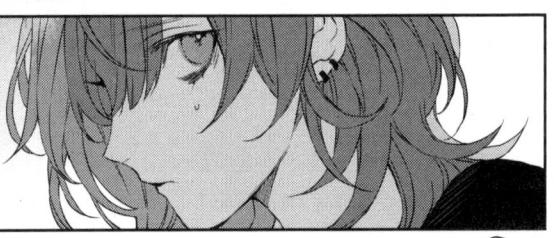

Da ist
noch ein
Engel.

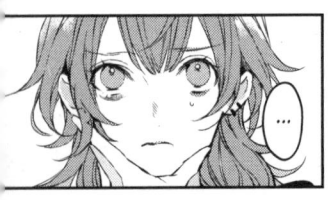

...

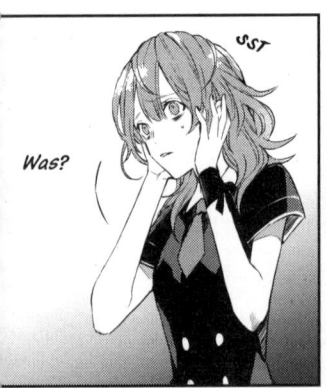

Was?

SST

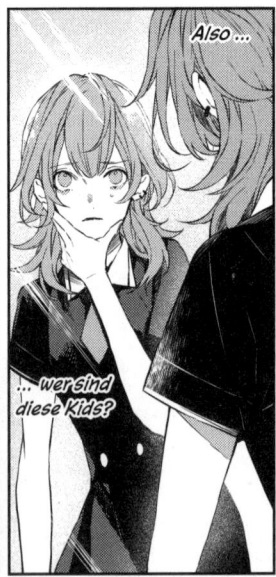

Also ...

... ist es
wohl kein
Engel.

... wer sind
diese Kids?

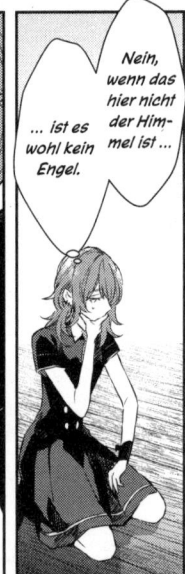

Nein,
wenn das
hier nicht
der Him-
mel ist ...

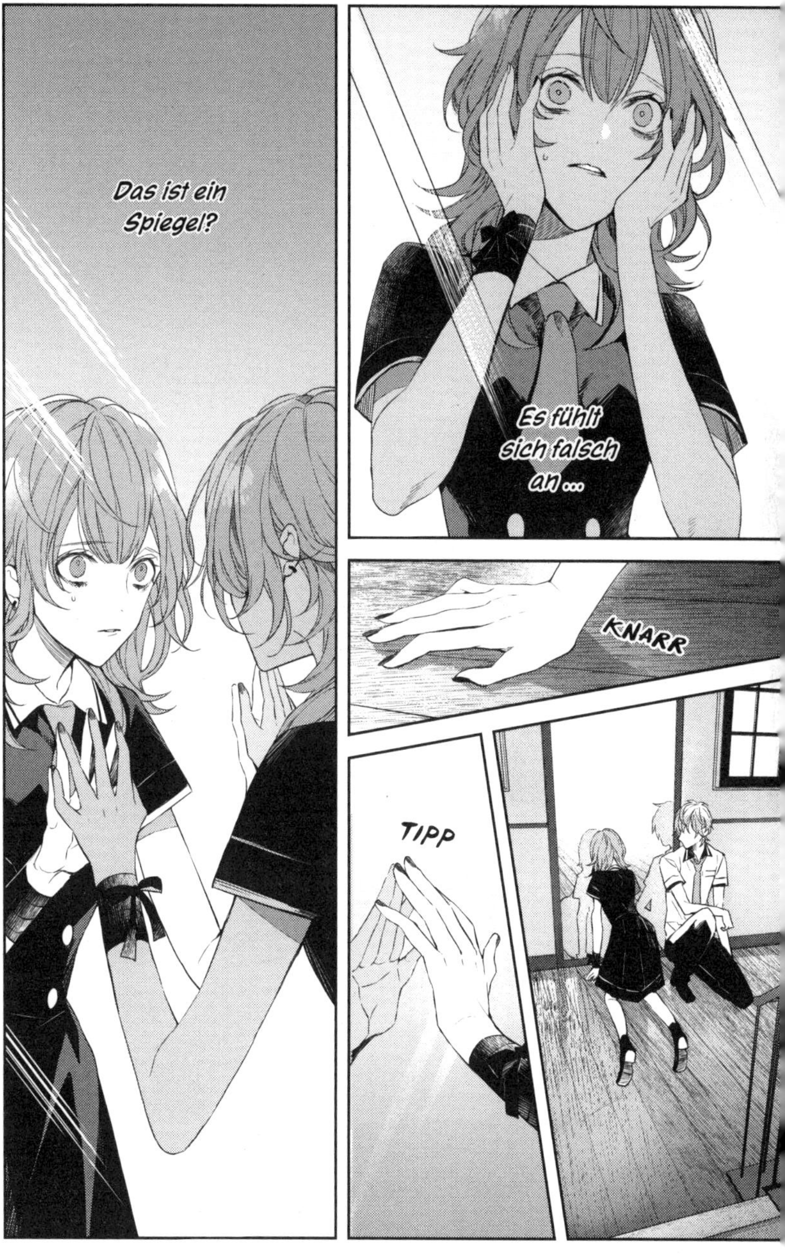

Das ist ein
Spiegel?

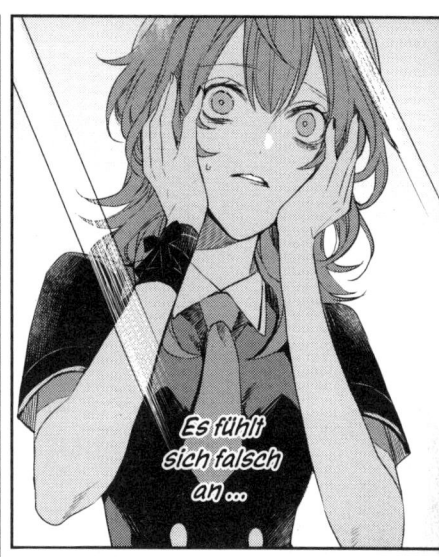

Es fühlt
sich falsch
an ...

KNARR

TIPP

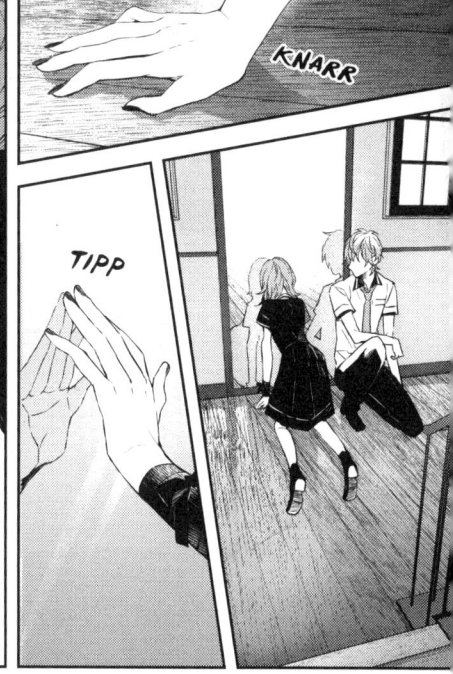

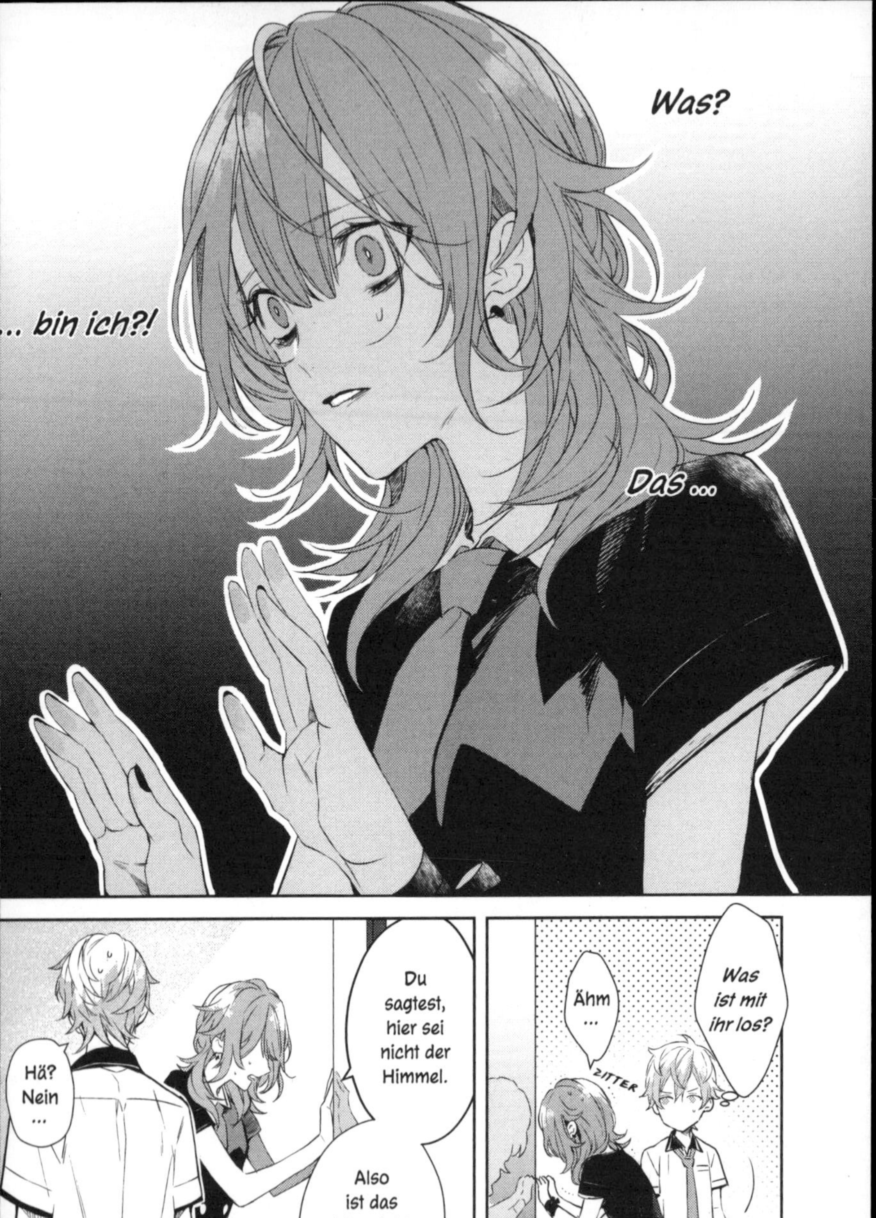

Was?

... bin ich?!

Das...

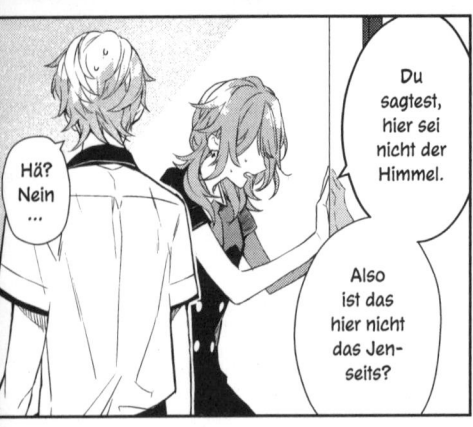

Du sagtest, hier sei nicht der Himmel.

Hä? Nein ...

Also ist das hier nicht das Jenseits?

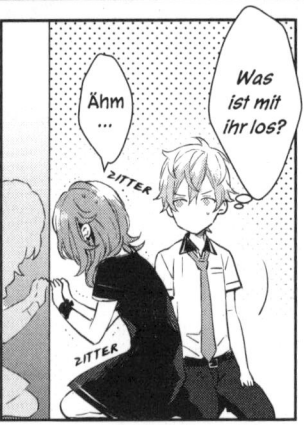

Ähm ...

Was ist mit ihr los?

ZITTER

ZITTER

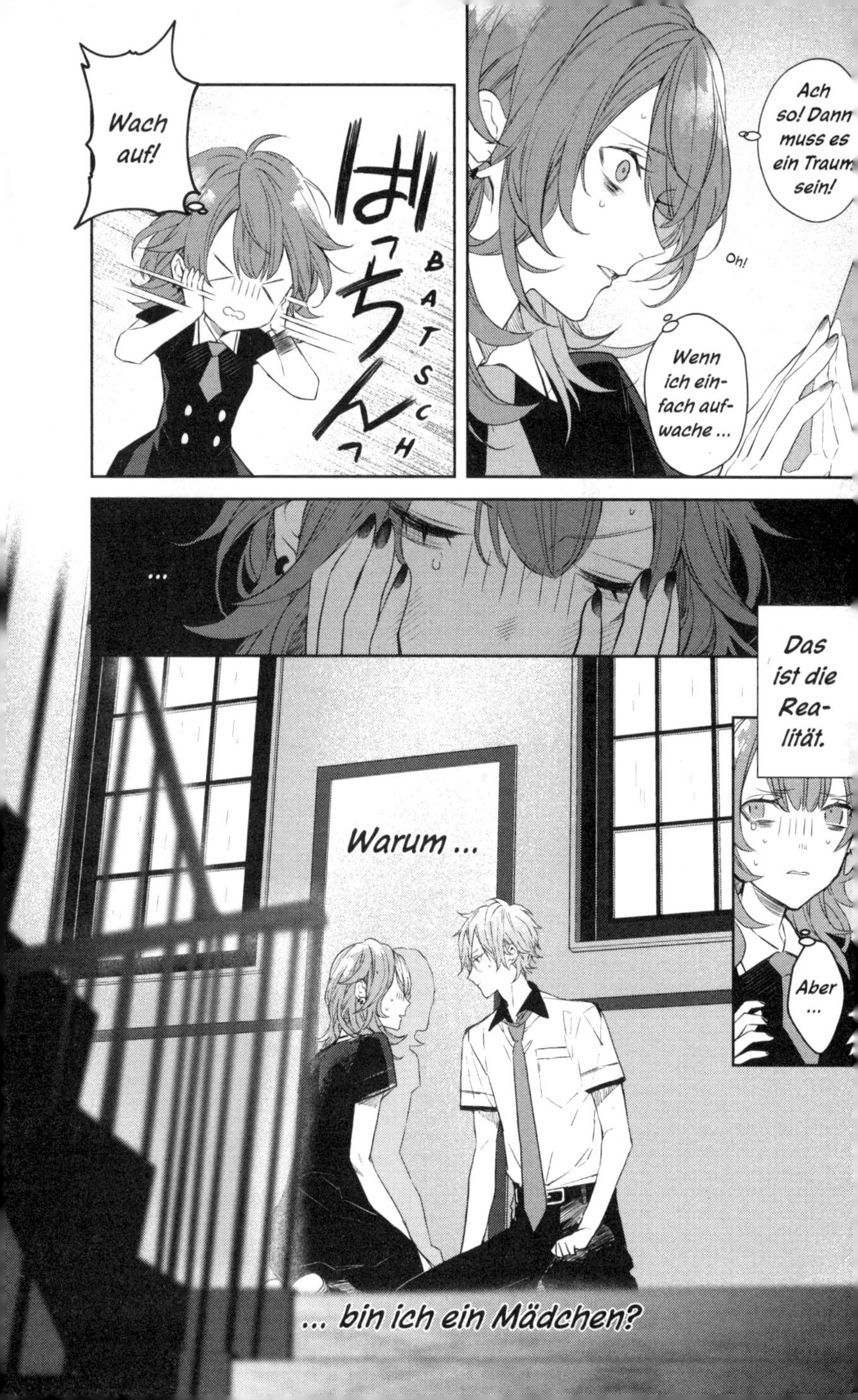

Wach auf!

BATSCH

Ach so! Dann muss es ein Traum sein!

Oh!

Wenn ich einfach aufwache ...

...

Das ist die Realität.

Warum ...

Aber ...

... bin ich ein Mädchen?

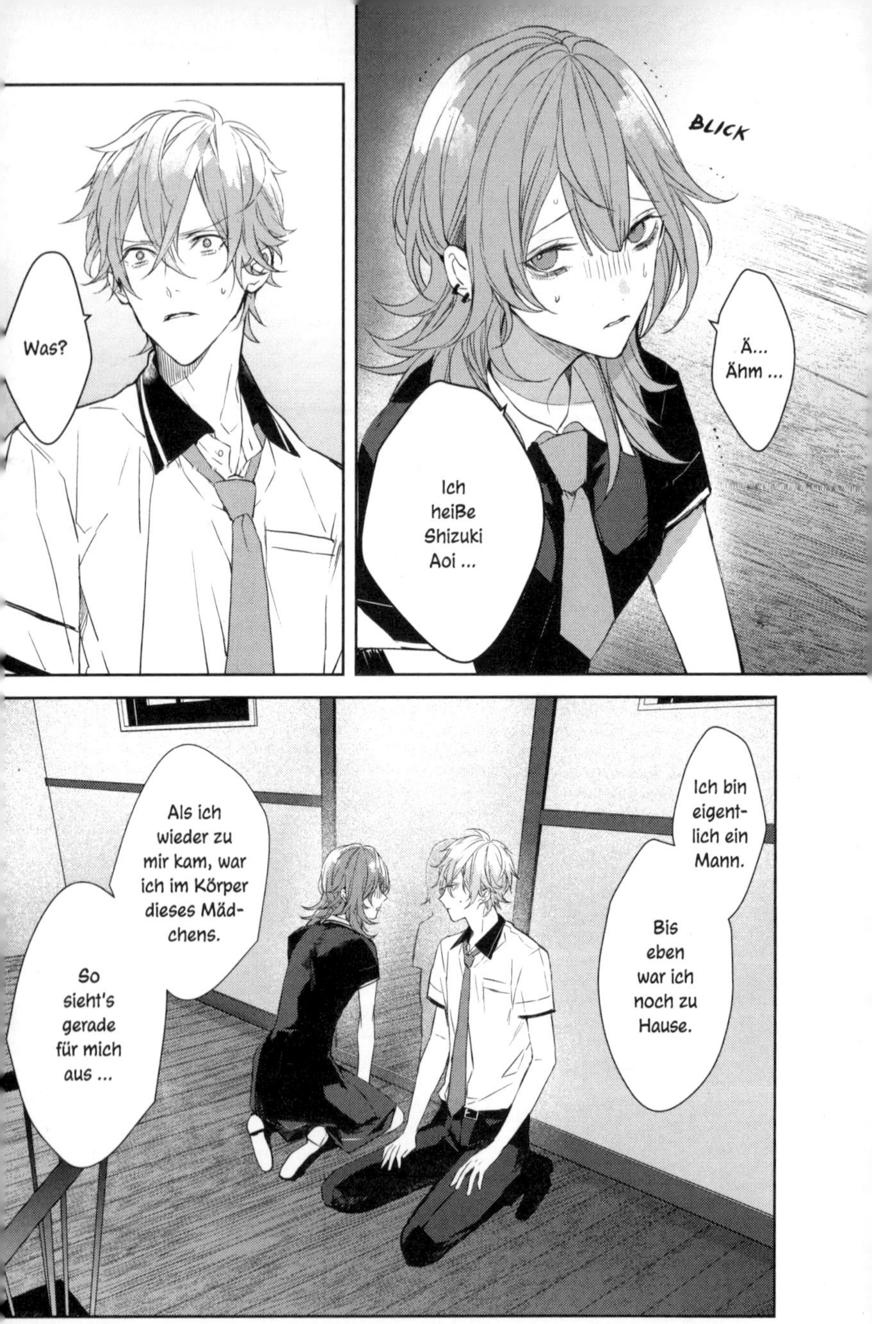

Was?

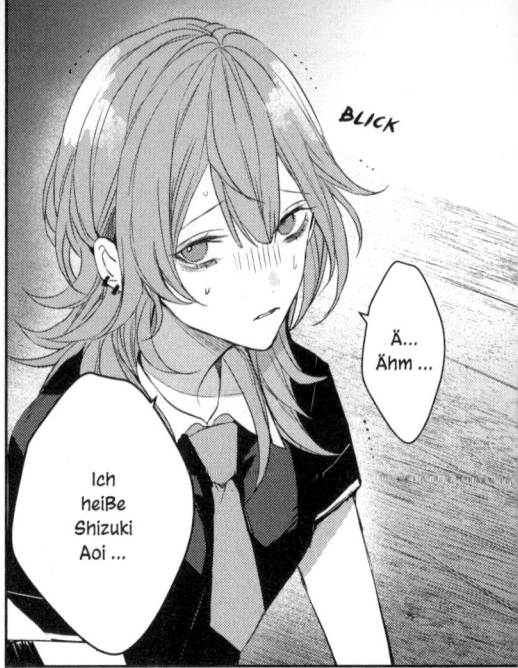

BLICK

Ä... Ähm ...

Ich heiße Shizuki Aoi ...

Als ich wieder zu mir kam, war ich im Körper dieses Mädchens.

So sieht's gerade für mich aus ...

Ich bin eigentlich ein Mann.

Bis eben war ich noch zu Hause.

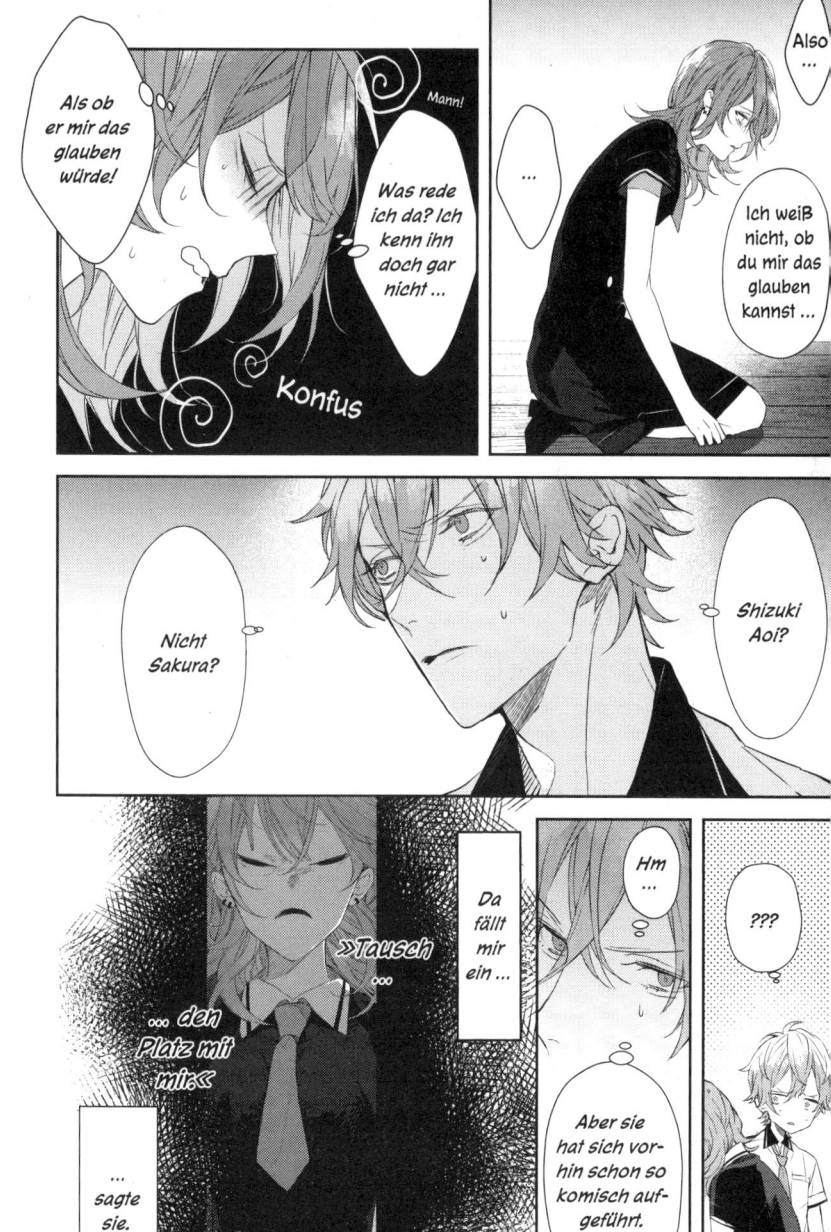

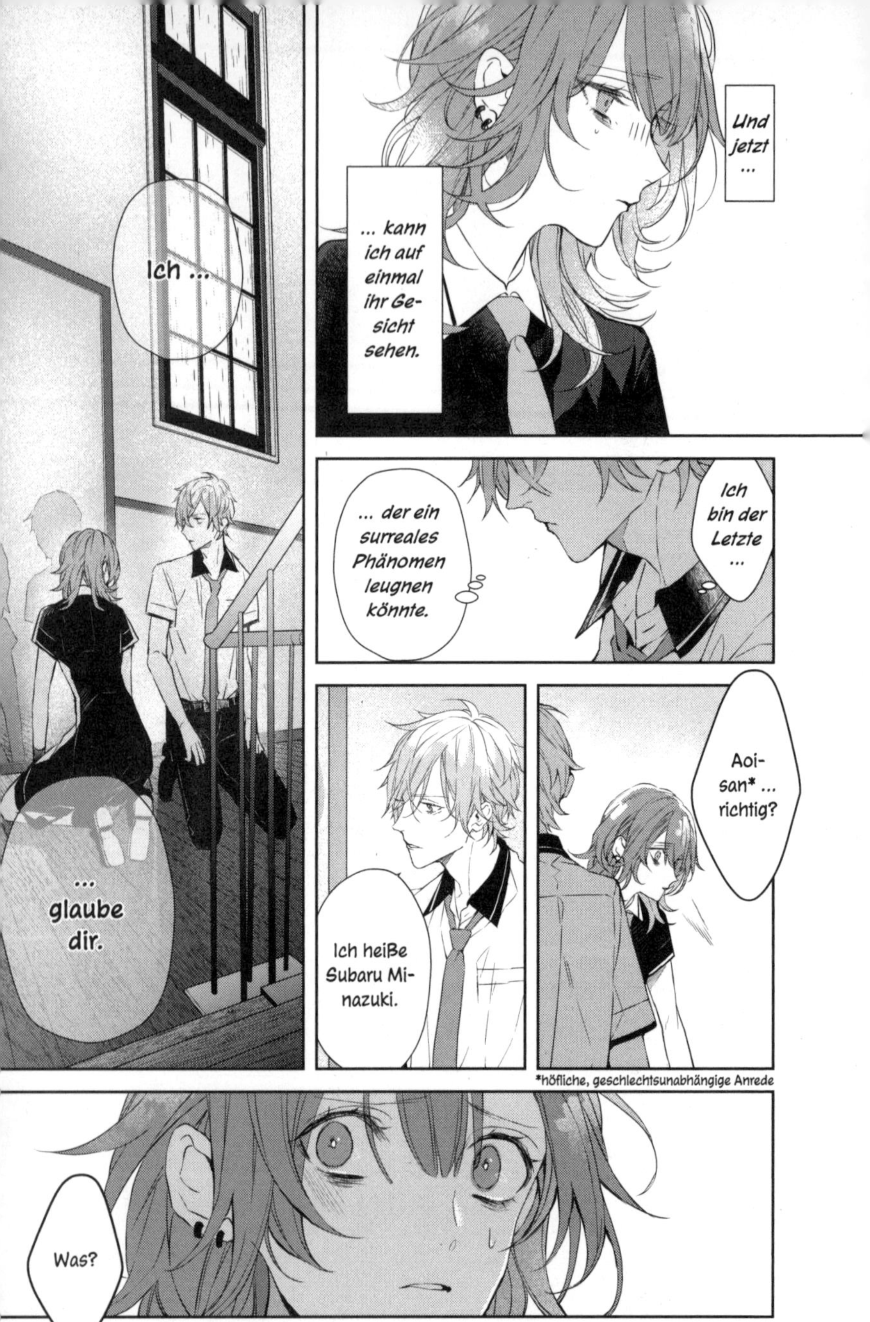

Und jetzt ...

Ich ...

... kann ich auf einmal ihr Gesicht sehen.

... glaube dir.

... der ein surreales Phänomen leugnen könnte.

Ich bin der Letzte ...

Ich heiße Subaru Minazuki.

Aoi-san* ... richtig?

*höfliche, geschlechtsunabhängige Anrede

Was?

98

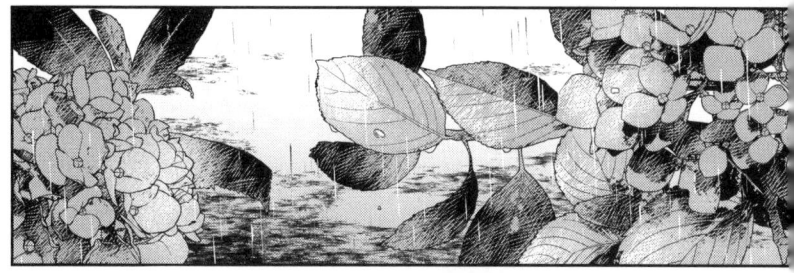

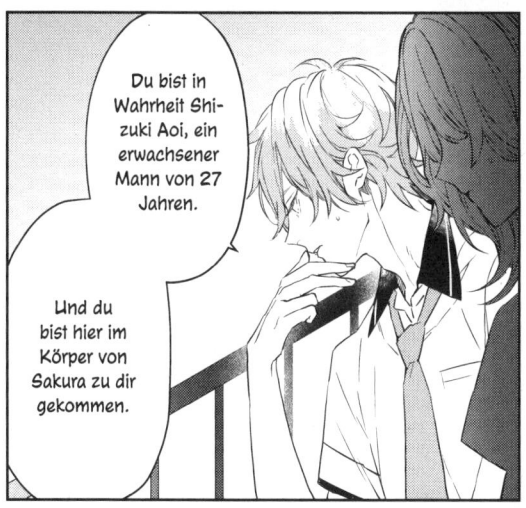

Du bist in Wahrheit Shizuki Aoi, ein erwachsener Mann von 27 Jahren.

Und du bist hier im Körper von Sakura zu dir gekommen.

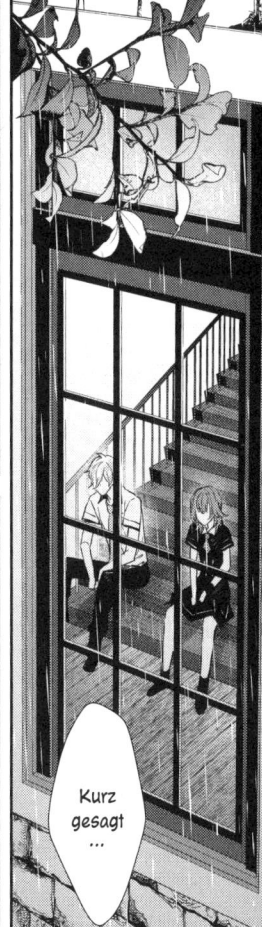

Minazuki-kun war sein Name, oder?

Wieso glaubt er meine absurde Geschichte einfach so?

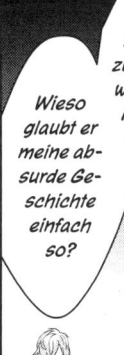

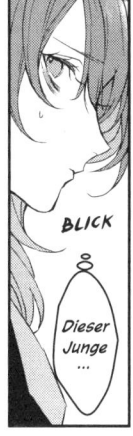

BLICK

Dieser Junge ...

Ja ...

Genauso ist es.

Kurz gesagt ...

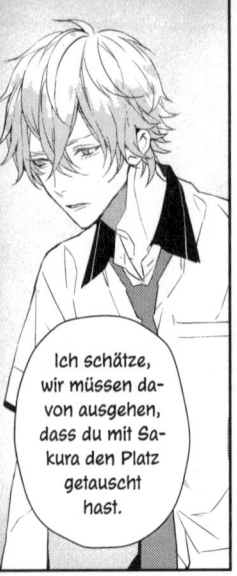

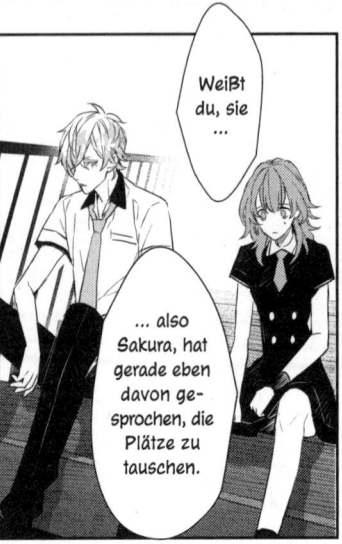

Weißt du, sie ...

... also Sakura, hat gerade eben davon gesprochen, die Plätze zu tauschen.

Ich schätze, wir müssen davon ausgehen, dass du mit Sakura den Platz getauscht hast.

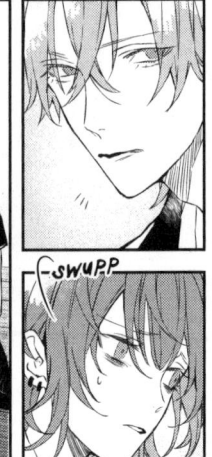

-SWUPP

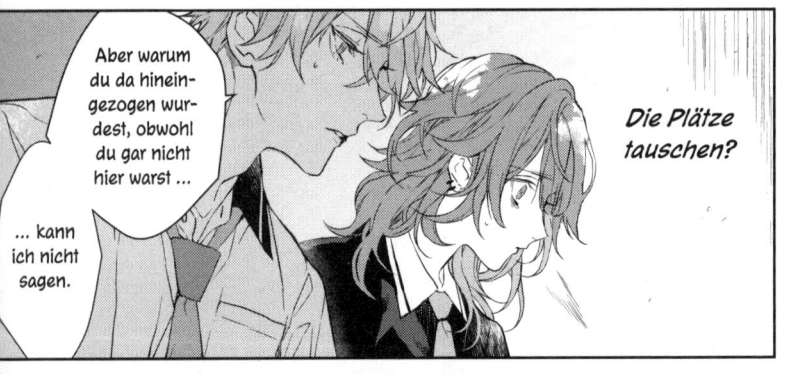

Aber warum du da hineingezogen wurdest, obwohl du gar nicht hier warst ...

... kann ich nicht sagen.

Die Plätze tauschen?

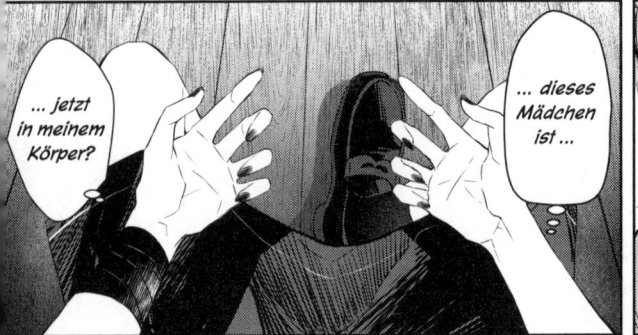

... jetzt in meinem Körper?

... dieses Mädchen ist ...

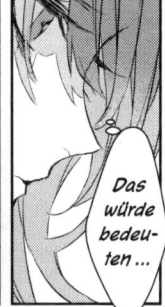

Das würde bedeuten ...

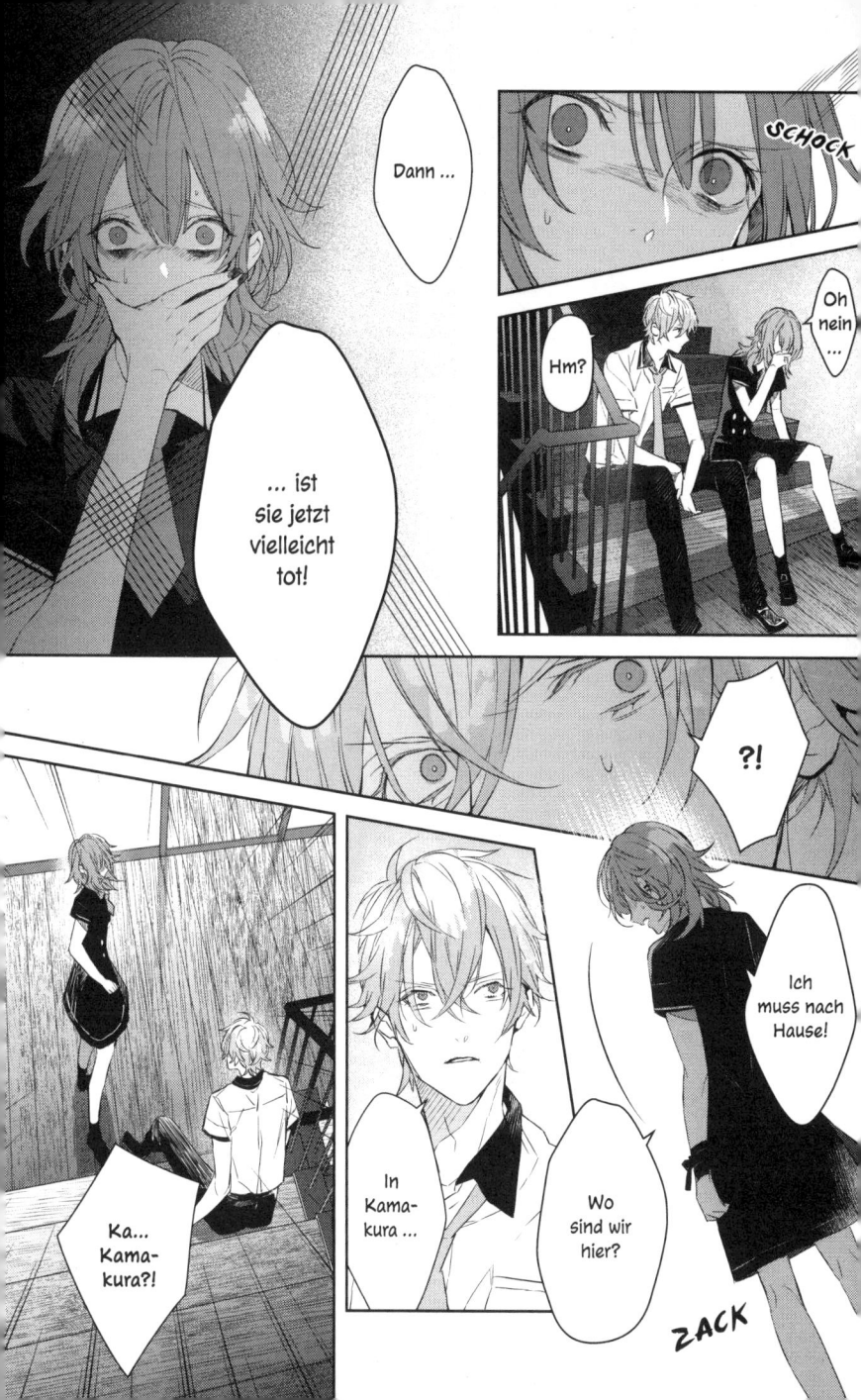

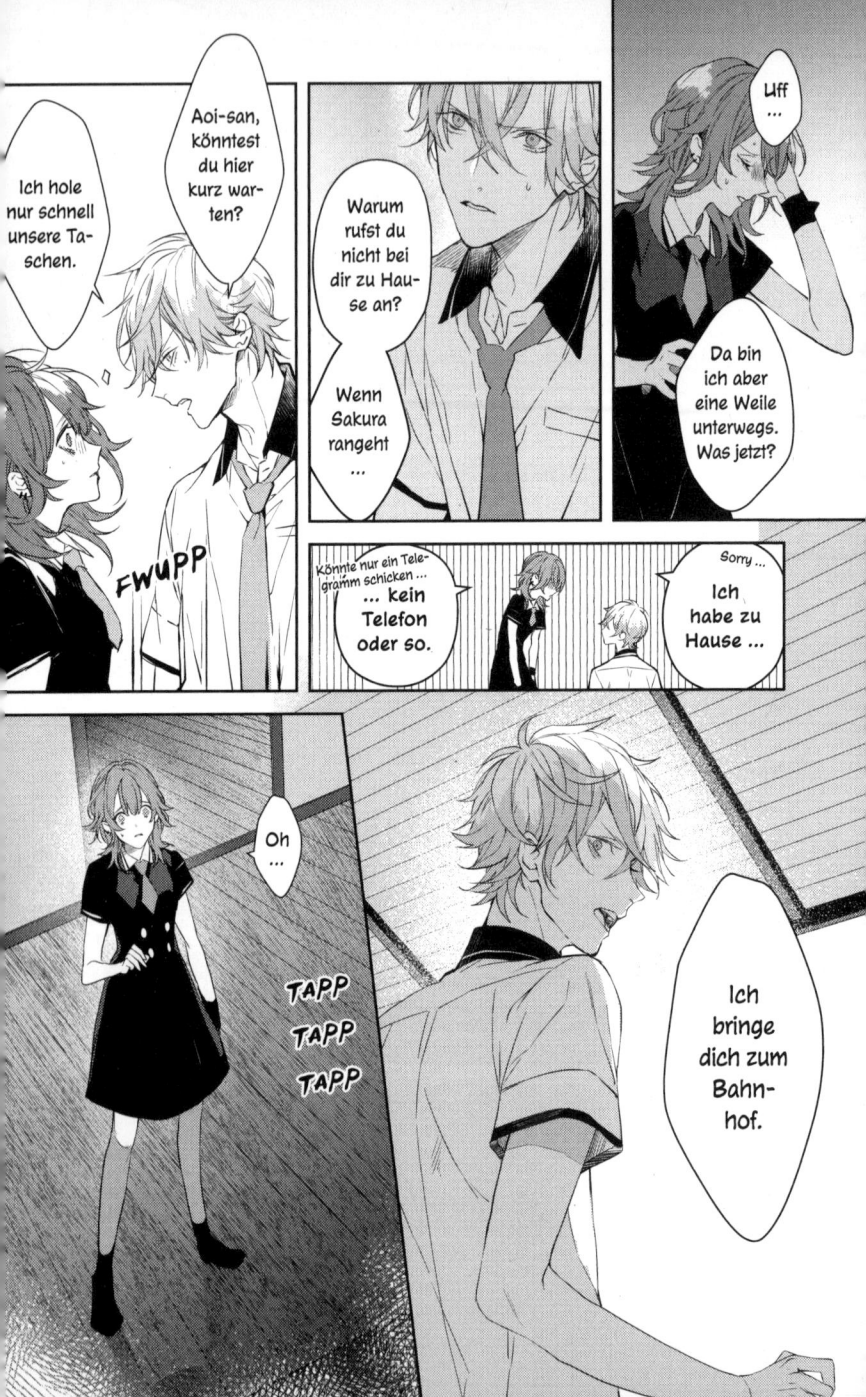

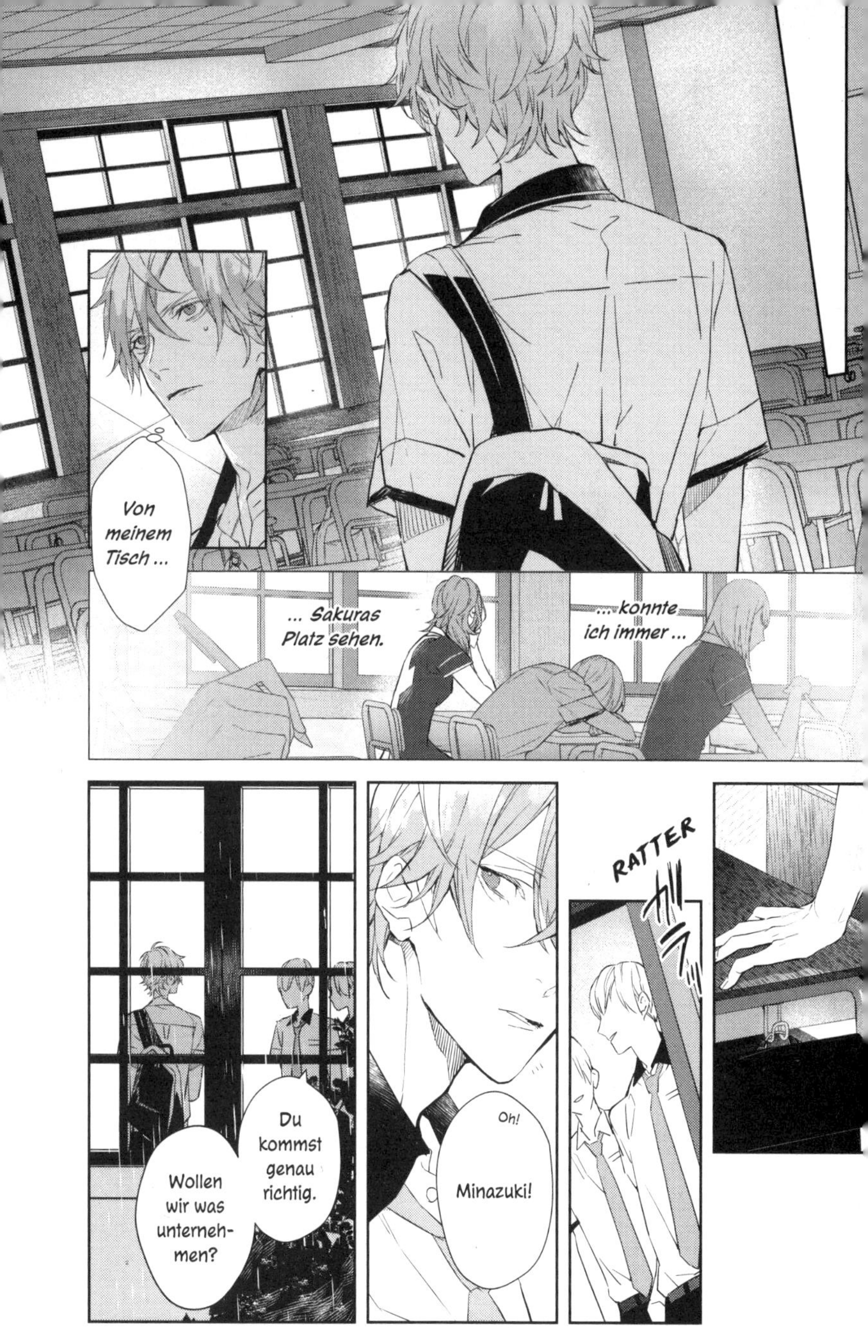

Von meinem Tisch ...

... Sakuras Platz sehen.

...konnte ich immer ...

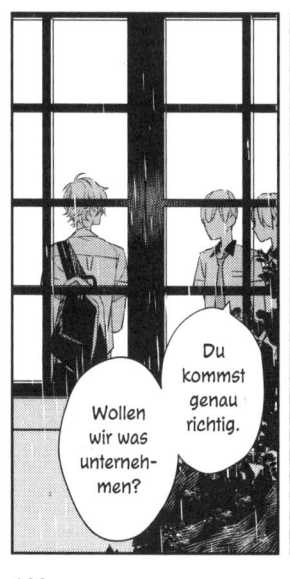

Wollen wir was unterneh-men?

Du kommst genau richtig.

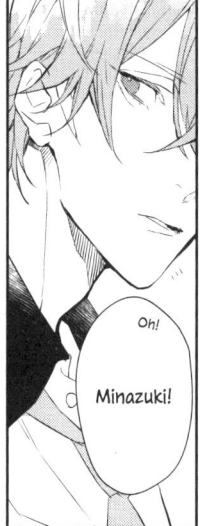

Oh!

Minazuki!

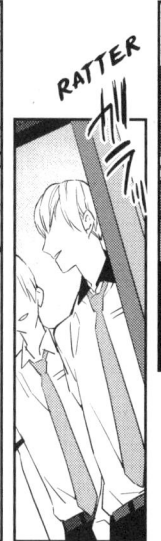

RATTER

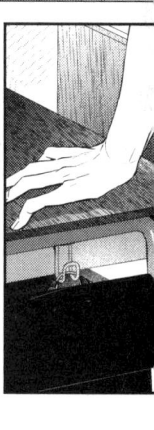

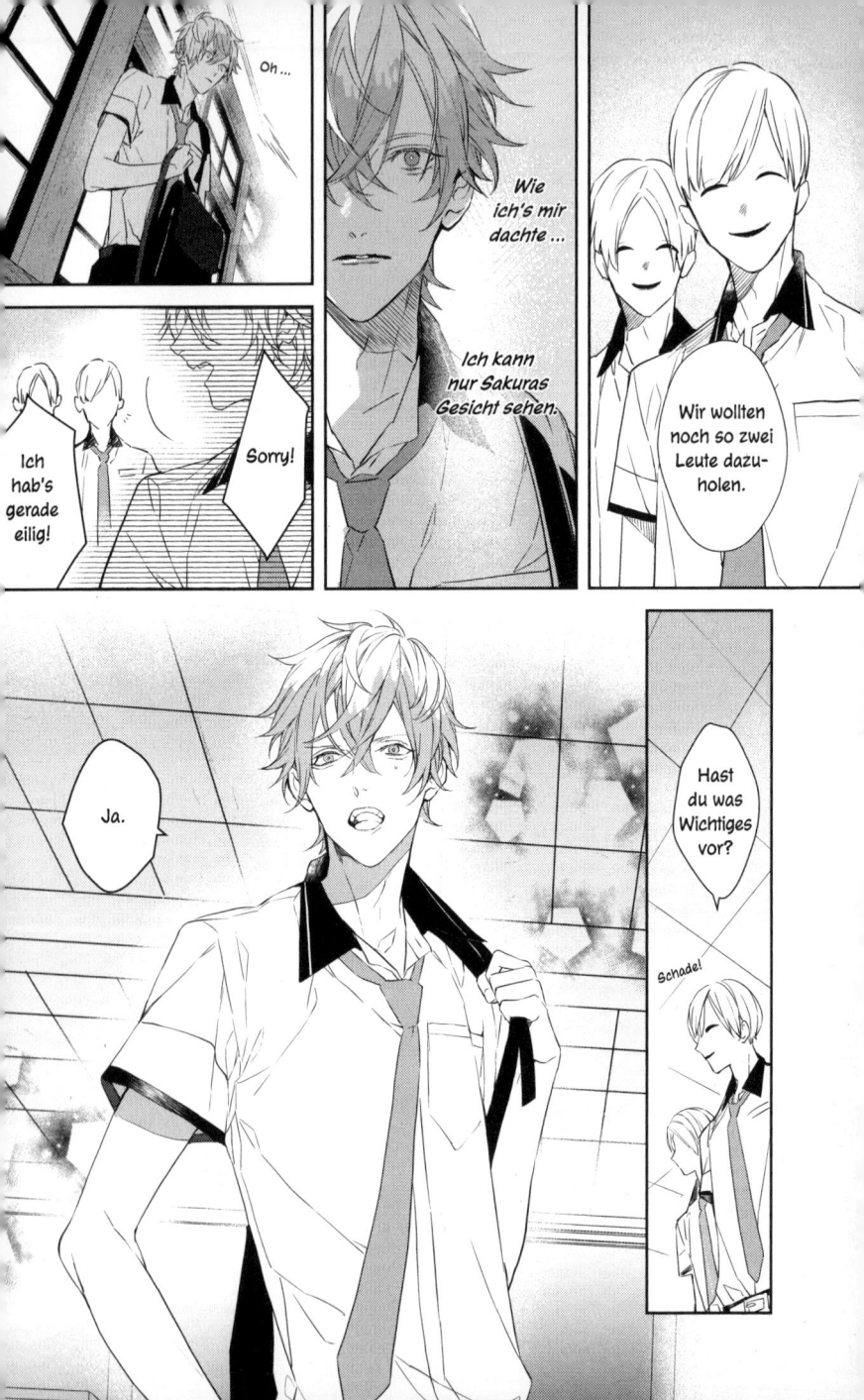

Oh ...

Wie ich's mir dachte ...

Ich kann nur Sakuras Gesicht sehen.

Ich hab's gerade eilig!

Sorry!

Wir wollten noch so zwei Leute dazuholen.

Ja.

Hast du was Wichtiges vor?

Schade!

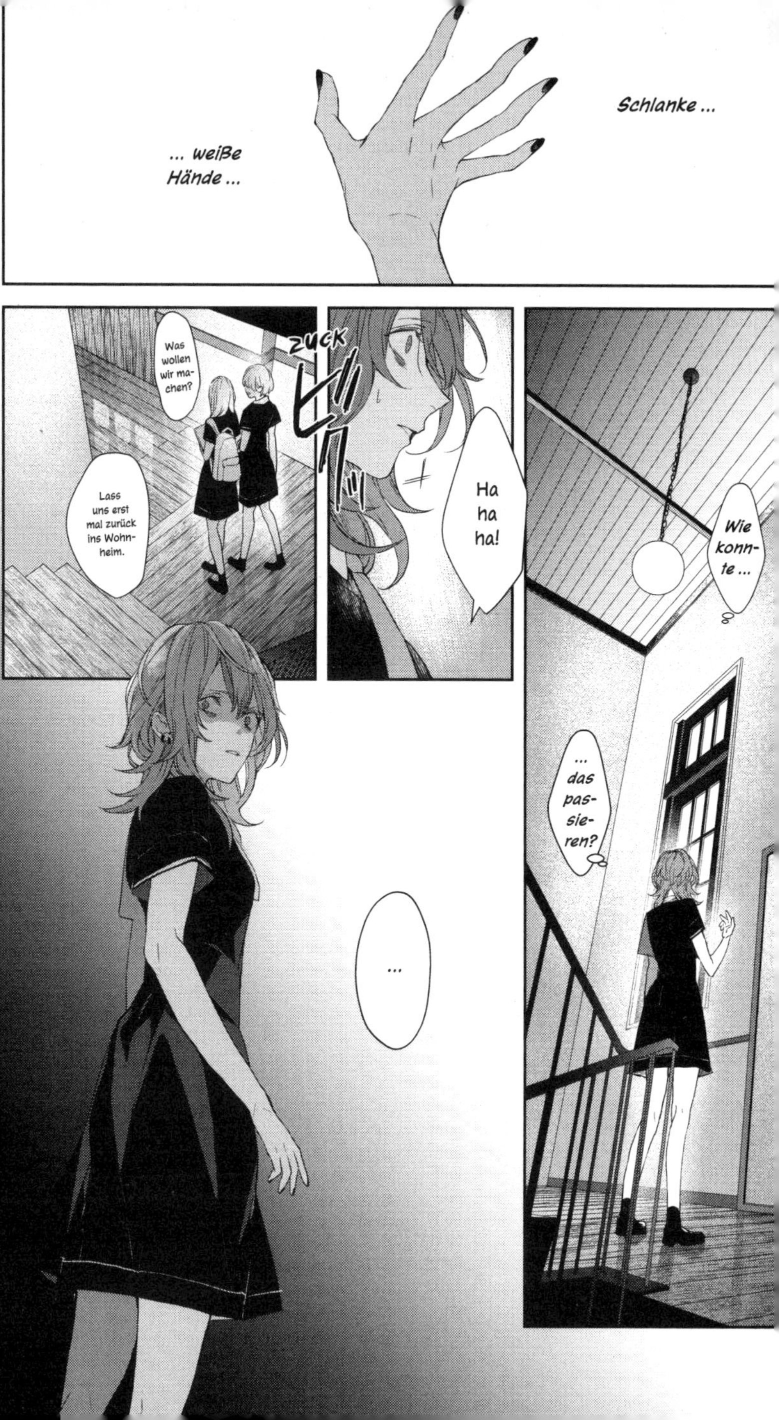

Schlanke ...

... weiße
Hände ...

ZUCK

Was
wollen
wir ma-
chen?

Ha
ha
ha!

Wie
konn-
te ...

Lass
uns erst
mal zurück
ins Wohn-
heim.

...

... das
pas-
sie-
ren?

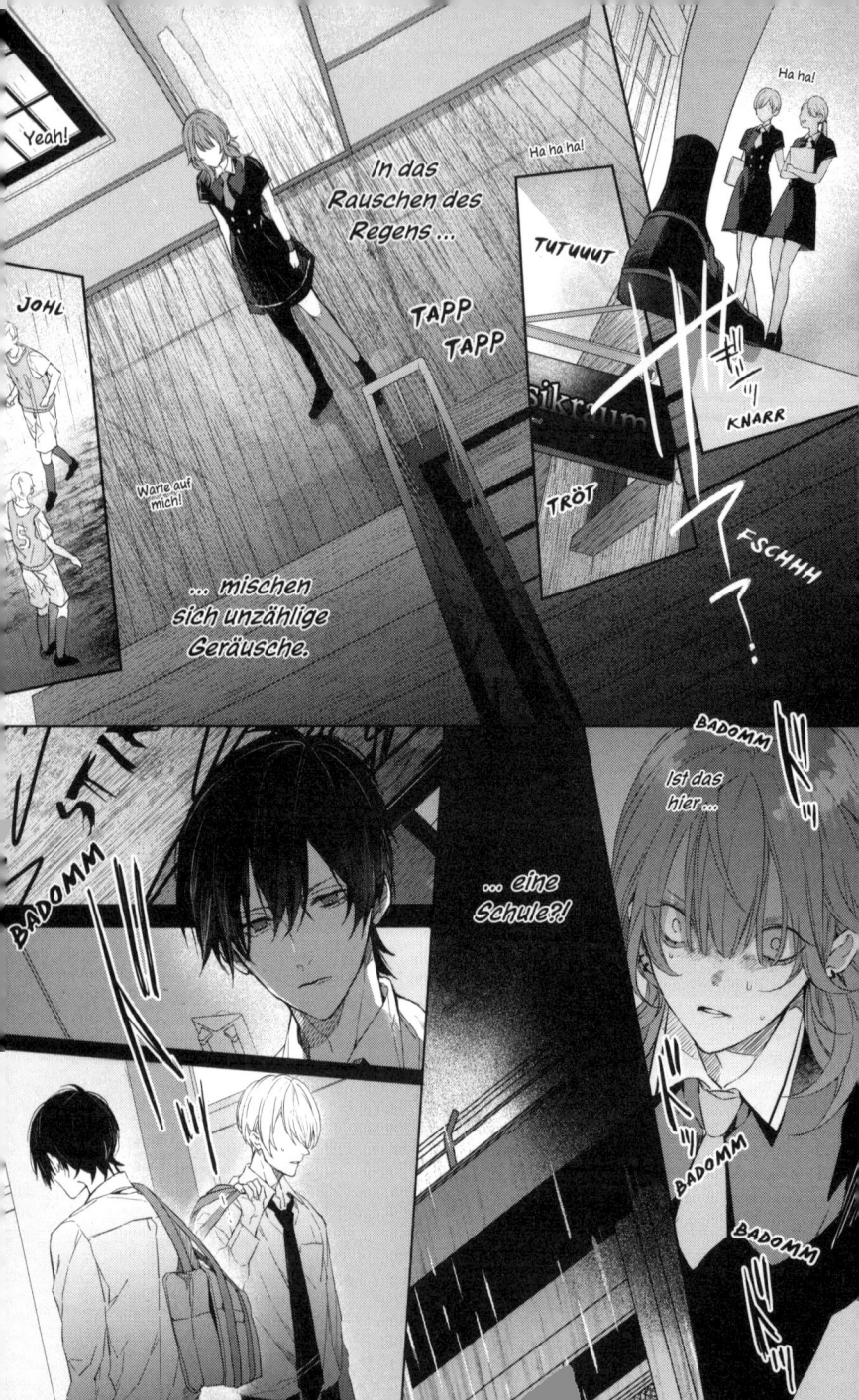

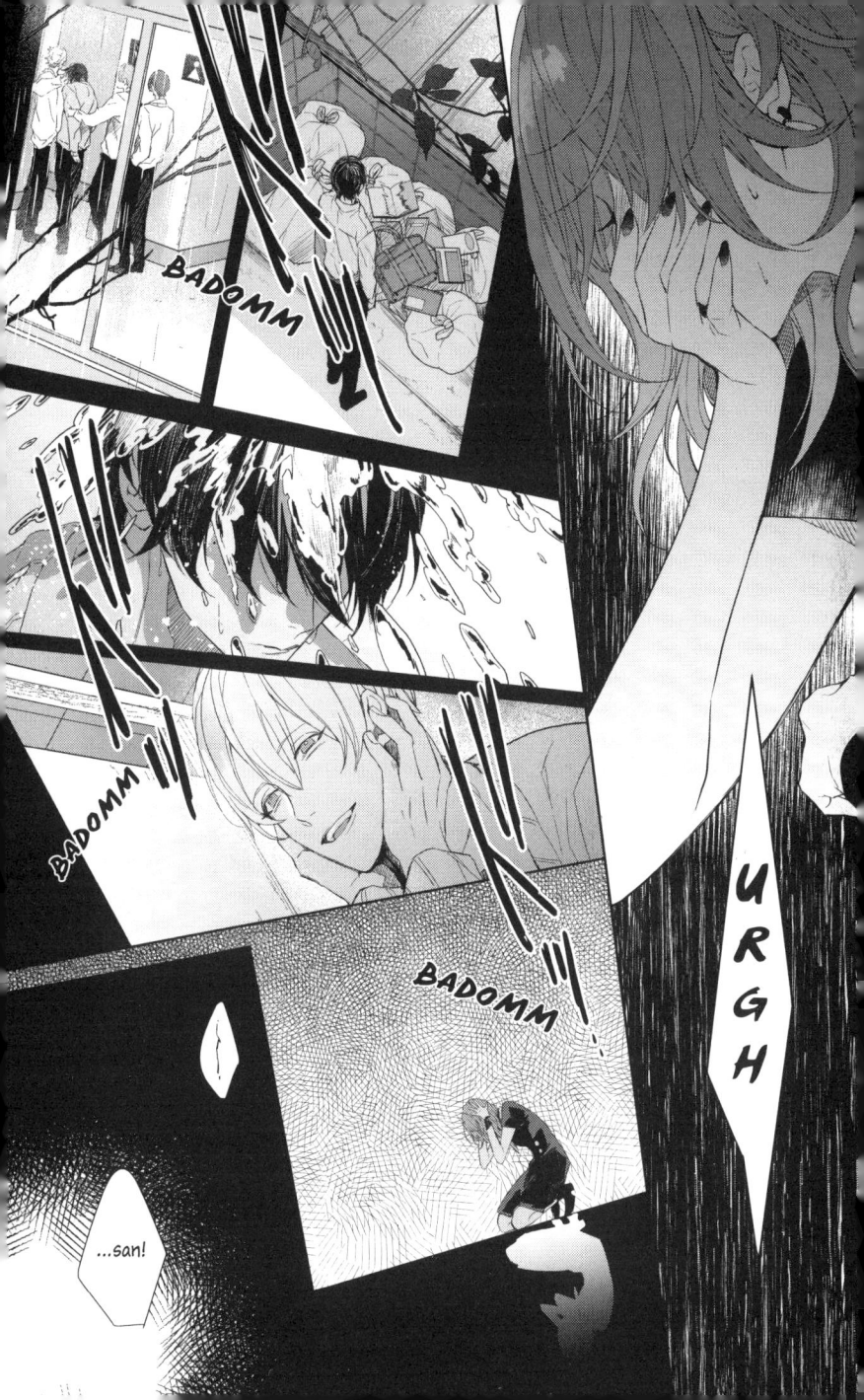

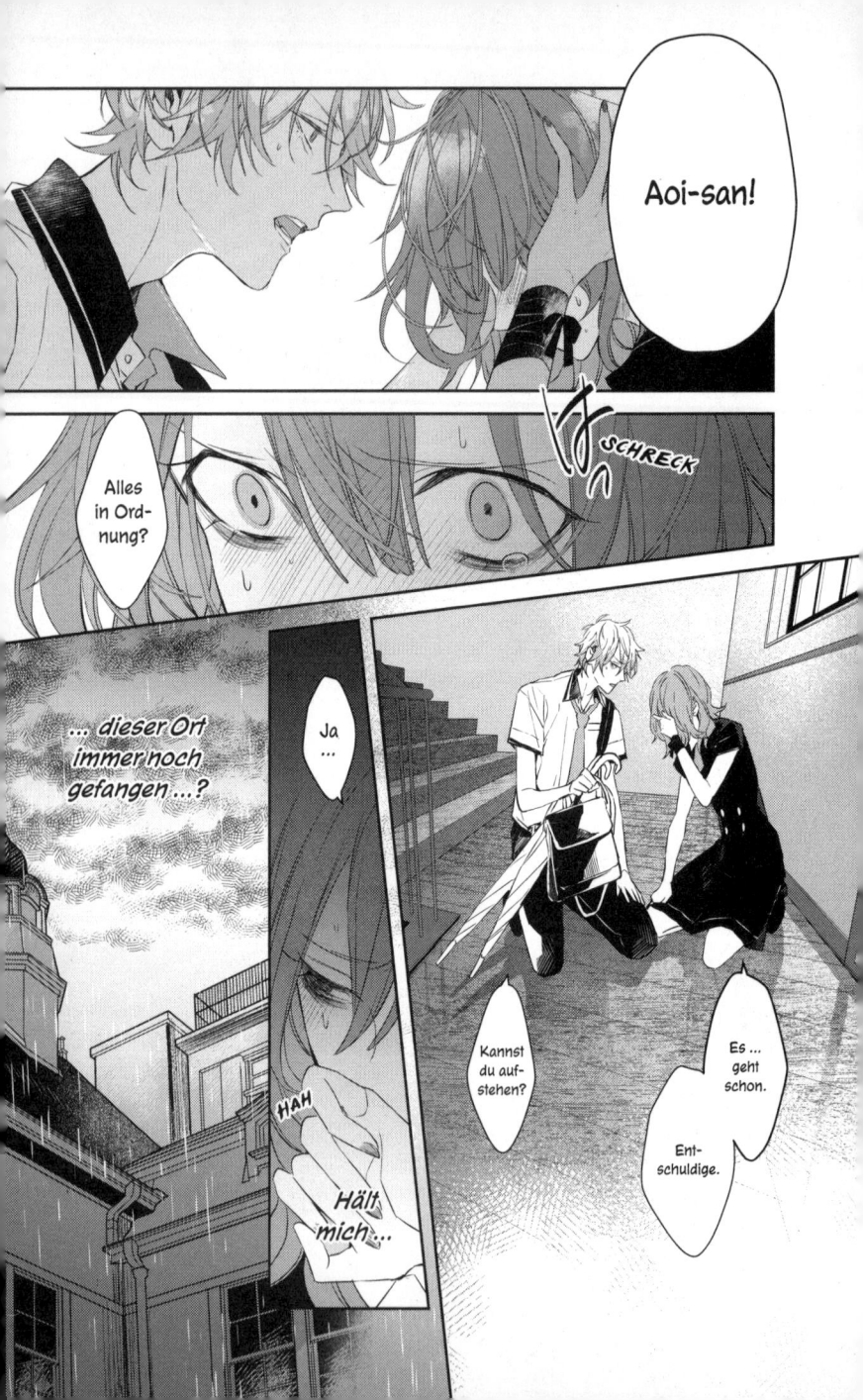

Aoi-san!

SCHRECK

Alles in Ord-nung?

... dieser Ort immer noch gefangen ...?

Ja ...

HAH

Hält mich ...

Kannst du auf-stehen?

Es ... geht schon.

Ent-schuldige.

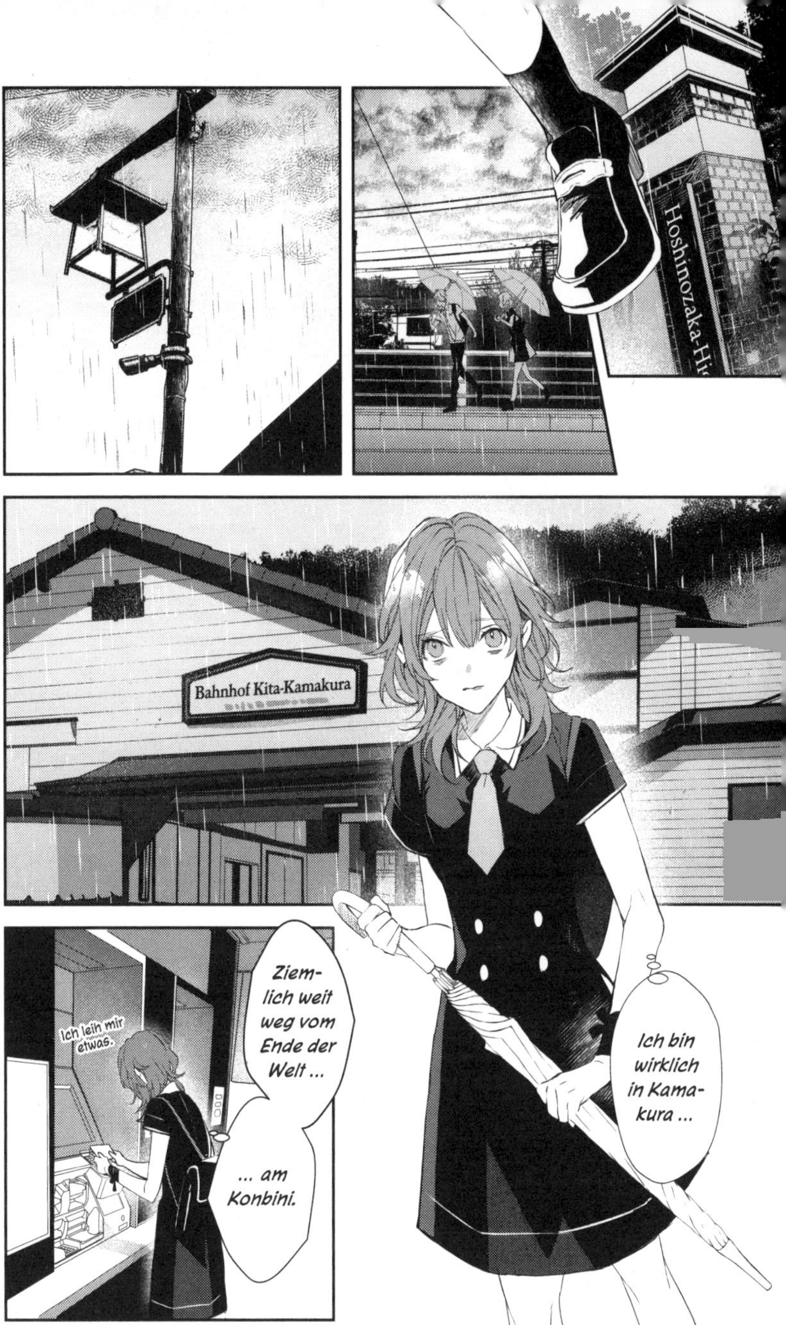

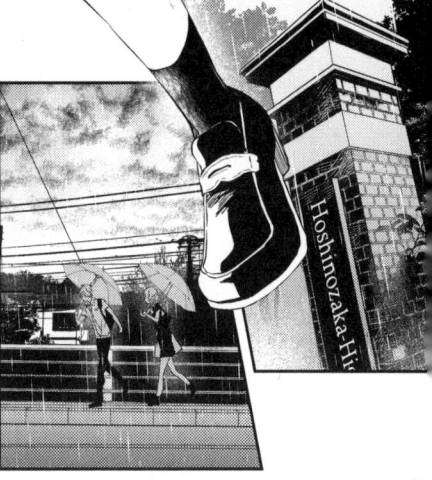

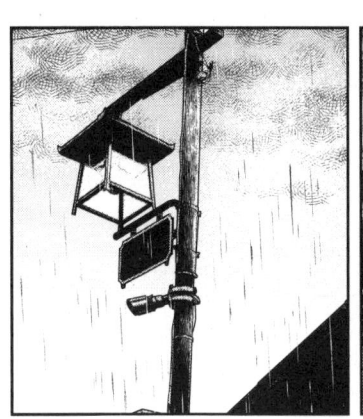

Bahnhof Kita-Kamakura

Ich leih mir etwas.

Ziem-lich weit weg vom Ende der Welt ...

... am Konbini.

Ich bin wirklich in Kama-kura ...

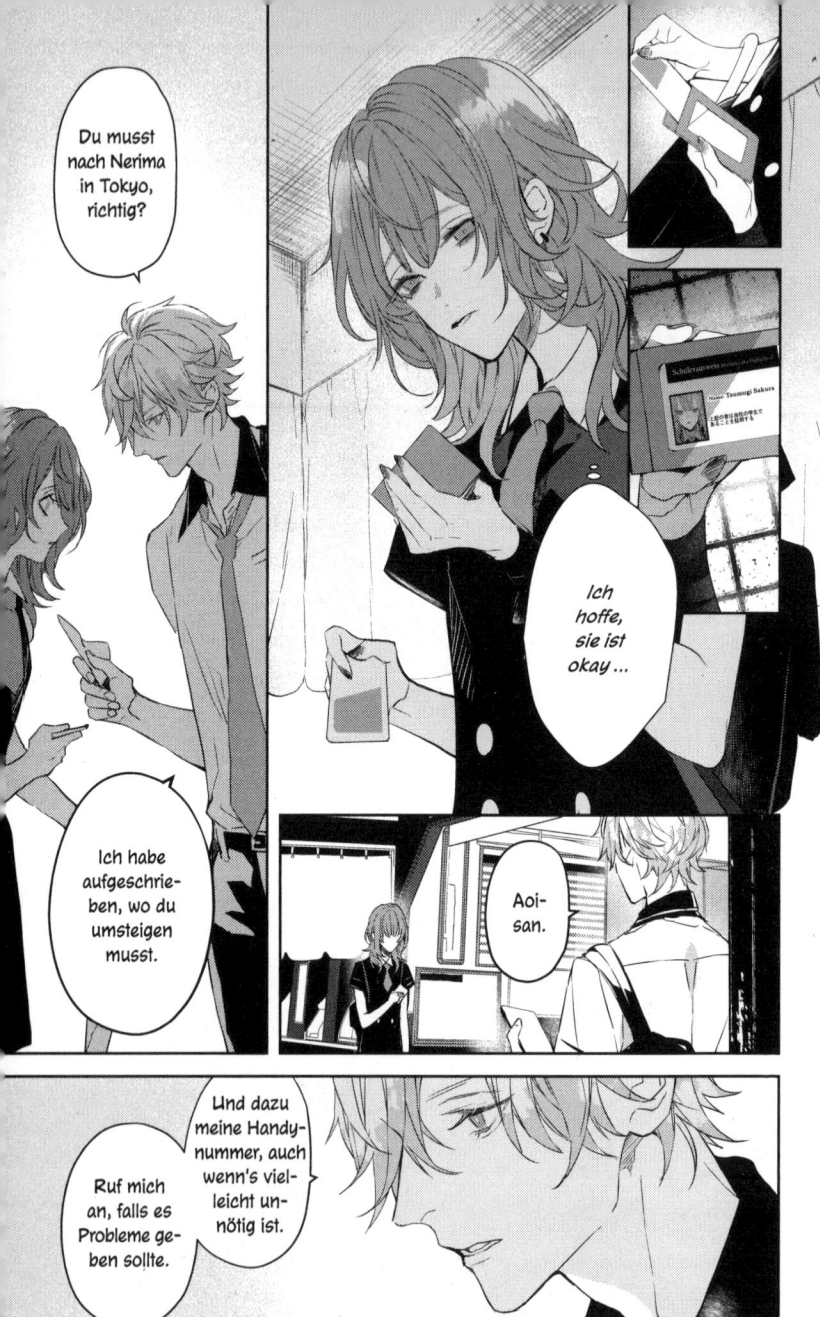

Du musst nach Nerima in Tokyo, richtig?

Ich hoffe, sie ist okay ...

Ich habe aufgeschrieben, wo du umsteigen musst.

Aoi-san.

Und dazu meine Handynummer, auch wenn's vielleicht unnötig ist.

Ruf mich an, falls es Probleme geben sollte.

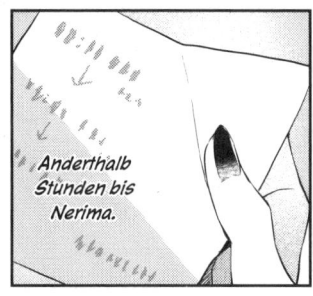

Anderthalb Stunden bis Nerima.

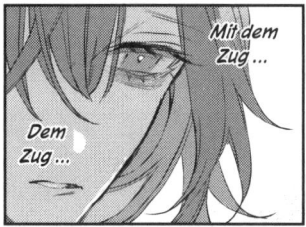

Mit dem Zug ...

Dem Zug ...

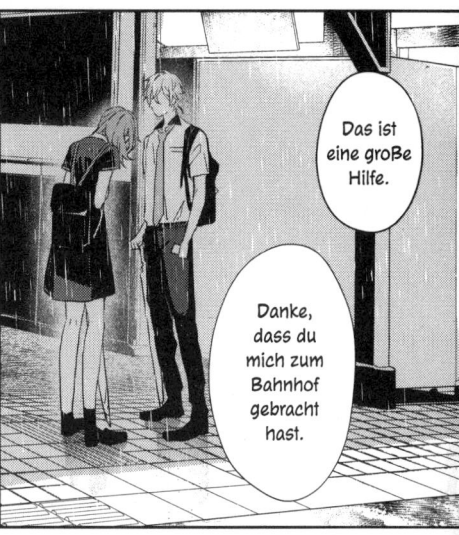

Das ist eine große Hilfe.

Danke, dass du mich zum Bahnhof gebracht hast.

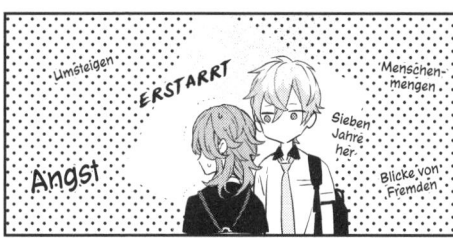

Umsteigen

ERSTARRT

Menschen-mengen

Sieben Jahre her.

Blicke von Fremden

Angst

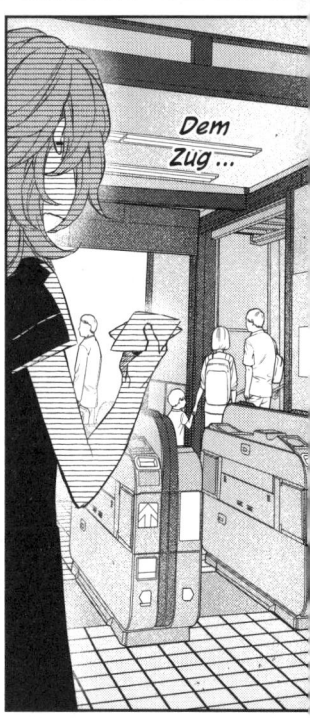

Dem Zug ...

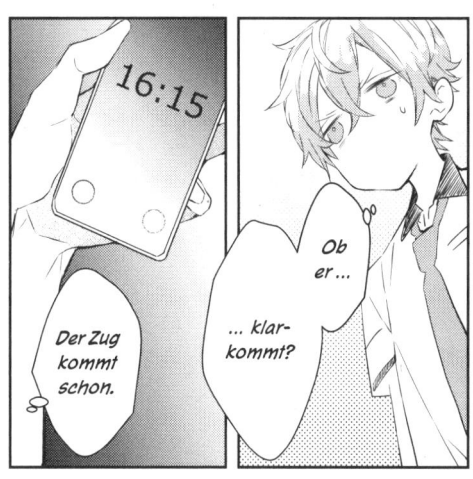

16:15

Der Zug kommt schon.

Ob er ...

... klar-kommt?

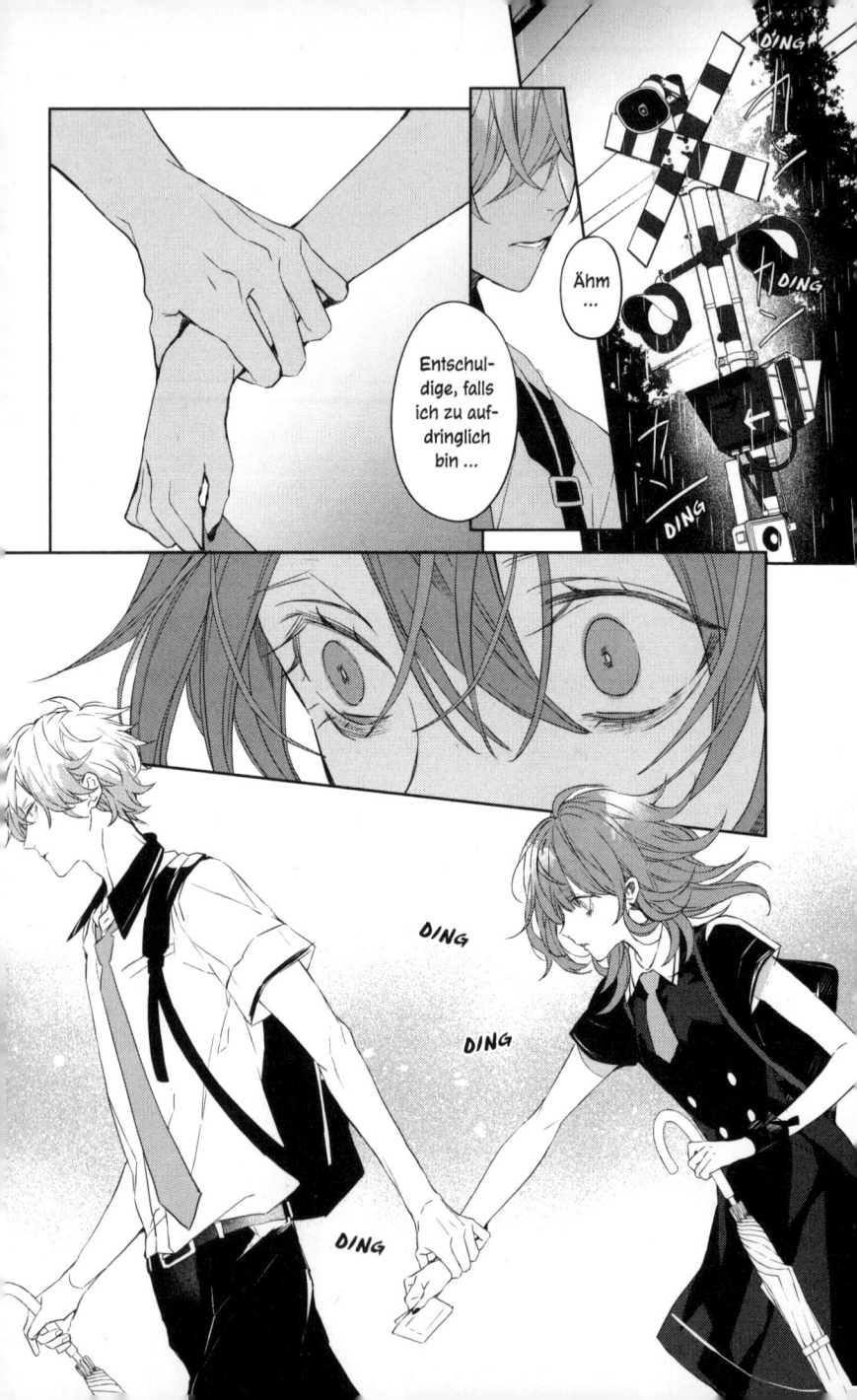

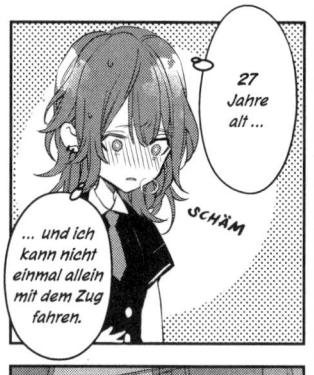

27 Jahre alt ...

... und ich kann nicht einmal allein mit dem Zug fahren.

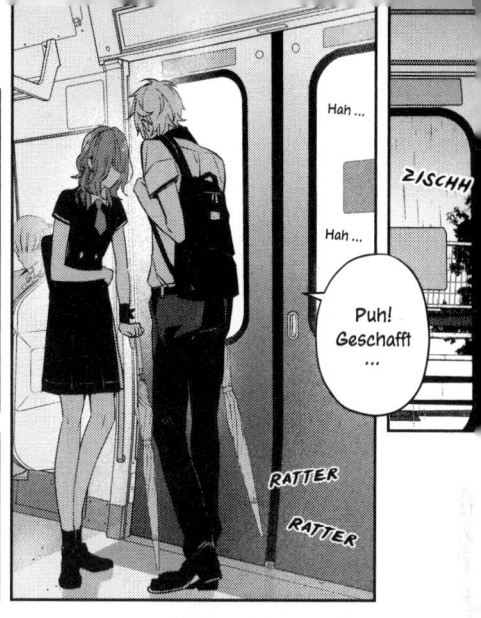

Hah ...

Hah ...

ZISCHH

Puh! Geschafft ...

RATTER

RATTER

Nein ...

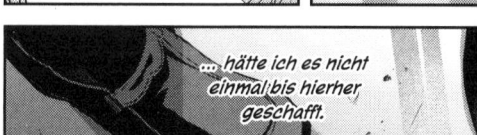

... hätte ich es nicht einmal bis hierher geschafft.

Ohne Minazuki-kuns Hilfe ...

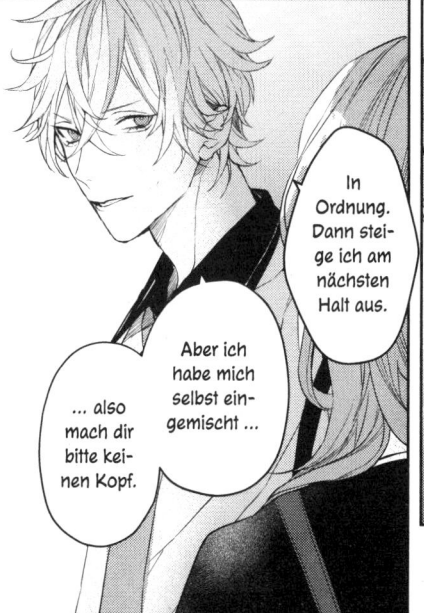

In Ordnung. Dann steige ich am nächsten Halt aus.

Aber ich habe mich selbst eingemischt ...

... also mach dir bitte keinen Kopf.

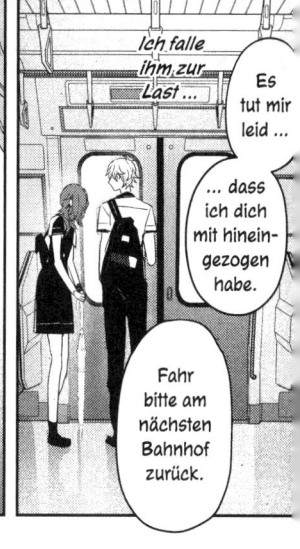

Ich falle ihm zur Last ...

Es tut mir leid ...

... dass ich dich mit hineingezogen habe.

Fahr bitte am nächsten Bahnhof zurück.

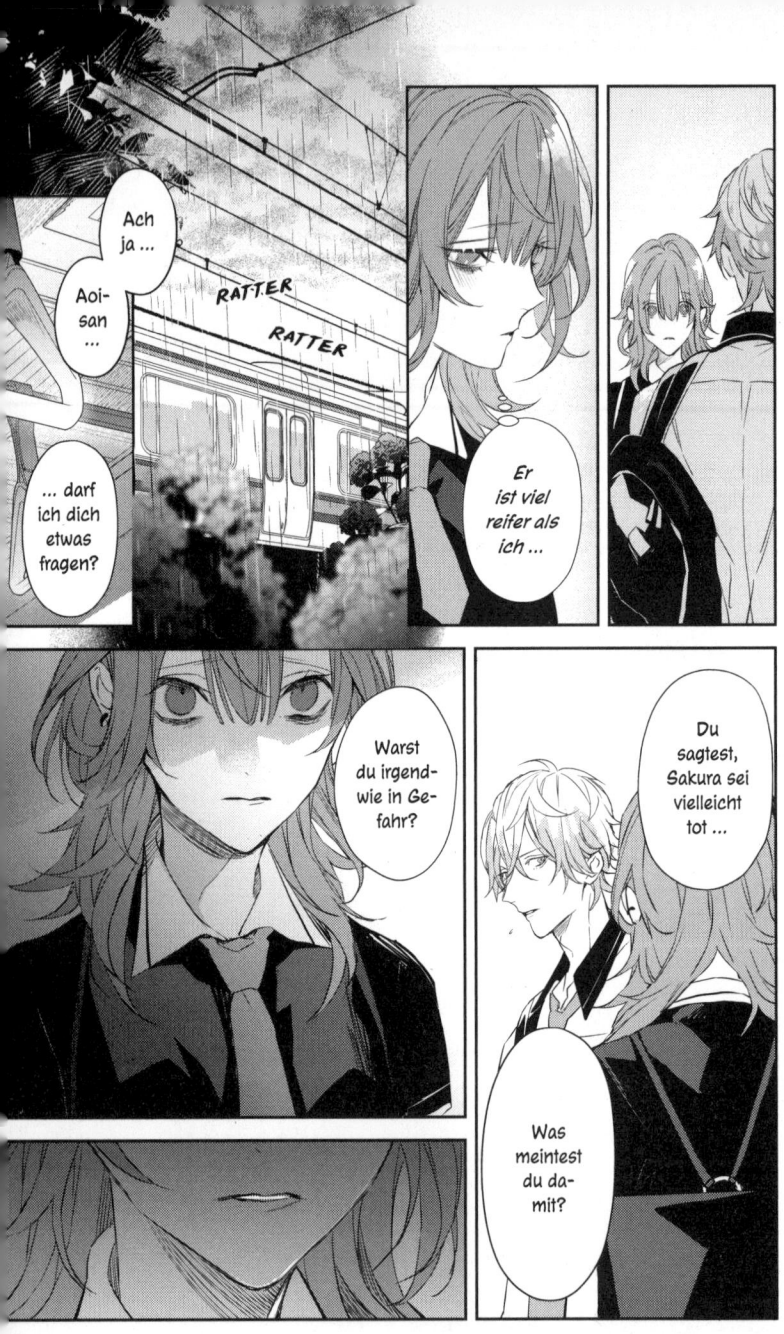

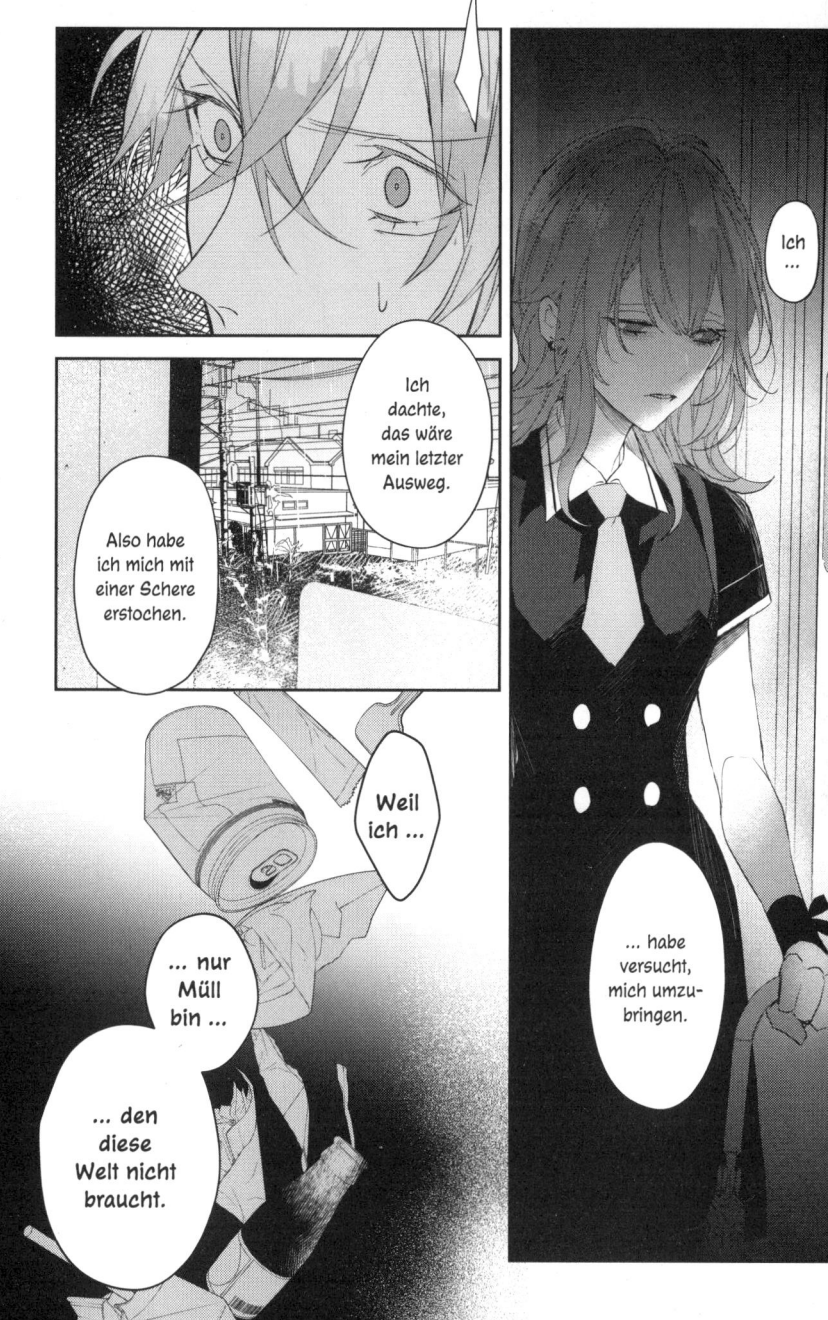

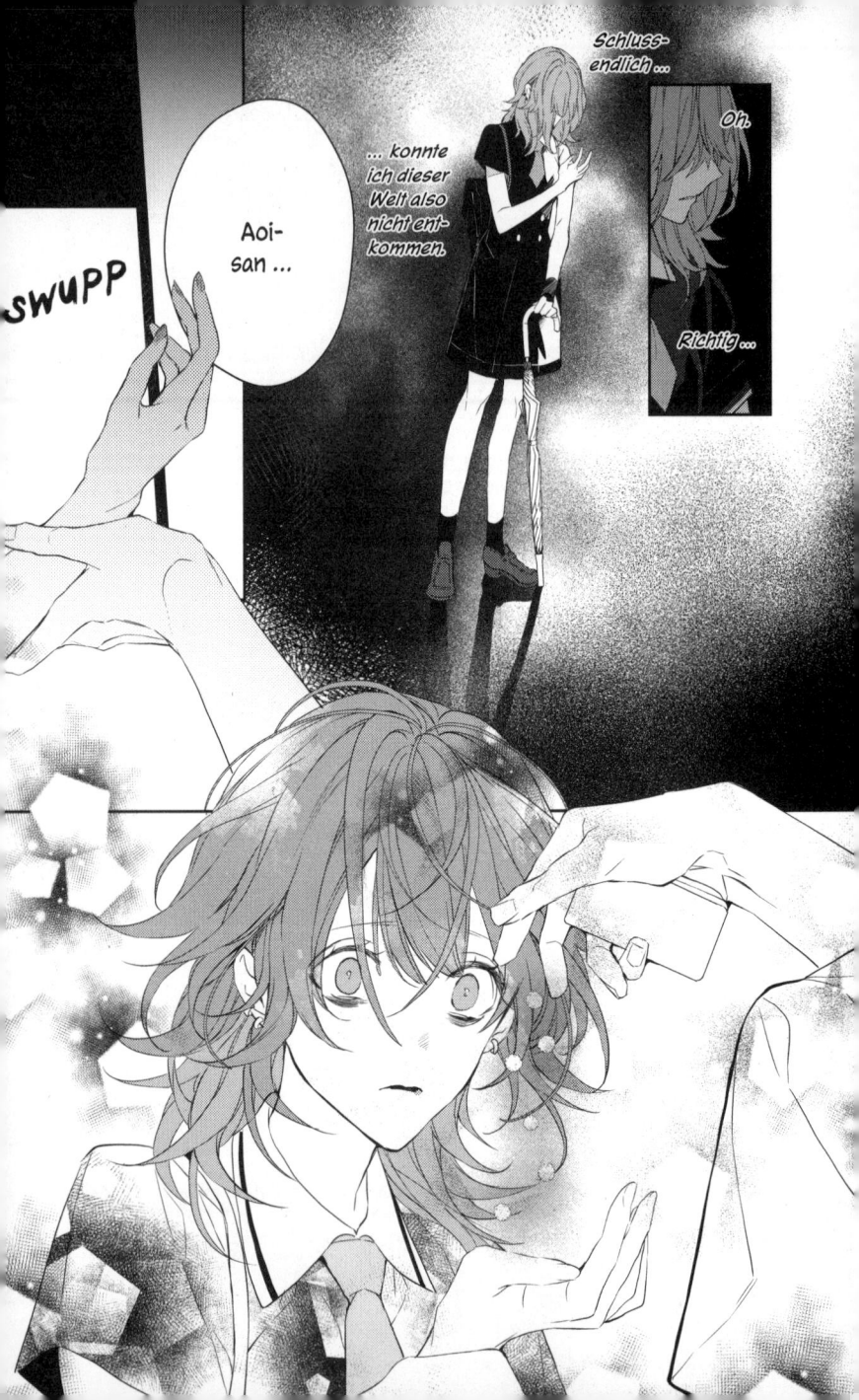

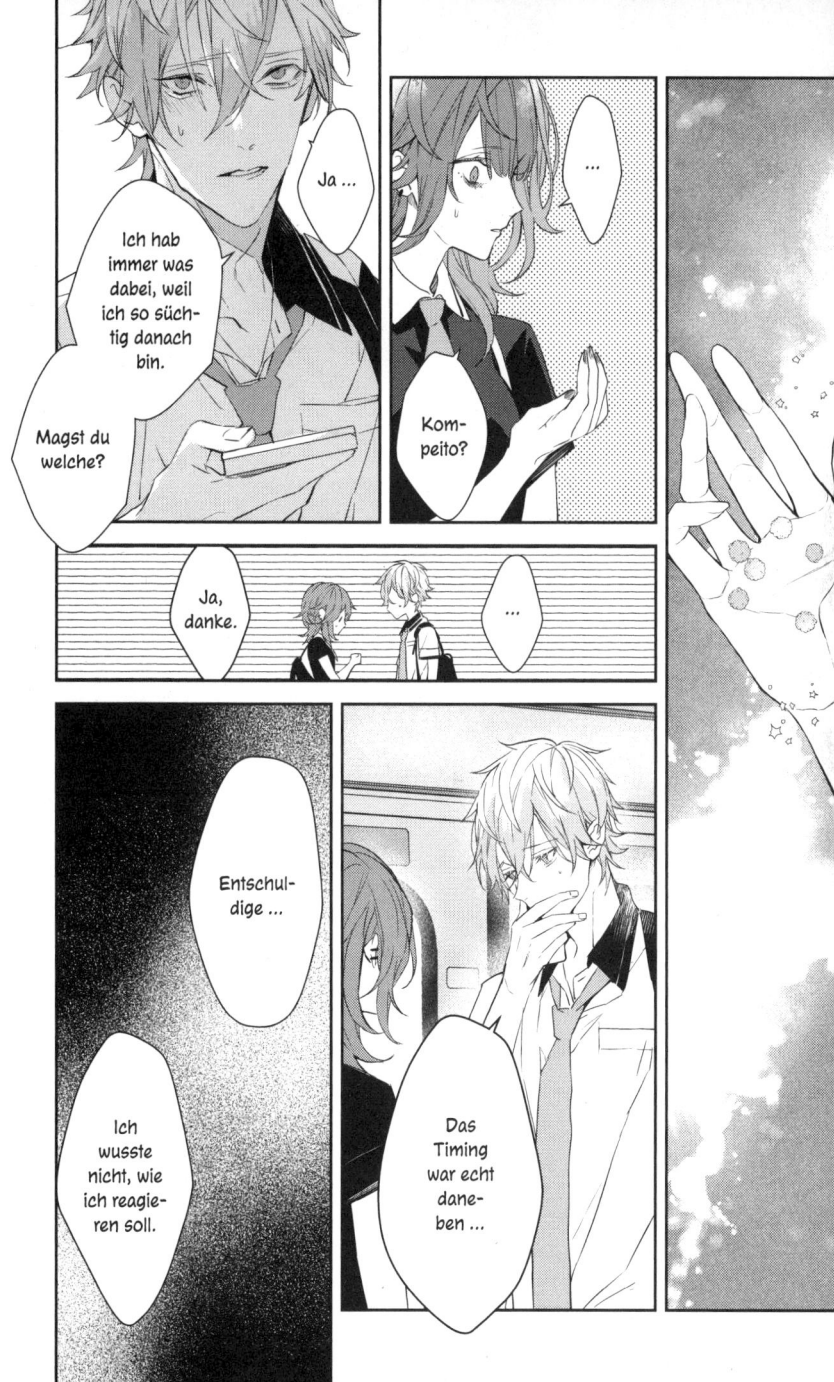

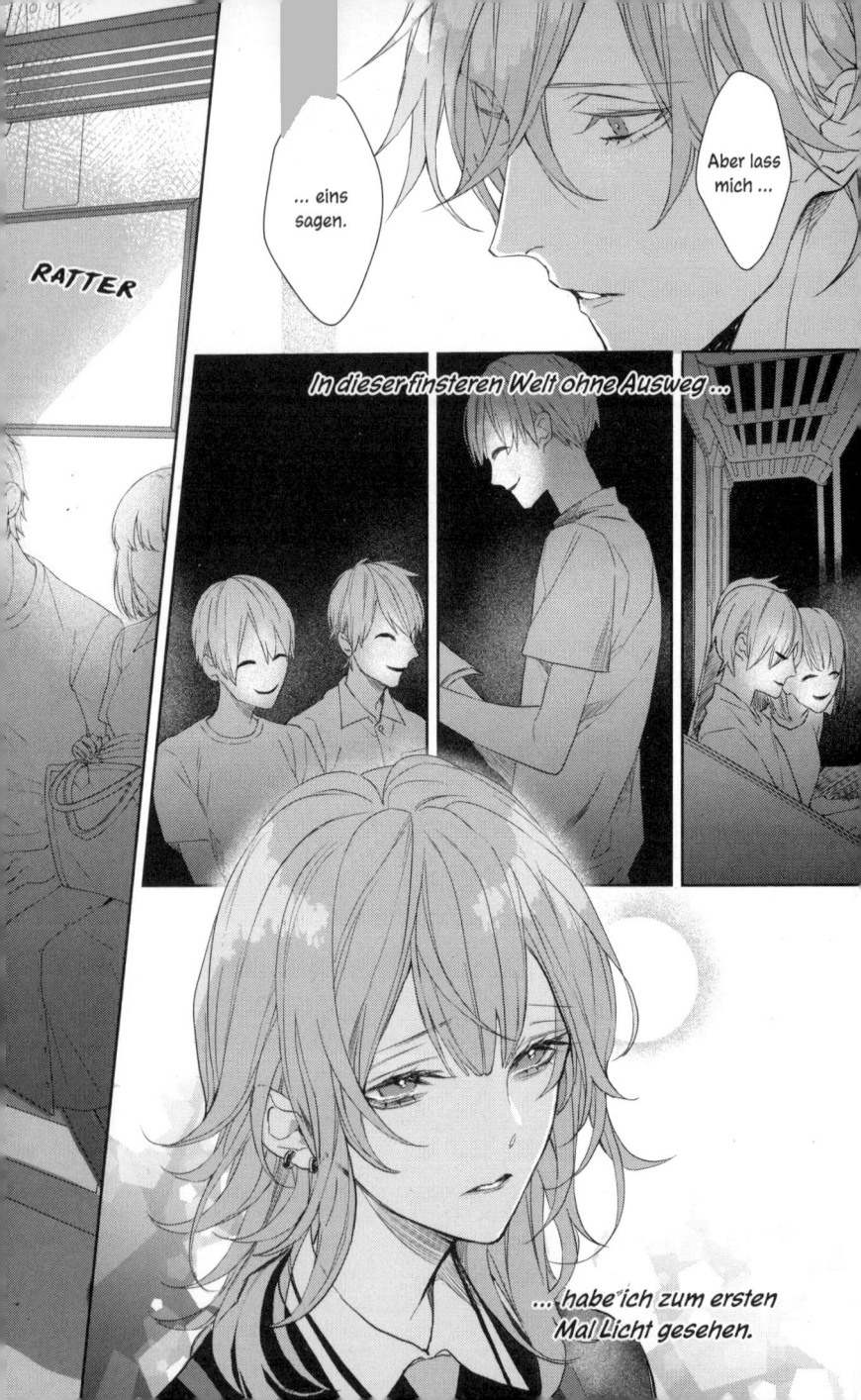

... eins sagen.

Aber lass mich ...

RATTER

In dieser finsteren Welt ohne Ausweg ...

... habe ich zum ersten Mal Licht gesehen.

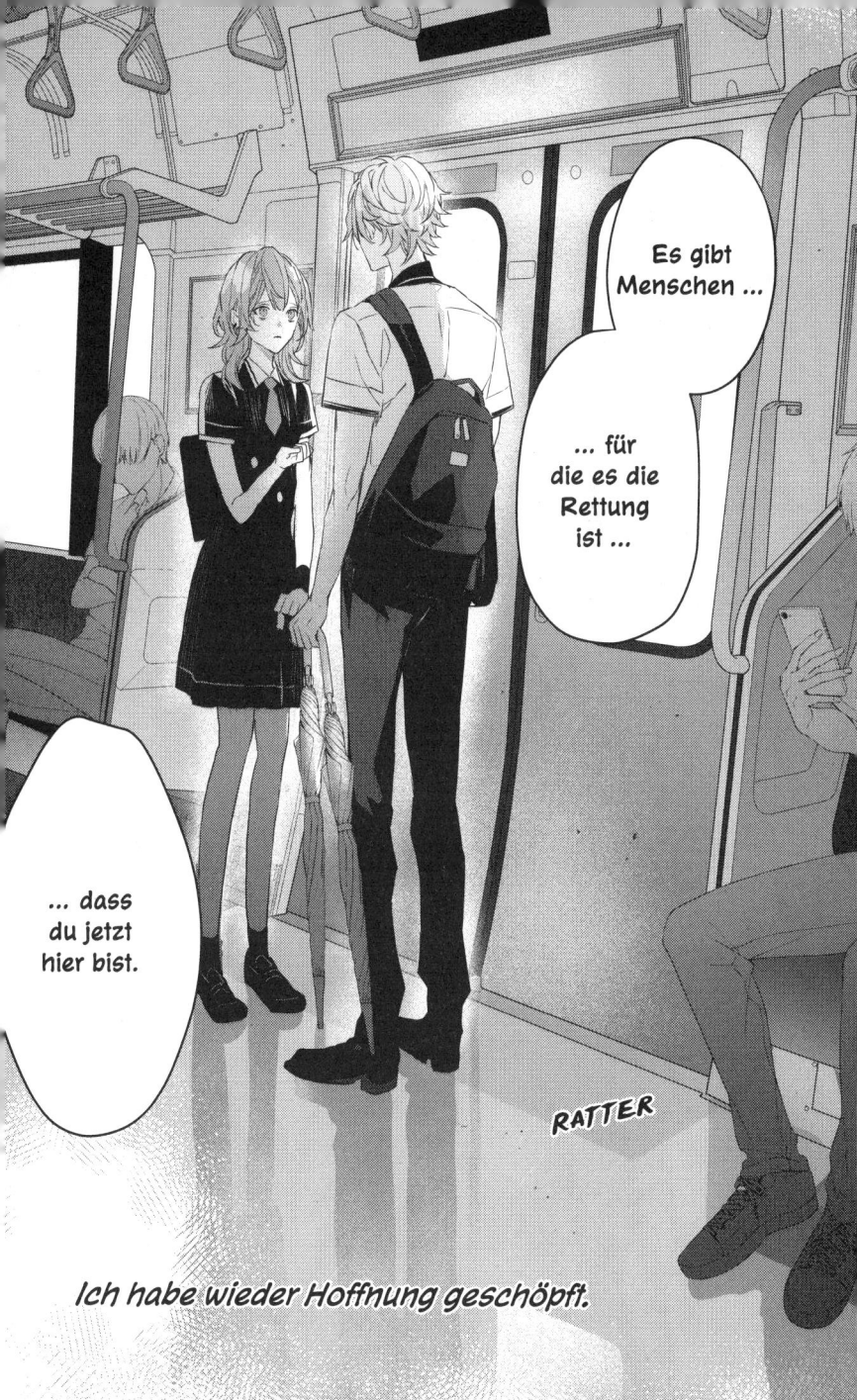

Es gibt Menschen ...

... für die es die Rettung ist ...

... dass du jetzt hier bist.

RATTER

Ich habe wieder Hoffnung geschöpft.

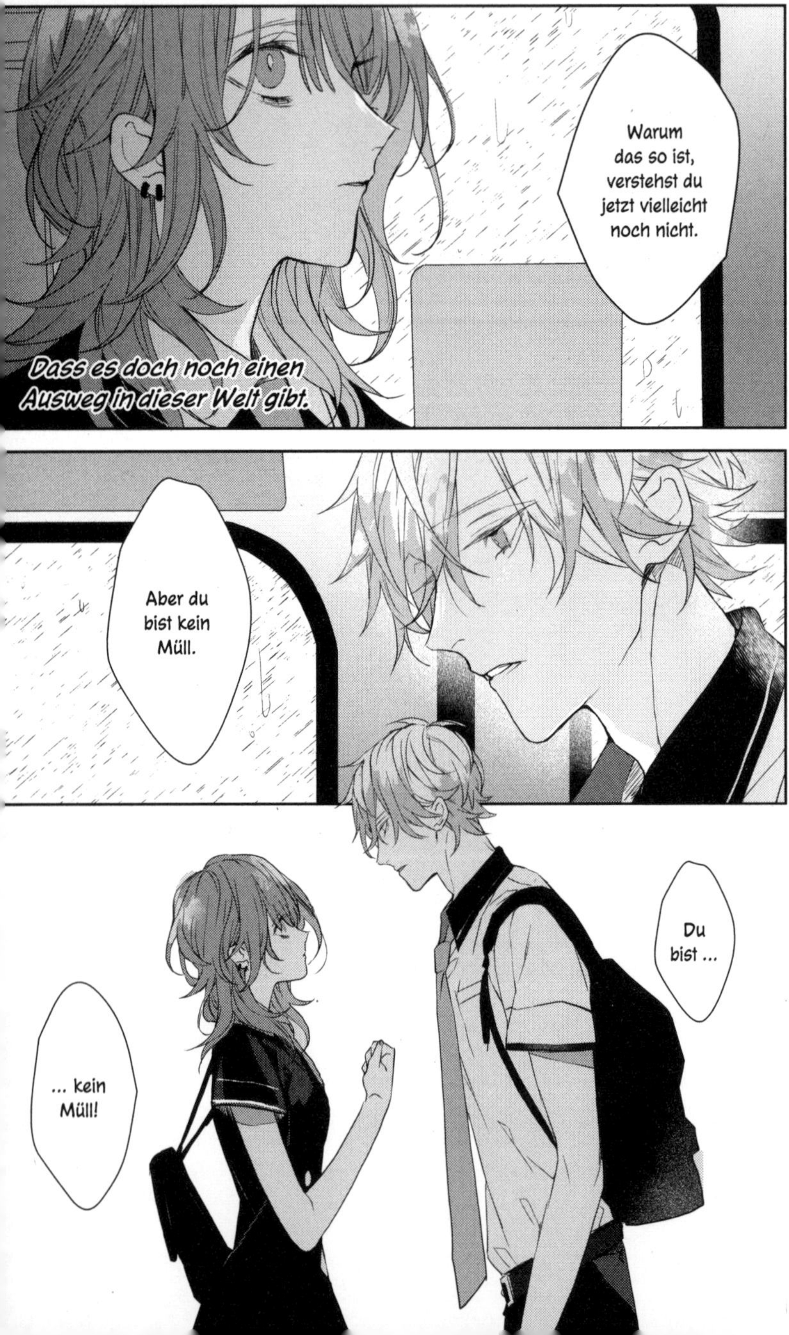

Warum das so ist, verstehst du jetzt vielleicht noch nicht.

Dass es doch noch einen Ausweg in dieser Welt gibt.

Aber du bist kein Müll.

Du bist ...

... kein Müll!

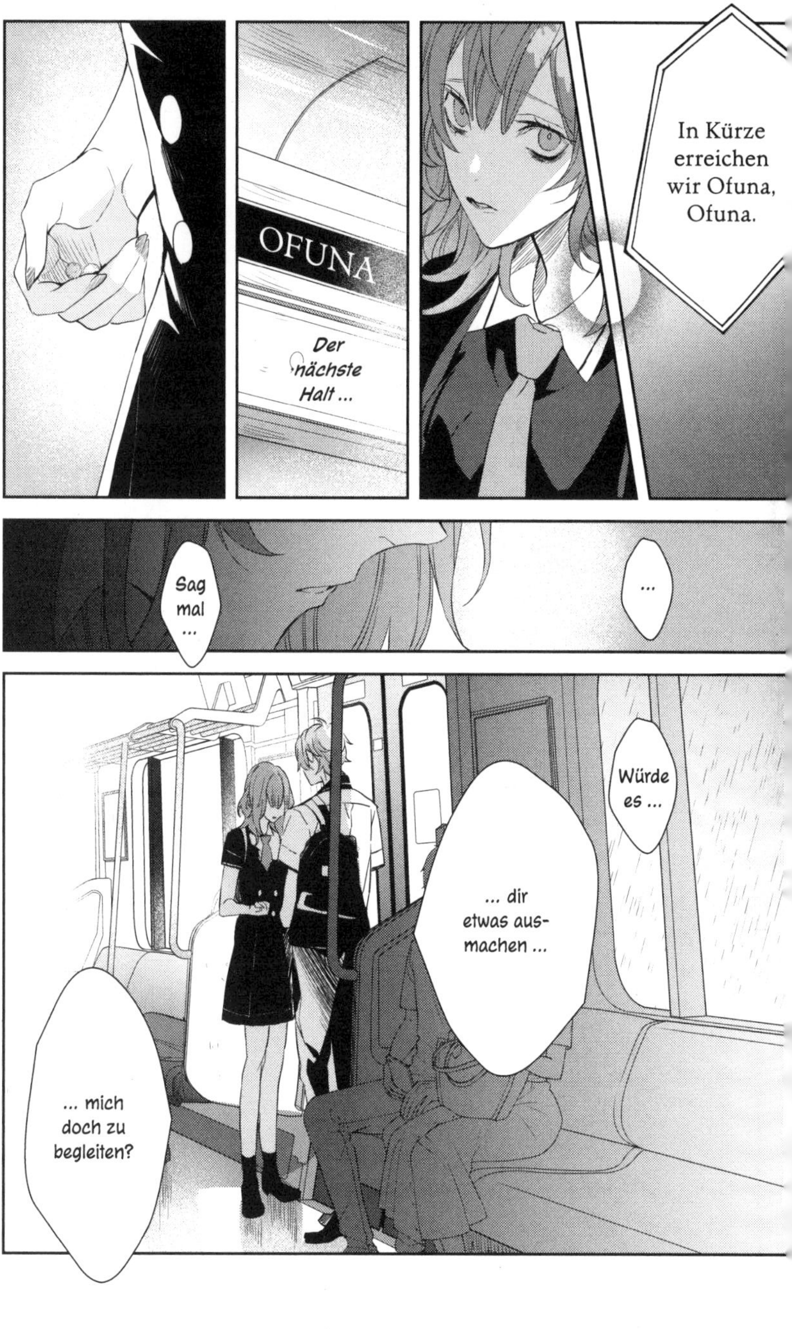

In Kürze erreichen wir Ofuna, Ofuna.

OFUNA

Der nächste Halt ...

Sag mal ...

...

Würde es ...

... dir etwas ausmachen ...

... mich doch zu begleiten?

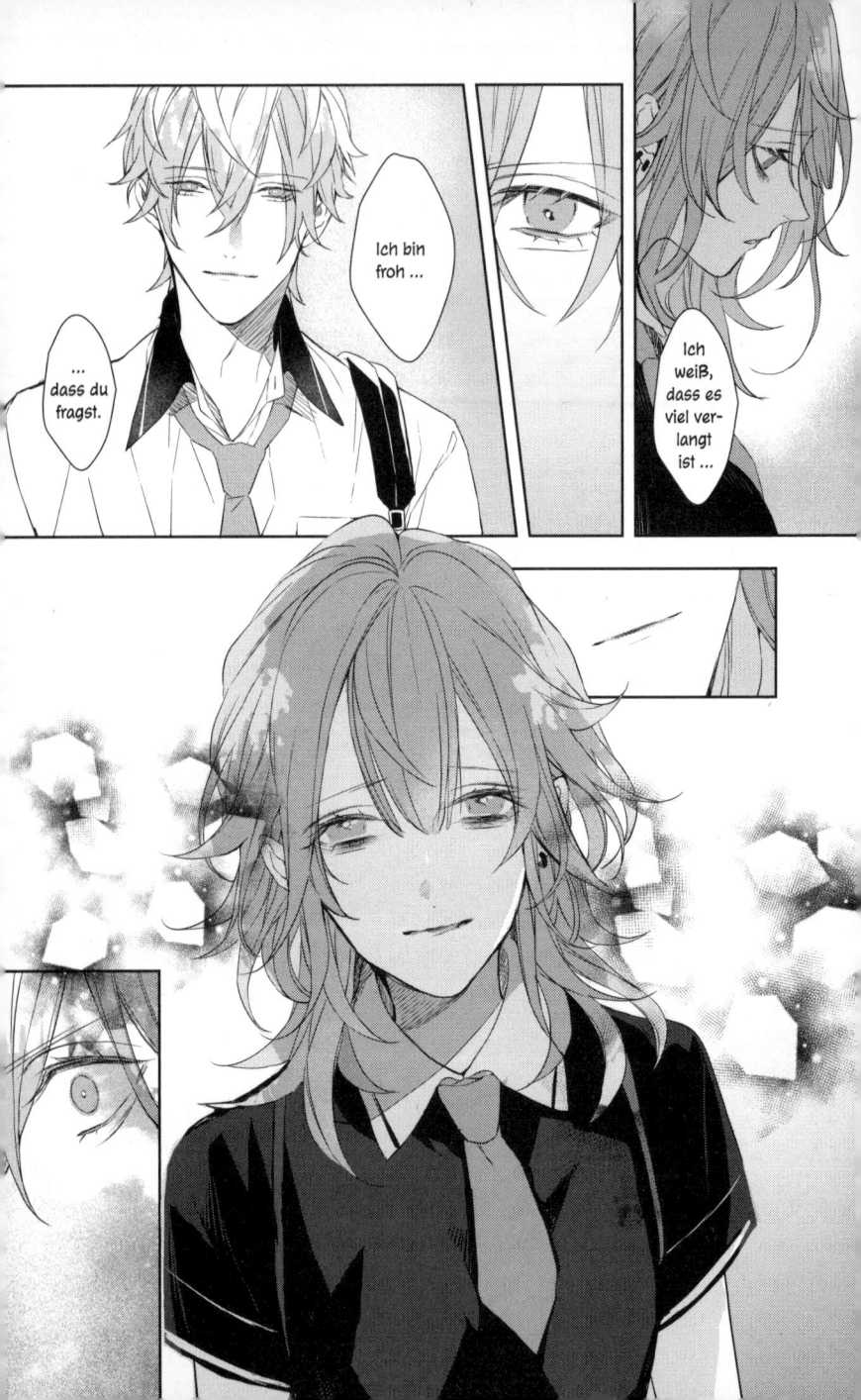

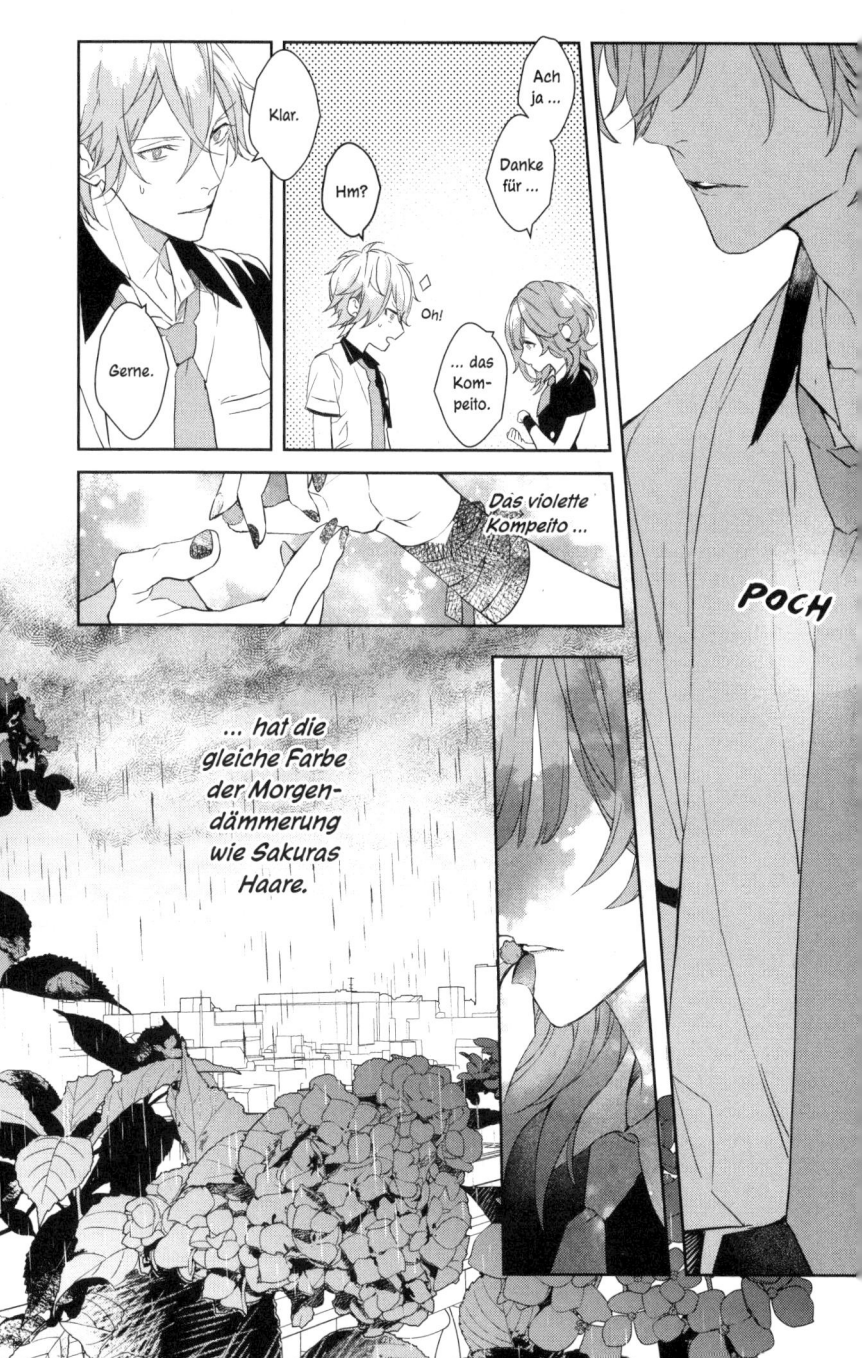

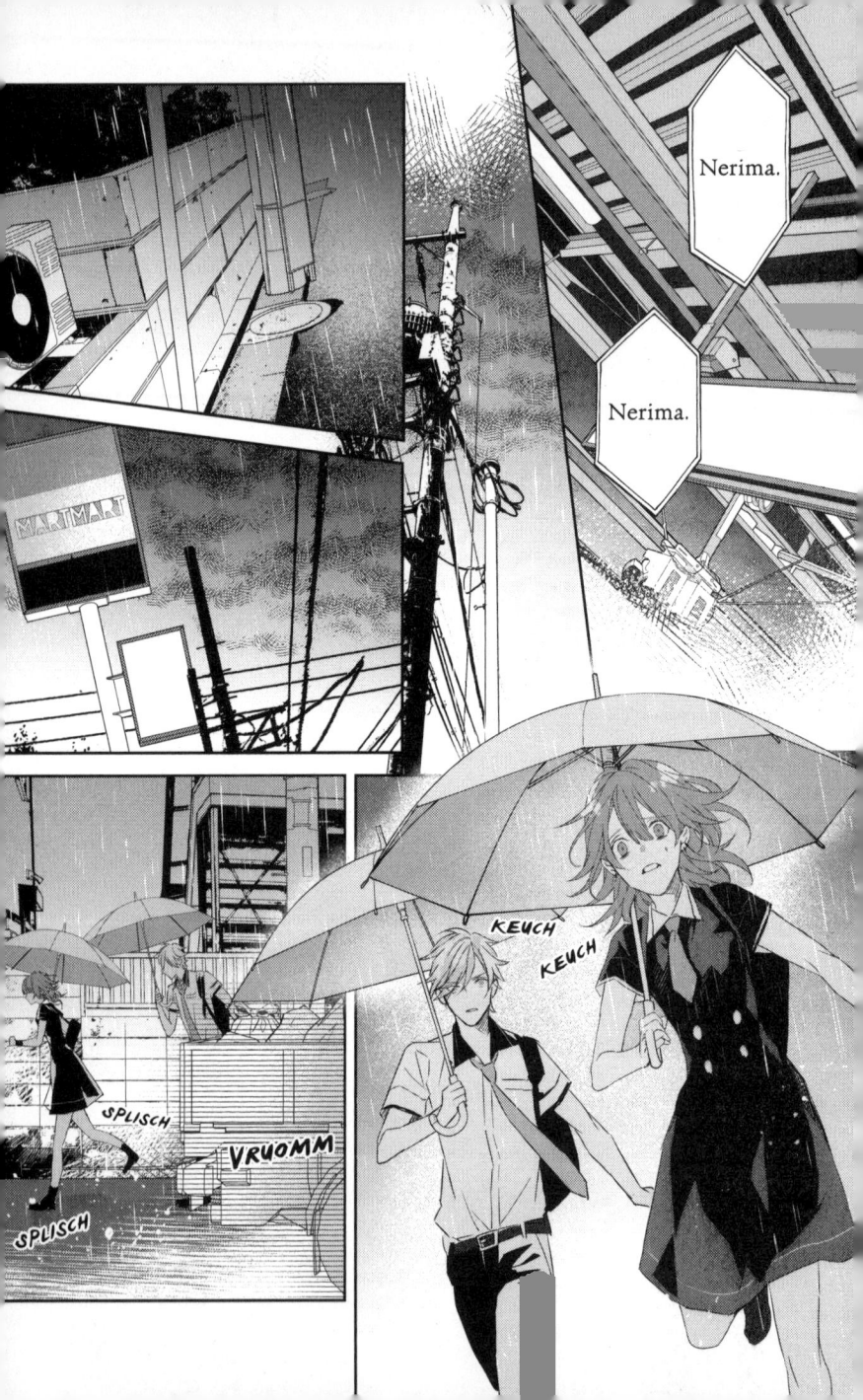

Nerima.

Nerima.

SPLISCH

VRUOMM

SPLISCH

KEUCH

KEUCH

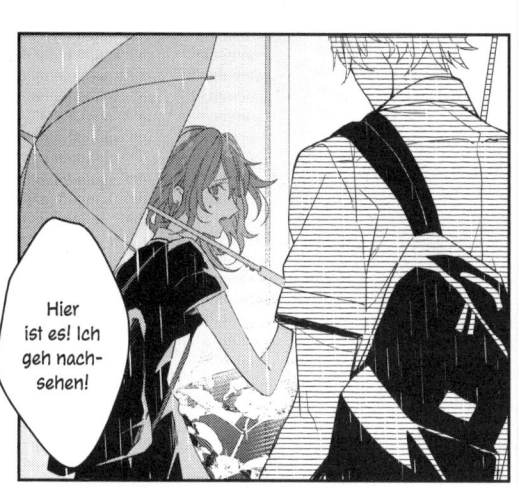

Hier
ist es! Ich
geh nach-
sehen!

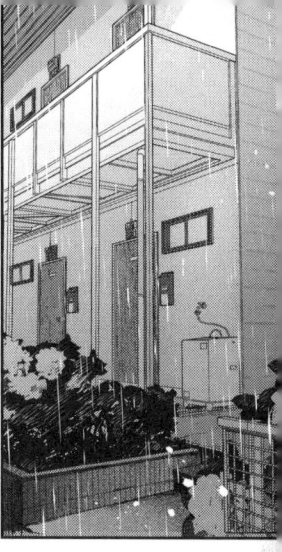

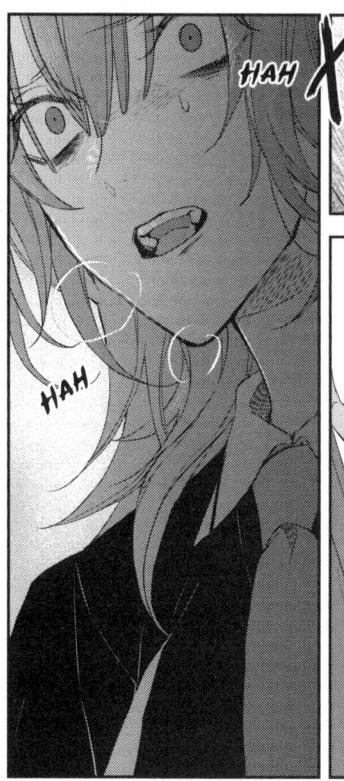

HAH

TSCHACK

HAH

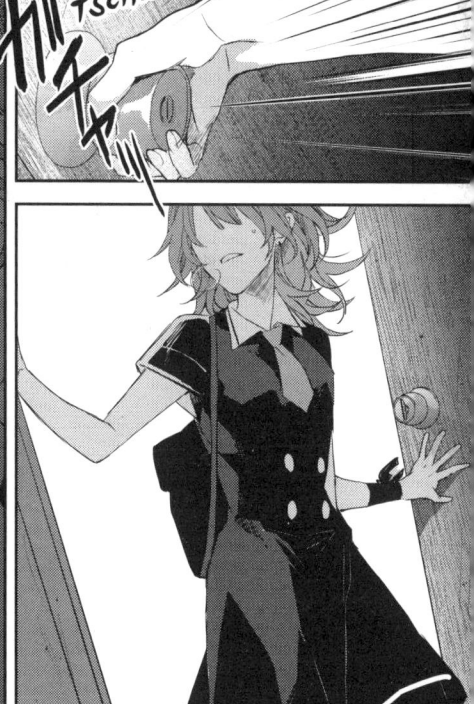

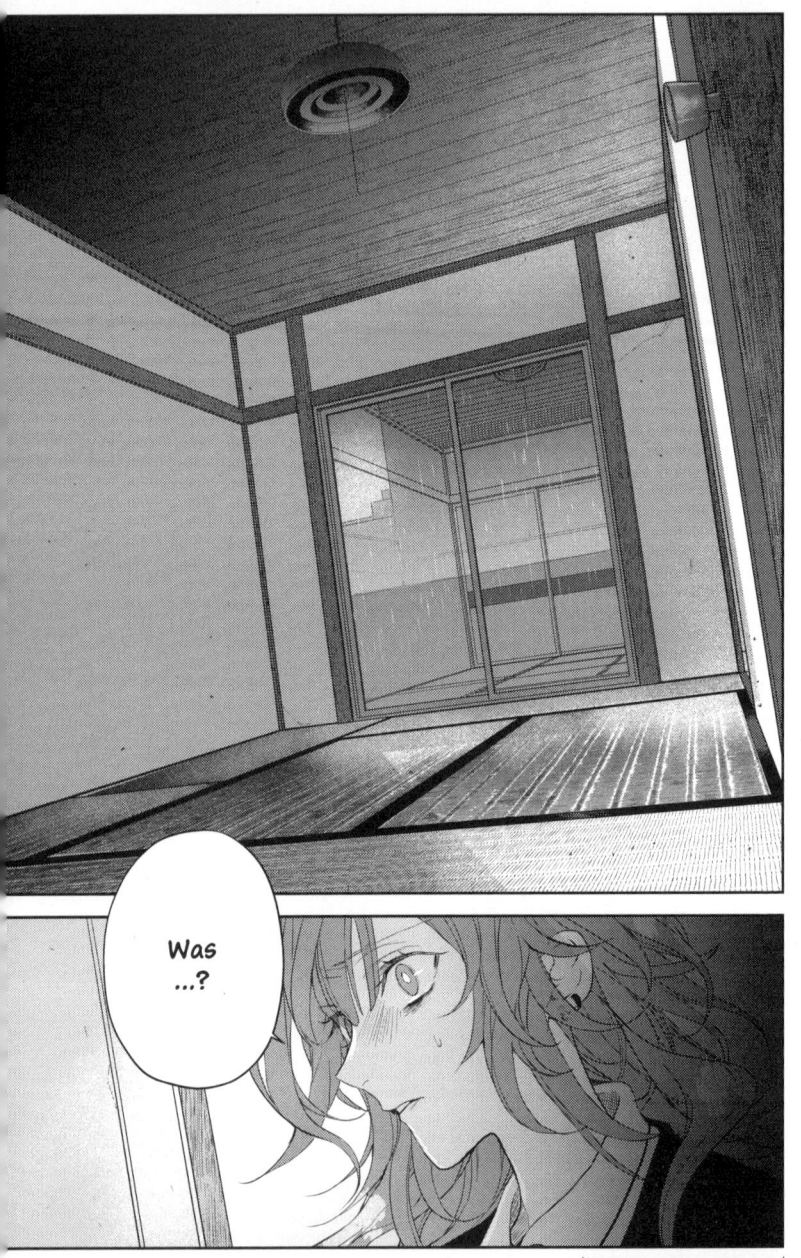

Was
...?

SZENE 3 - ENDE

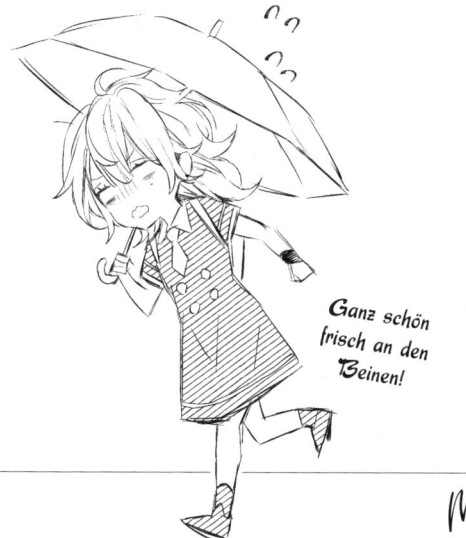

Ganz schön frisch an den Beinen!

Mr. Mallow Blue

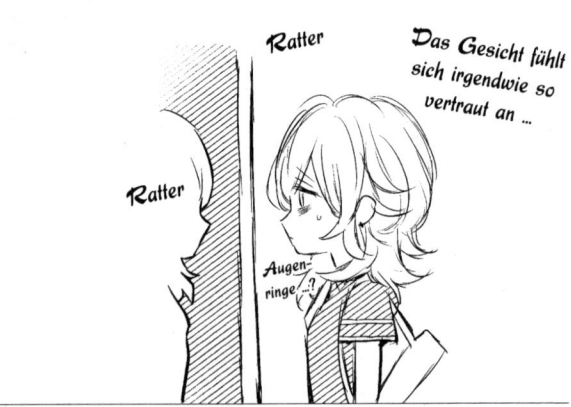

Mr. Mallow Blue

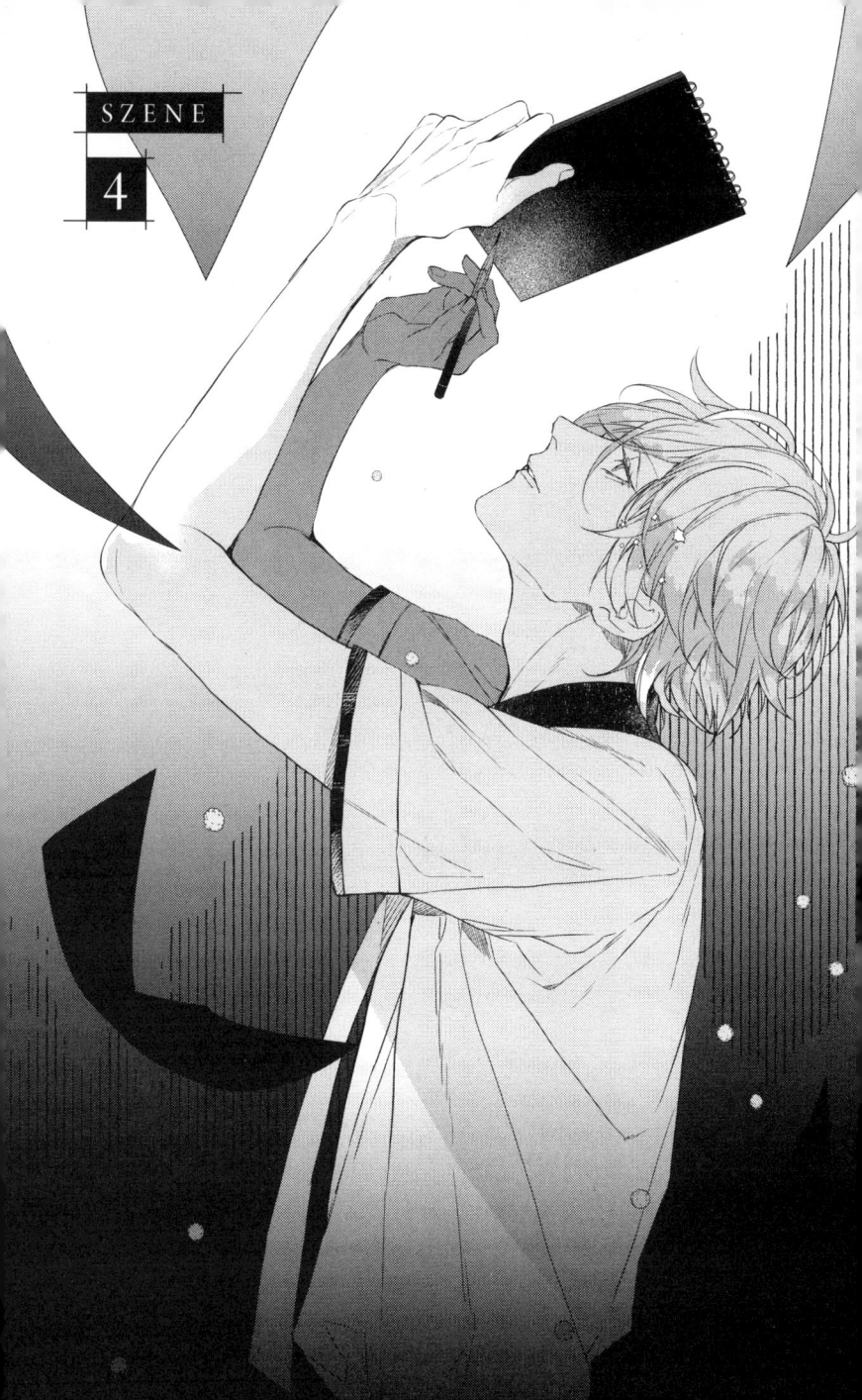

SZENE

4

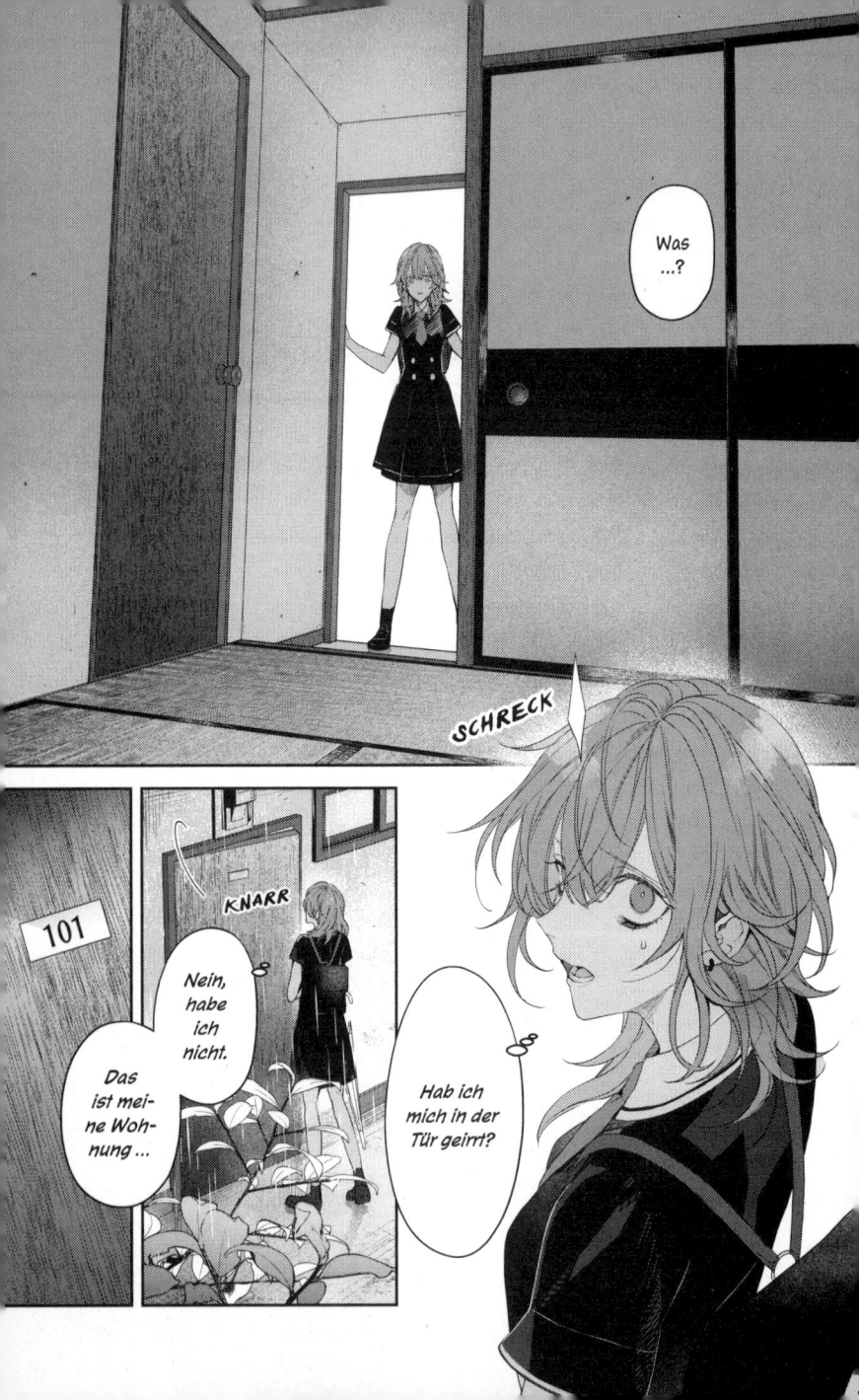

Was
...?

SCHRECK

101

KNARR

Nein,
habe
ich
nicht.

Das
ist mei-
ne Woh-
nung ...

Hab ich
mich in der
Tür geirrt?

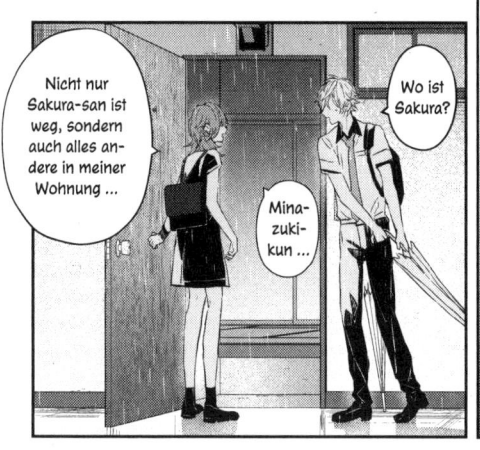

Nicht nur Sakura-san ist weg, sondern auch alles andere in meiner Wohnung ...

Mina-zuki-kun ...

Wo ist Sakura?

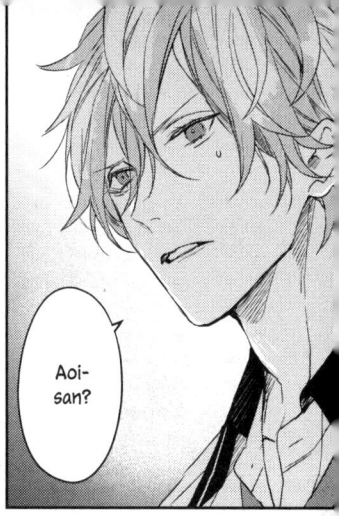

Aoi-san?

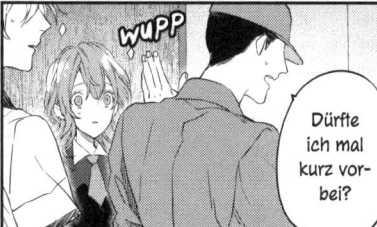

Dürfte ich mal kurz vorbei?

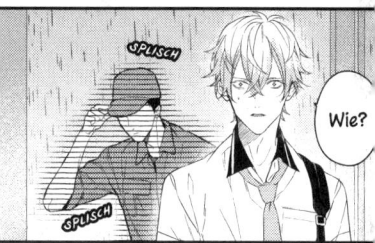

SPLISCH

SPLISCH

Wie?

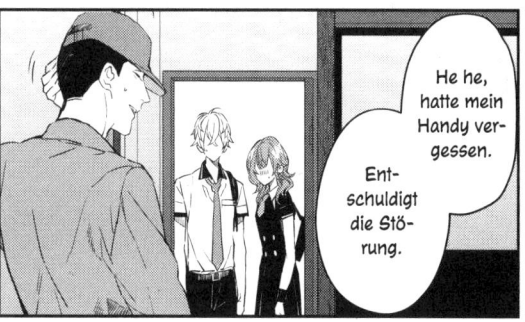

He he, hatte mein Handy vergessen.

Entschuldigt die Störung.

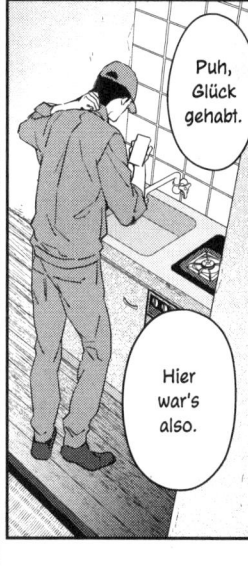

Puh, Glück gehabt.

Hier war's also.

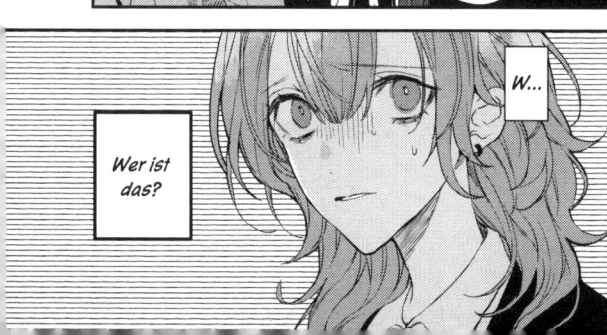

W...

Wer ist das?

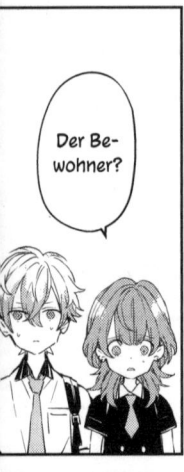

Der Bewohner?

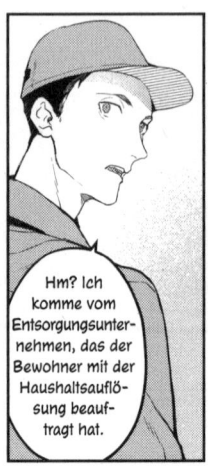

Hm? Ich komme vom Entsorgungsunternehmen, das der Bewohner mit der Haushaltsauflösung beauftragt hat.

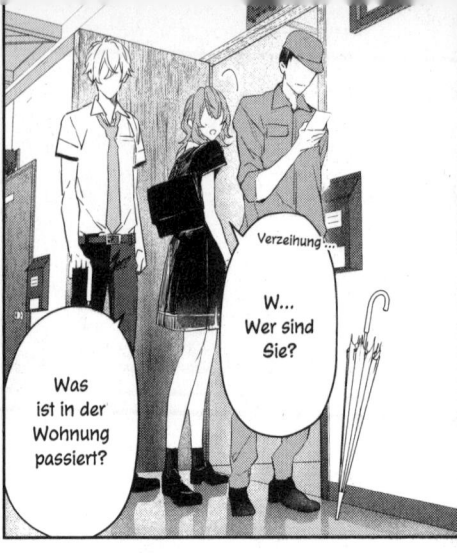

Was ist in der Wohnung passiert?

Verzeihung ...

W... Wer sind Sie?

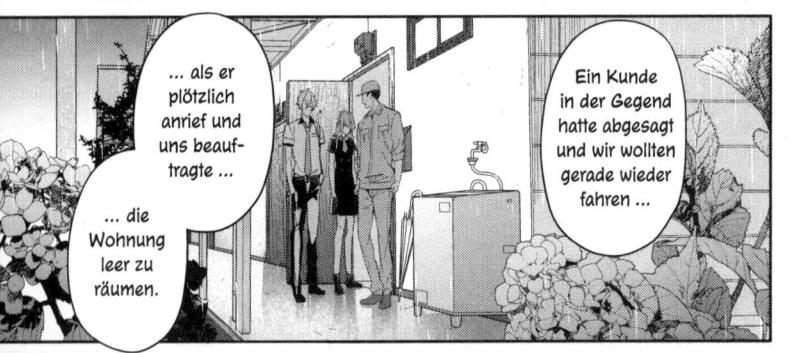

... als er plötzlich anrief und uns beauftragte ...

... die Wohnung leer zu räumen.

Ein Kunde in der Gegend hatte abgesagt und wir wollten gerade wieder fahren ...

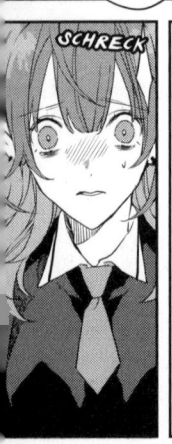

SCHRECK

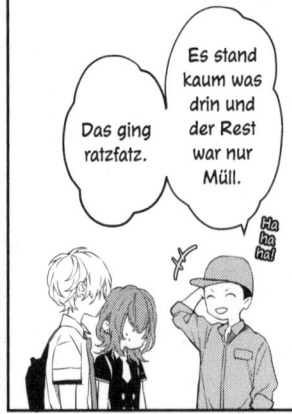

Das ging ratzfatz.

Es stand kaum was drin und der Rest war nur Müll.

Ha ha ha!

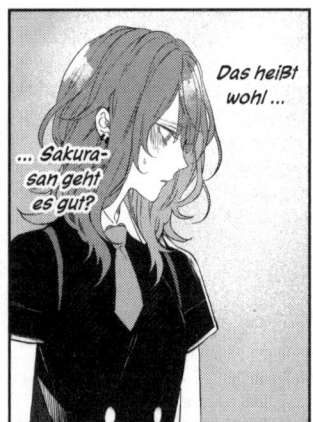

Das heißt wohl ...

... Sakura-san geht es gut?

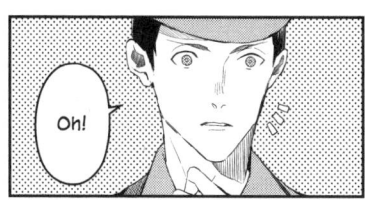

Oh!

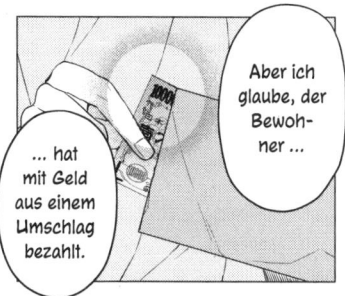

... hat mit Geld aus einem Umschlag bezahlt.

Aber ich glaube, der Bewohner ...

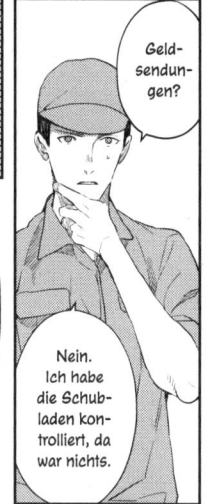

Geldsendungen?

Nein. Ich habe die Schubladen kontrolliert, da war nichts.

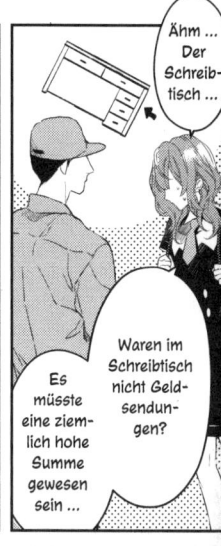

Ähm ... Der Schreibtisch ...

Es müsste eine ziemlich hohe Summe gewesen sein ...

Waren im Schreibtisch nicht Geldsendungen?

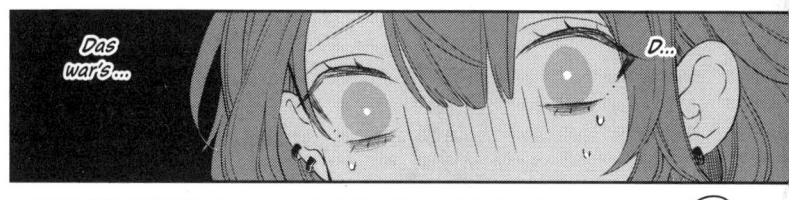

Das war's...

D...

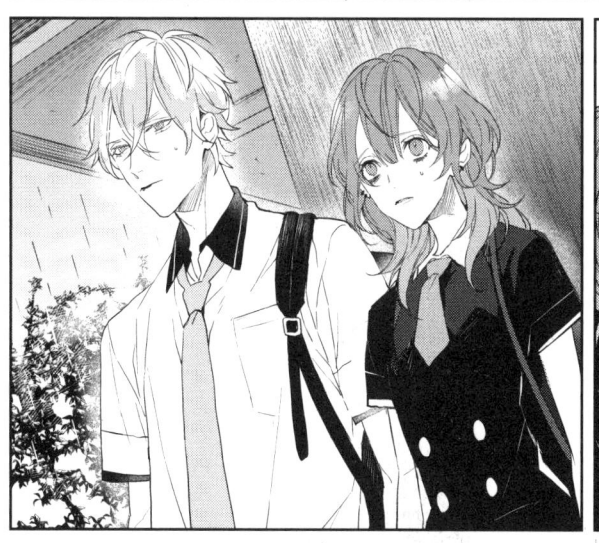

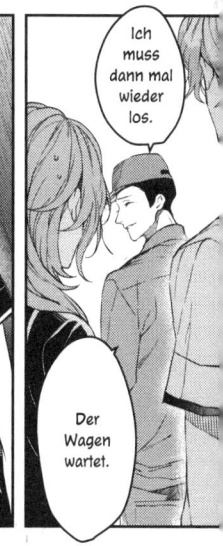

Ich muss dann mal wieder los.

Der Wagen wartet.

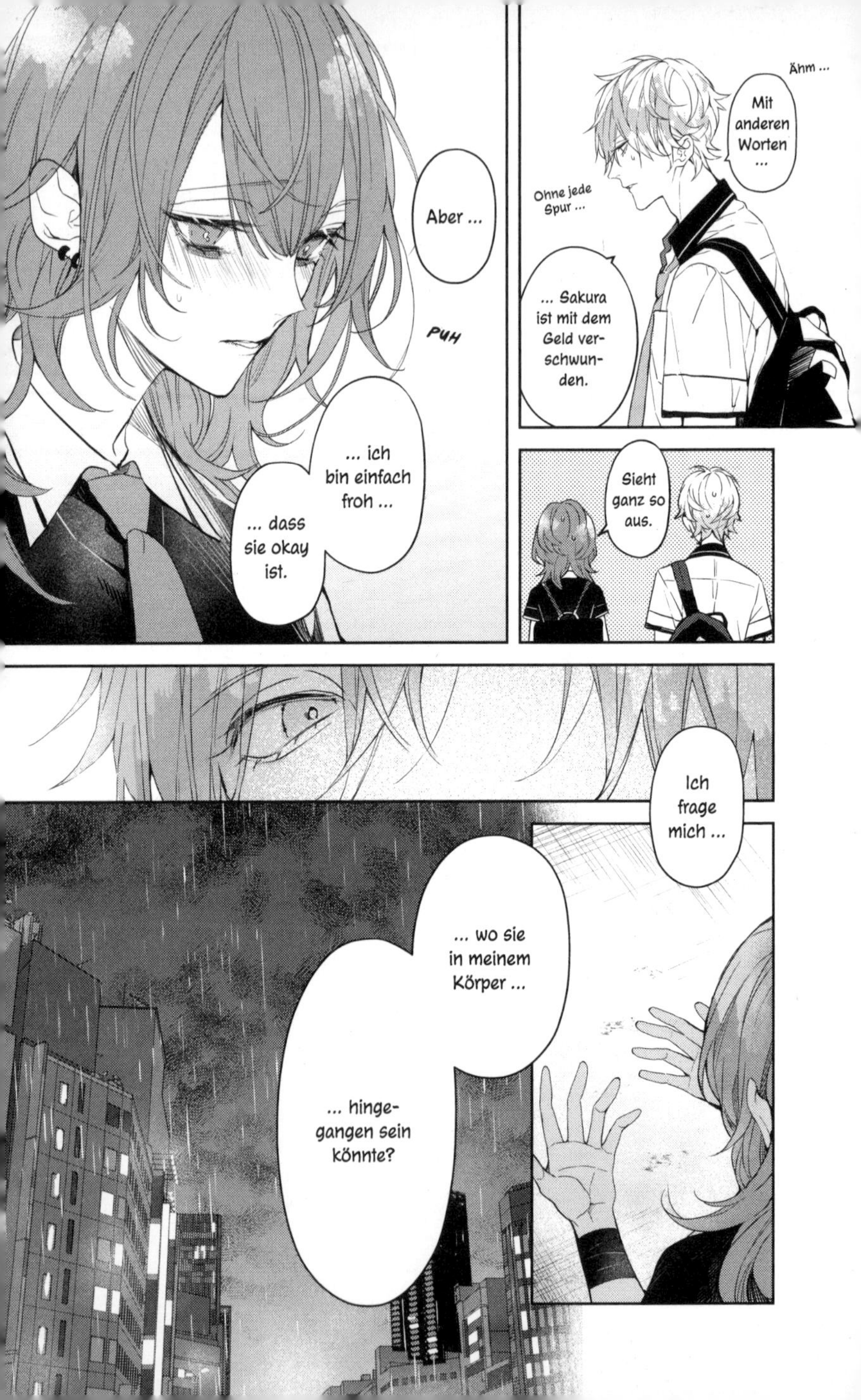

Ähm ...

Mit anderen Worten ...

Ohne jede Spur ...

... Sakura ist mit dem Geld verschwunden.

Aber ...

PUH

... ich bin einfach froh ...

... dass sie okay ist.

Sieht ganz so aus.

Ich frage mich ...

... wo sie in meinem Körper ...

... hingegangen sein könnte?

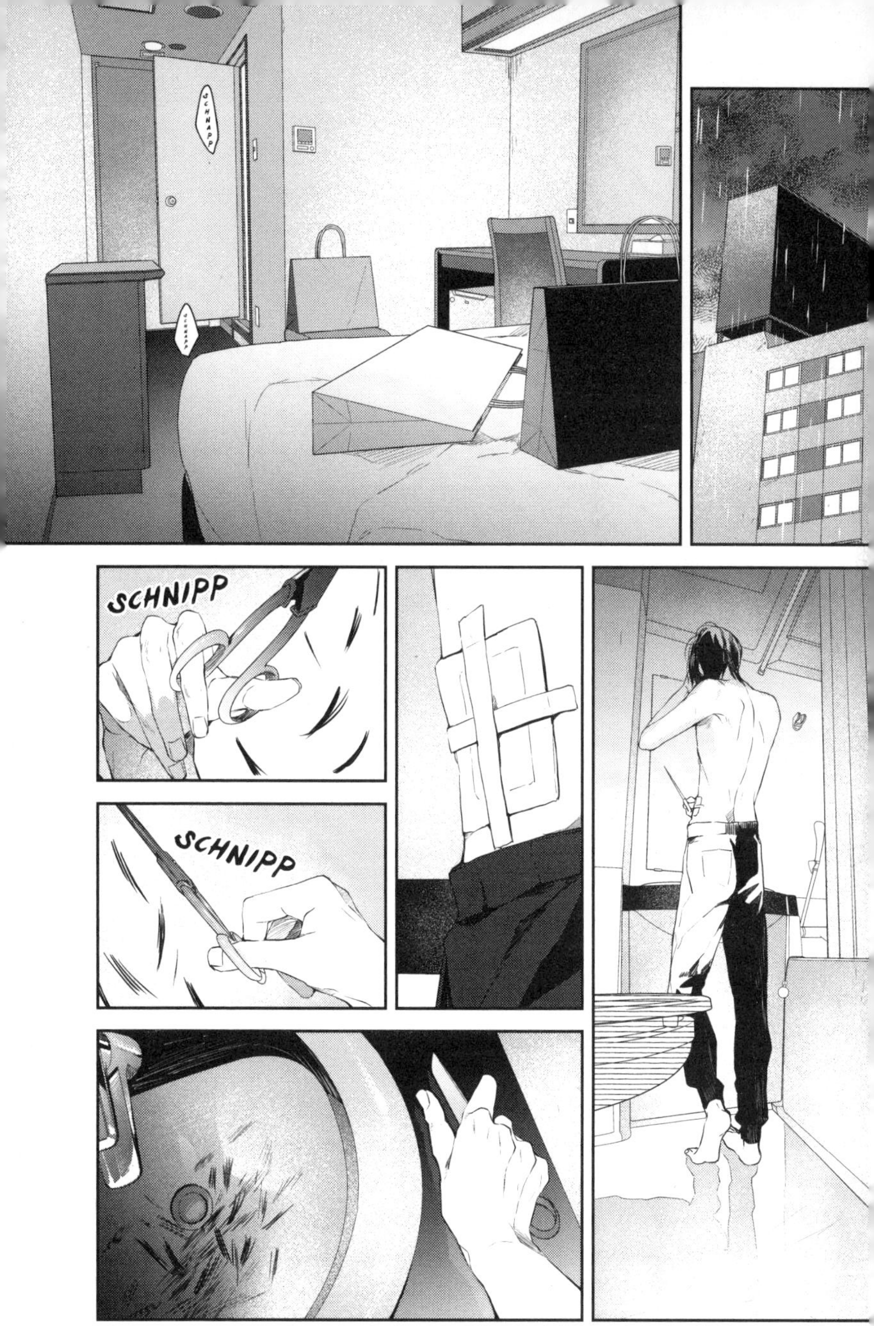

SCHNIPP

SCHNIPP

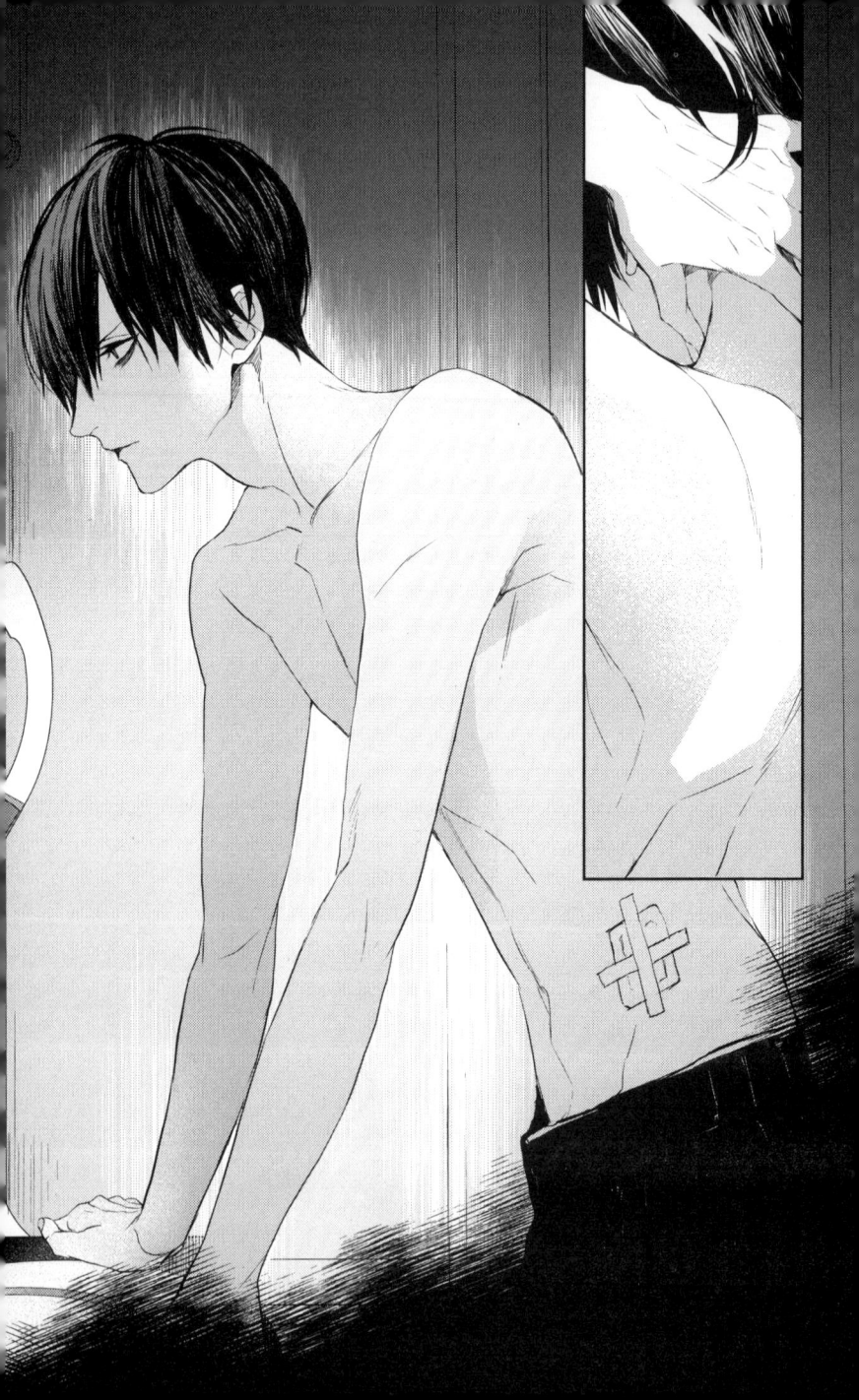

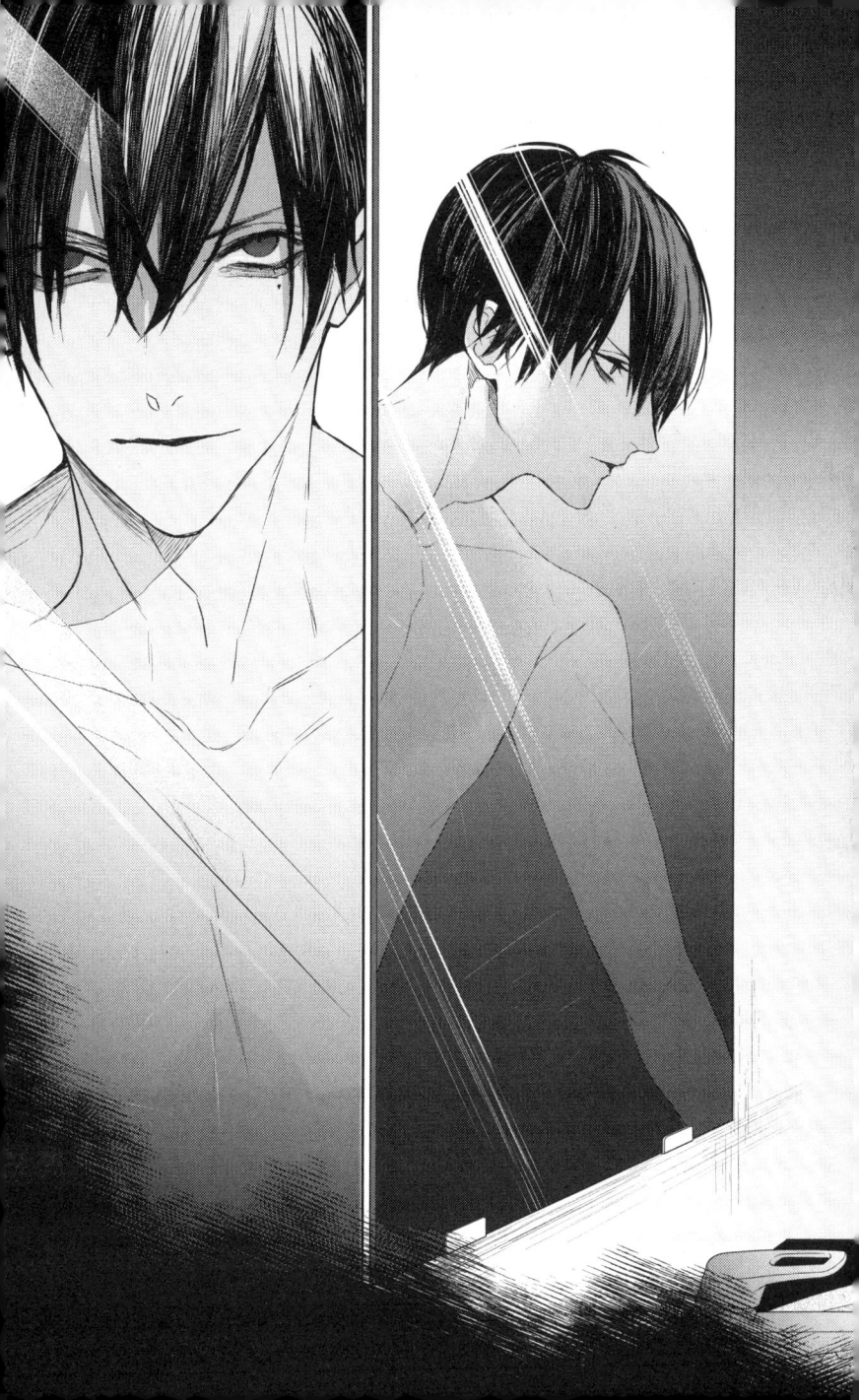

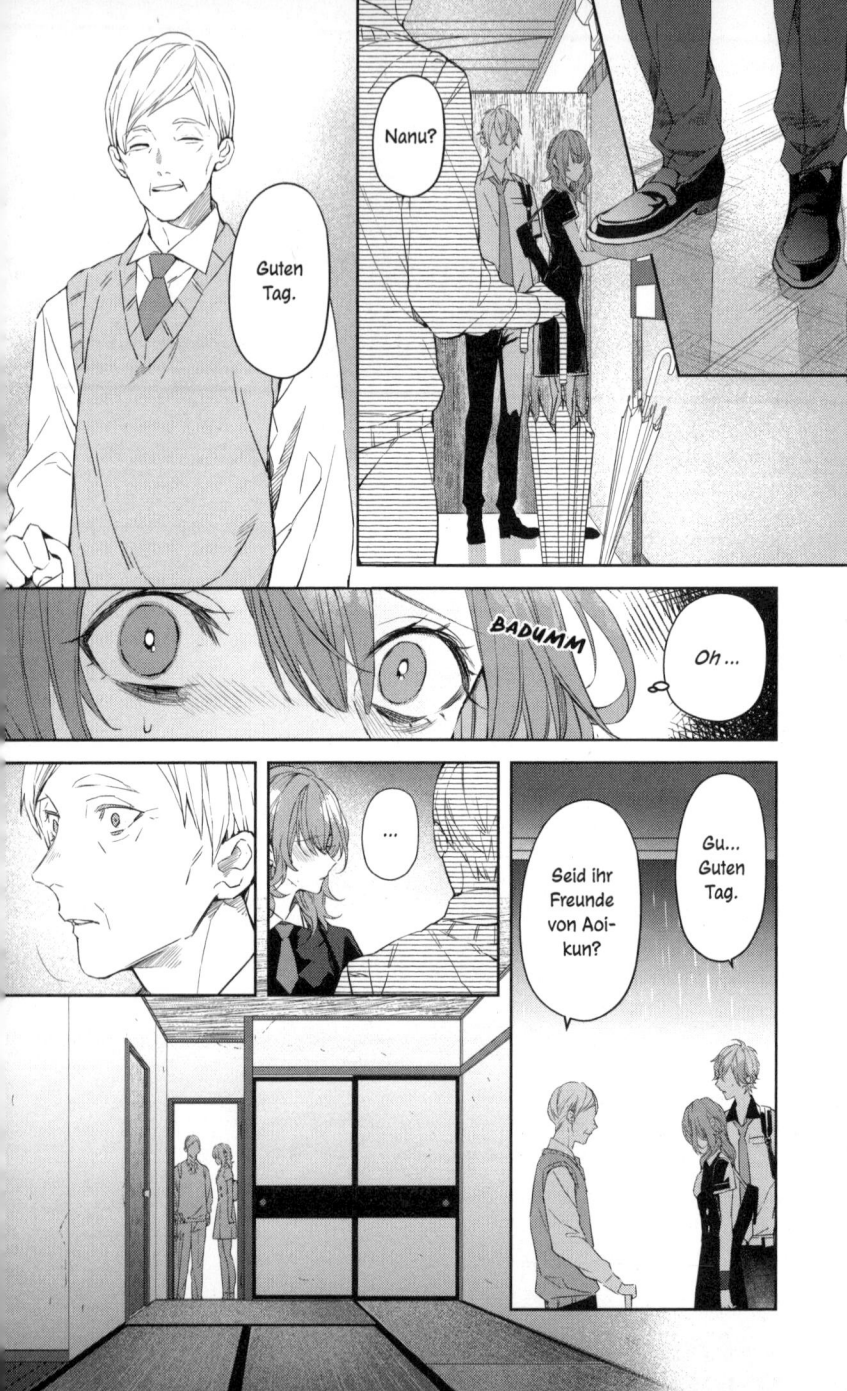

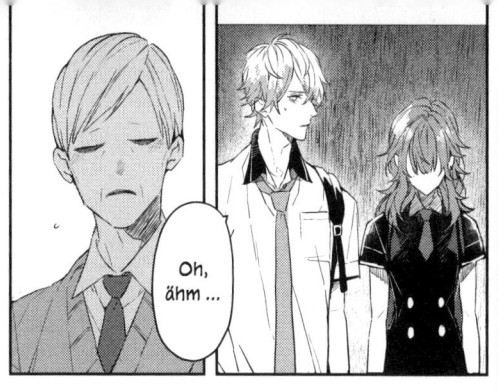

Oh, ähm ...

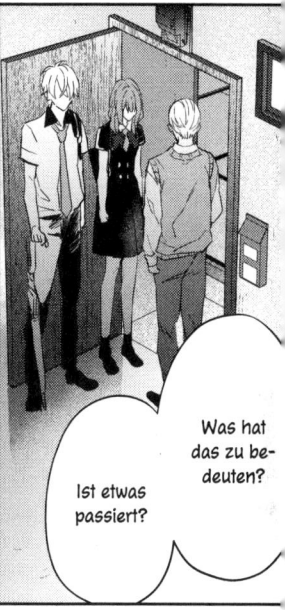

Ist etwas passiert?

Was hat das zu bedeuten?

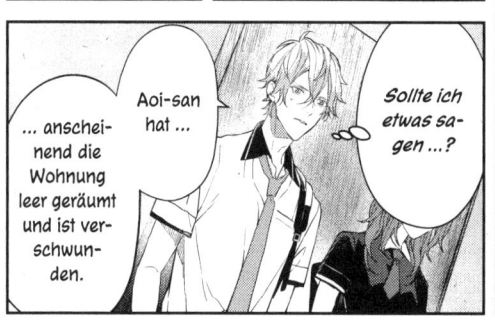

... anscheinend die Wohnung leer geräumt und ist verschwunden.

Aoi-san hat ...

Sollte ich etwas sagen ...?

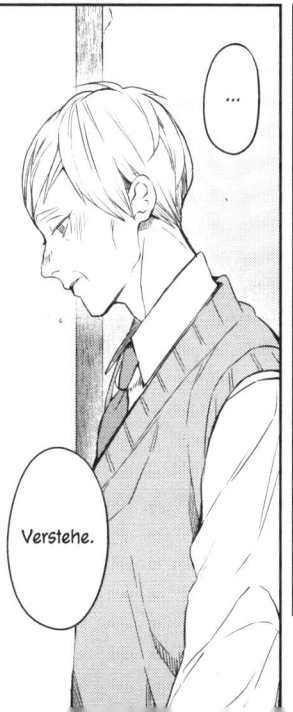

...

Verstehe.

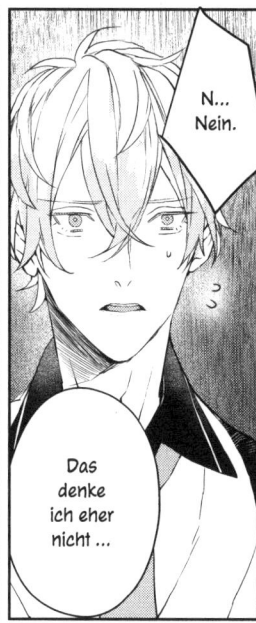

N... Nein.

Das denke ich eher nicht ...

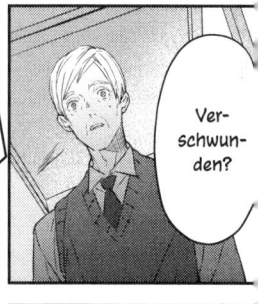

Verschwunden?

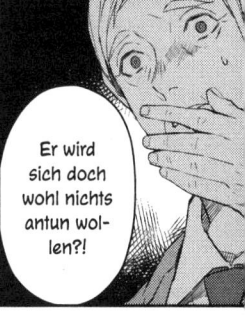

Er wird sich doch wohl nichts antun wollen?!

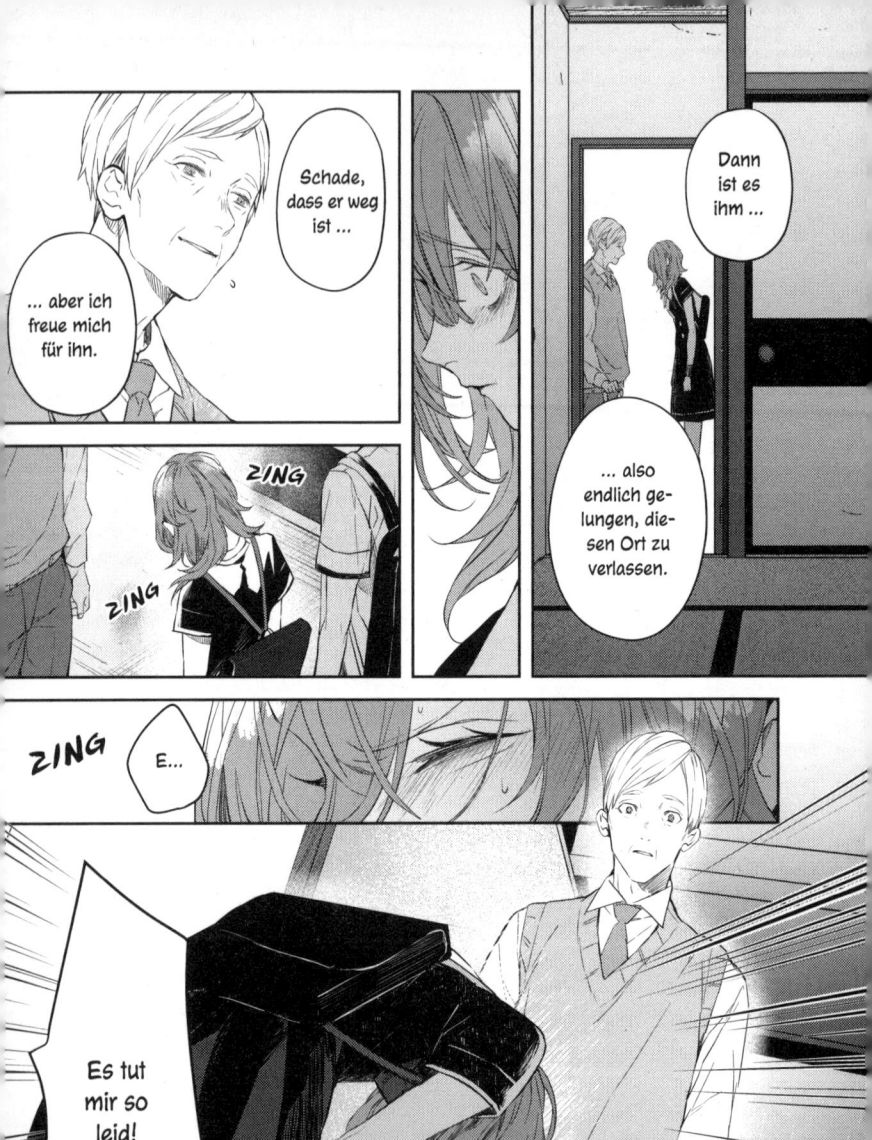

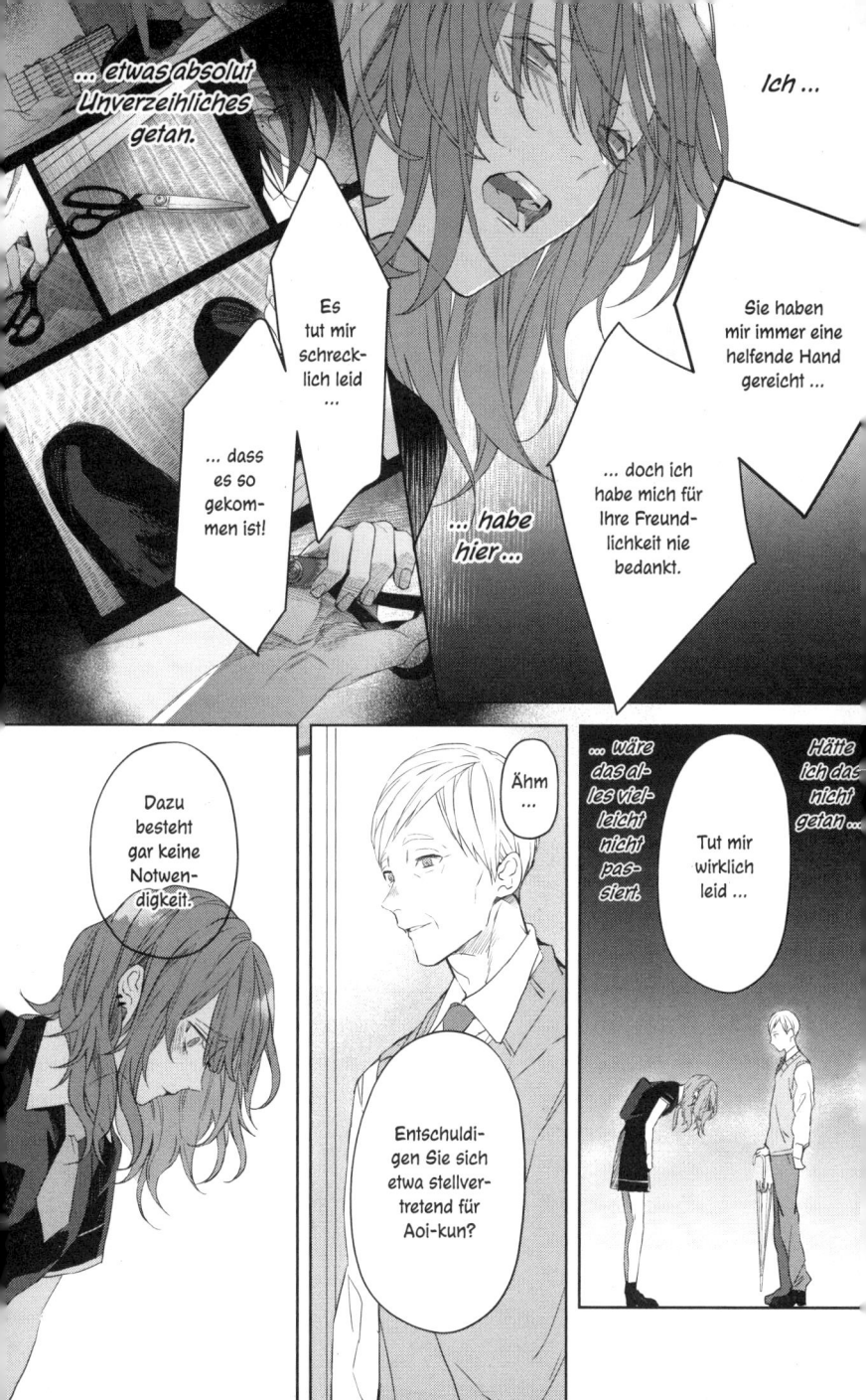

... etwas absolut Unverzeihliches getan.

Ich ...

Es tut mir schrecklich leid ...

... dass es so gekommen ist!

... habe hier...

Sie haben mir immer eine helfende Hand gereicht ...

... doch ich habe mich für Ihre Freundlichkeit nie bedankt.

Dazu besteht gar keine Notwendigkeit.

Ähm ...

... wäre das alles vielleicht nicht passiert.

Tut mir wirklich leid ...

Hätte ich das nicht getan ...

Entschuldigen Sie sich etwa stellvertretend für Aoi-kun?

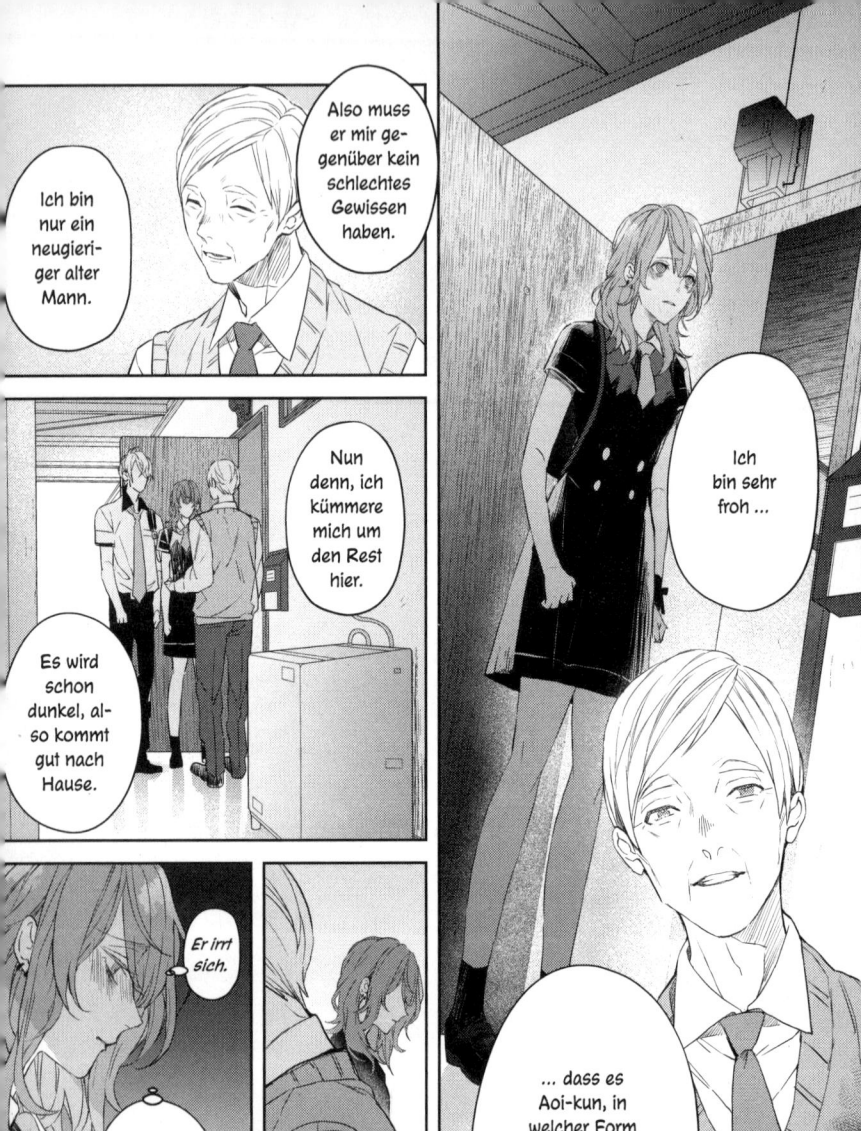

Ich bin nur ein neugieriger alter Mann.

Also muss er mir gegenüber kein schlechtes Gewissen haben.

Ich bin sehr froh ...

Nun denn, ich kümmere mich um den Rest hier.

Es wird schon dunkel, also kommt gut nach Hause.

Er irrt sich.

Nicht ich war es, der hier weggegangen ist ...

... dass es Aoi-kun, in welcher Form auch immer, gelungen ist, in die Welt hinauszugehen.

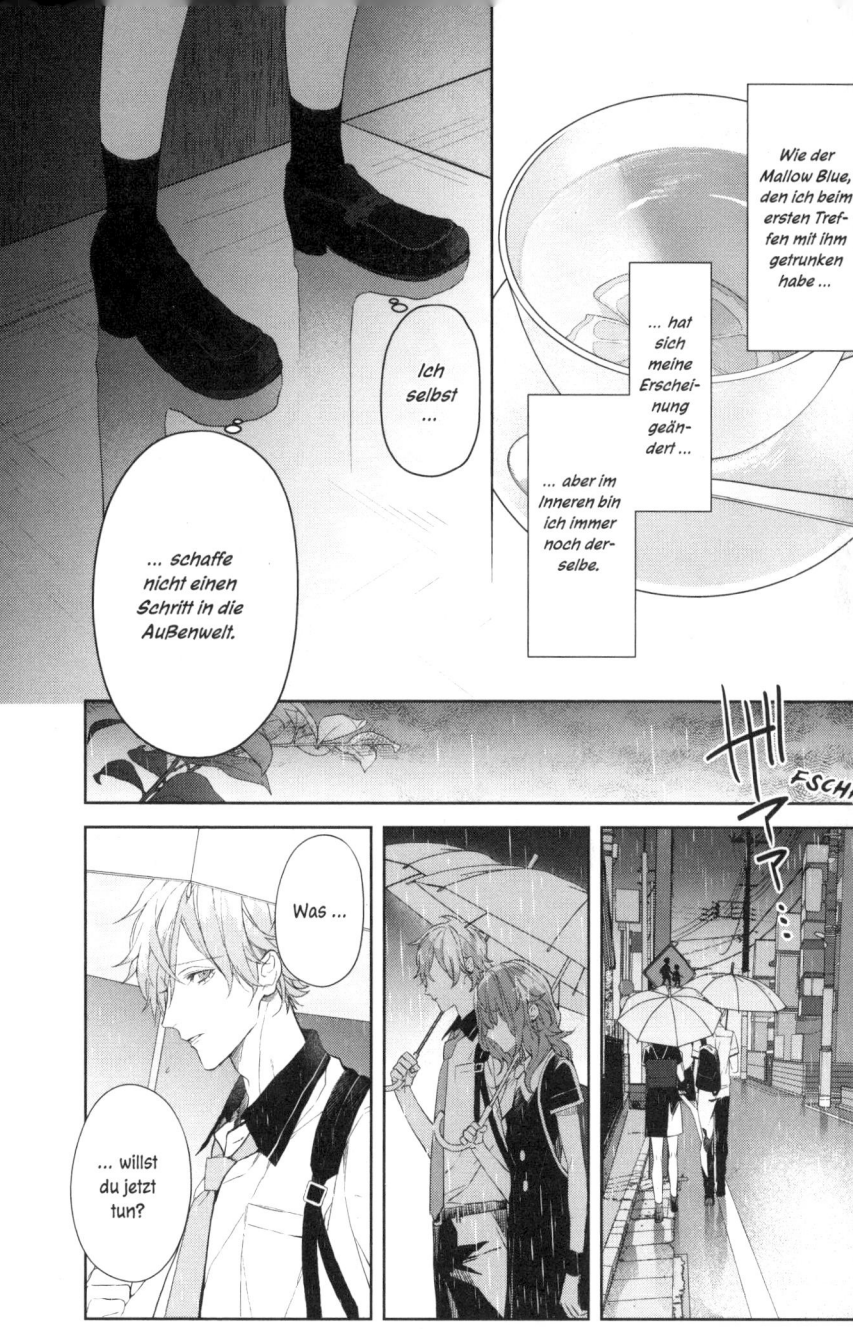

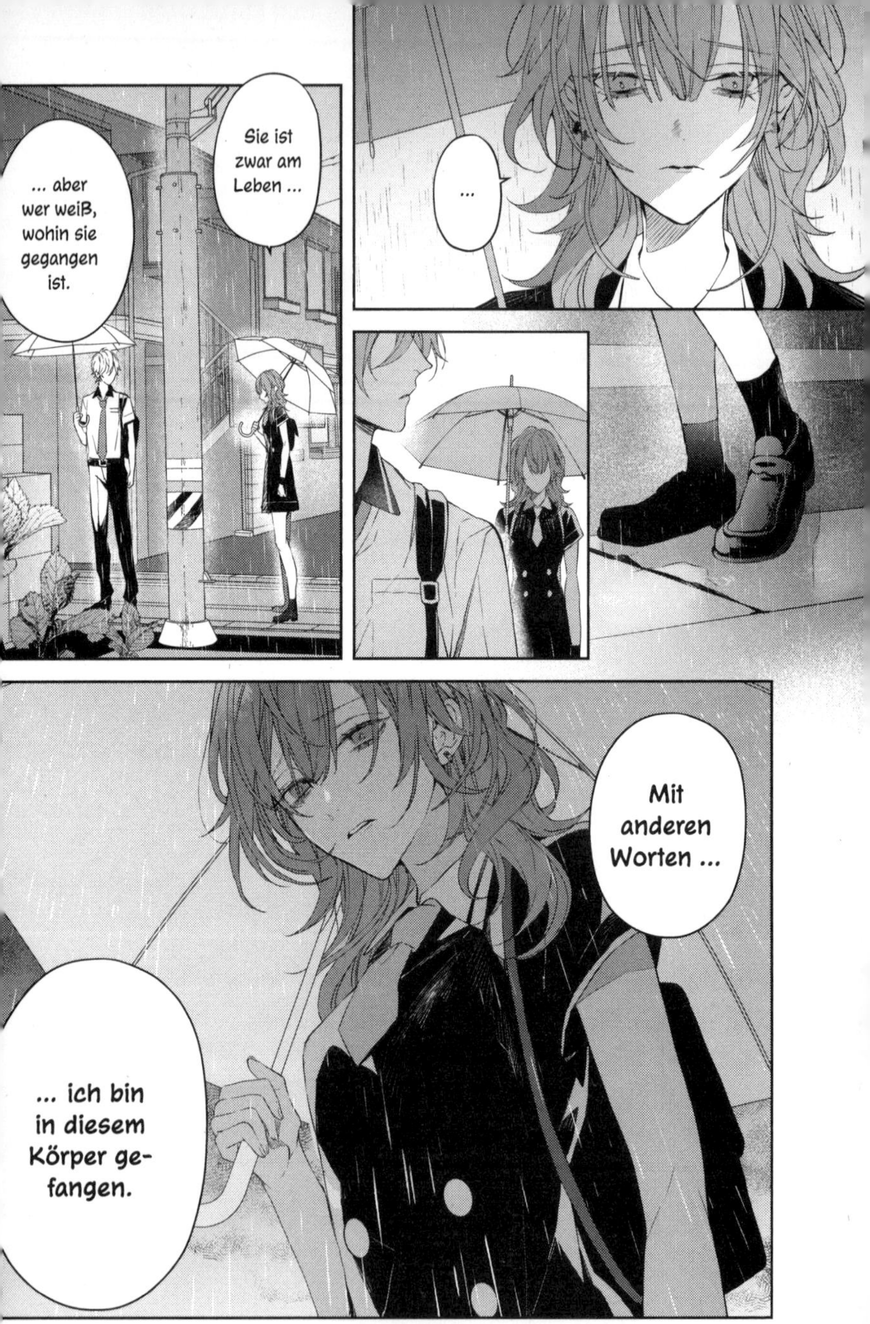

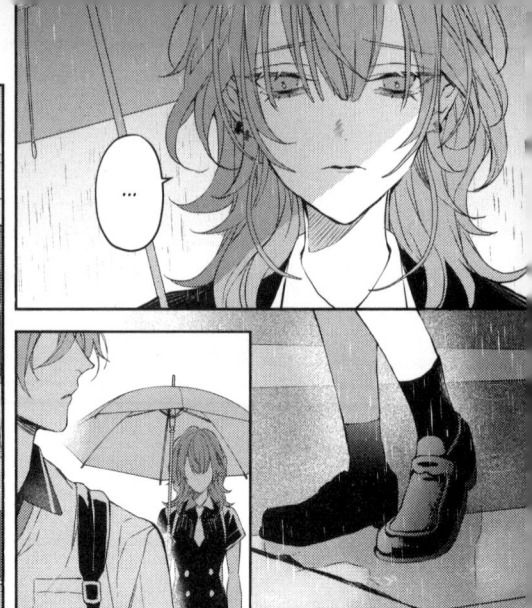

Sie ist zwar am Leben ...

...

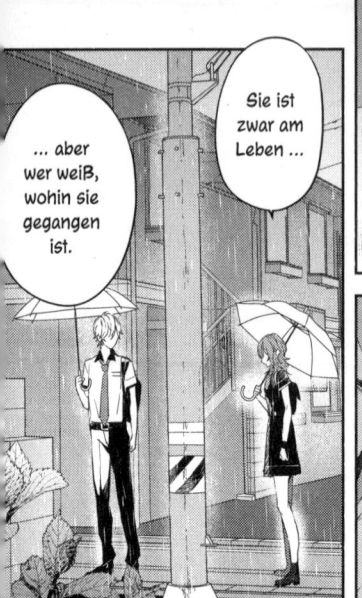

... aber wer weiß, wohin sie gegangen ist.

Mit anderen Worten ...

... ich bin in diesem Körper gefangen.

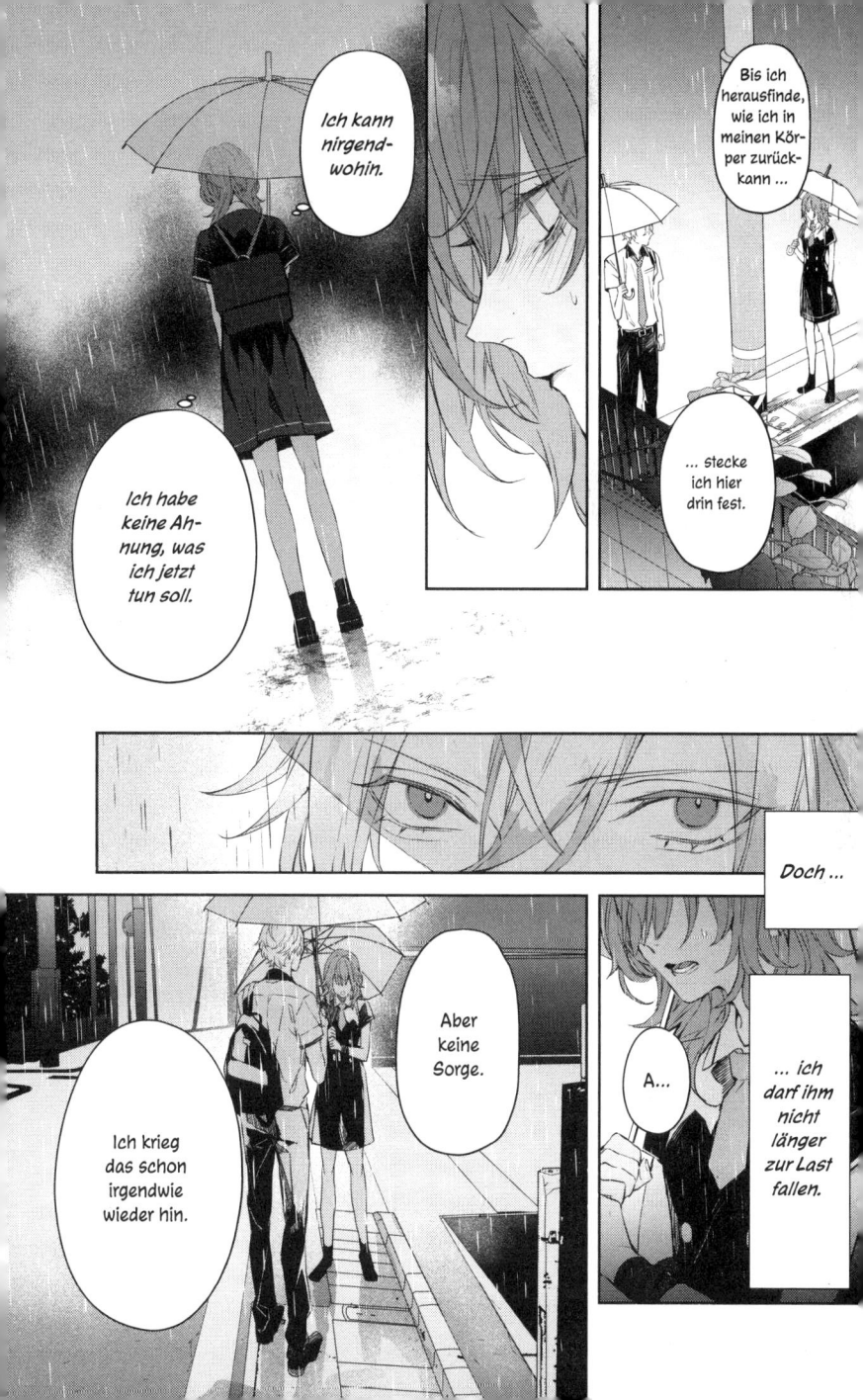

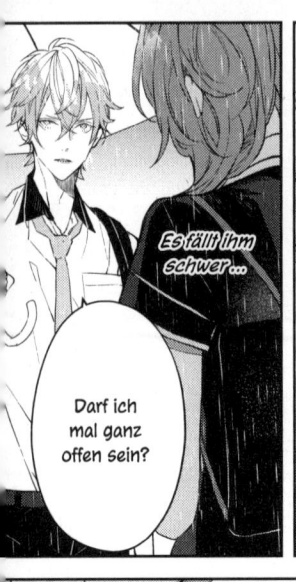

Es fällt ihm schwer...

Darf ich mal ganz offen sein?

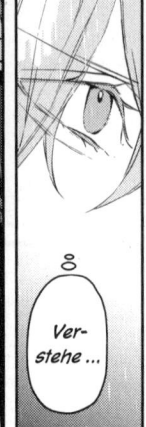

Ver-stehe ...

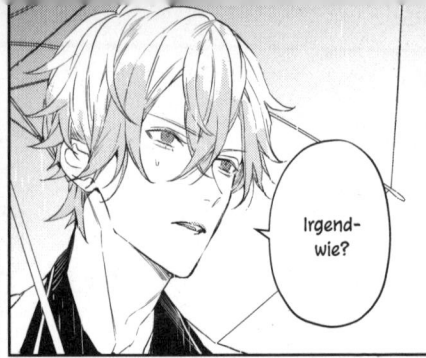

Irgend-wie?

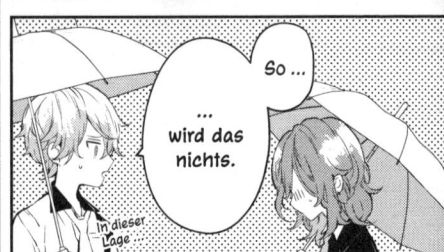

So ...

... wird das nichts.

In dieser Lage

... sich auf andere zu verlassen.

Bitte denke nicht, dass du anderen zur Last fällst, wenn du Hilfe annimmst.

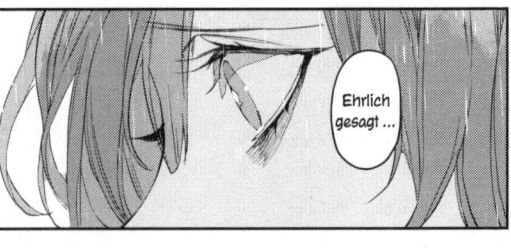

... war ich mir anfangs selbst unsicher, inwieweit ich mich einmi-schen sollte.

Ehrlich gesagt ...

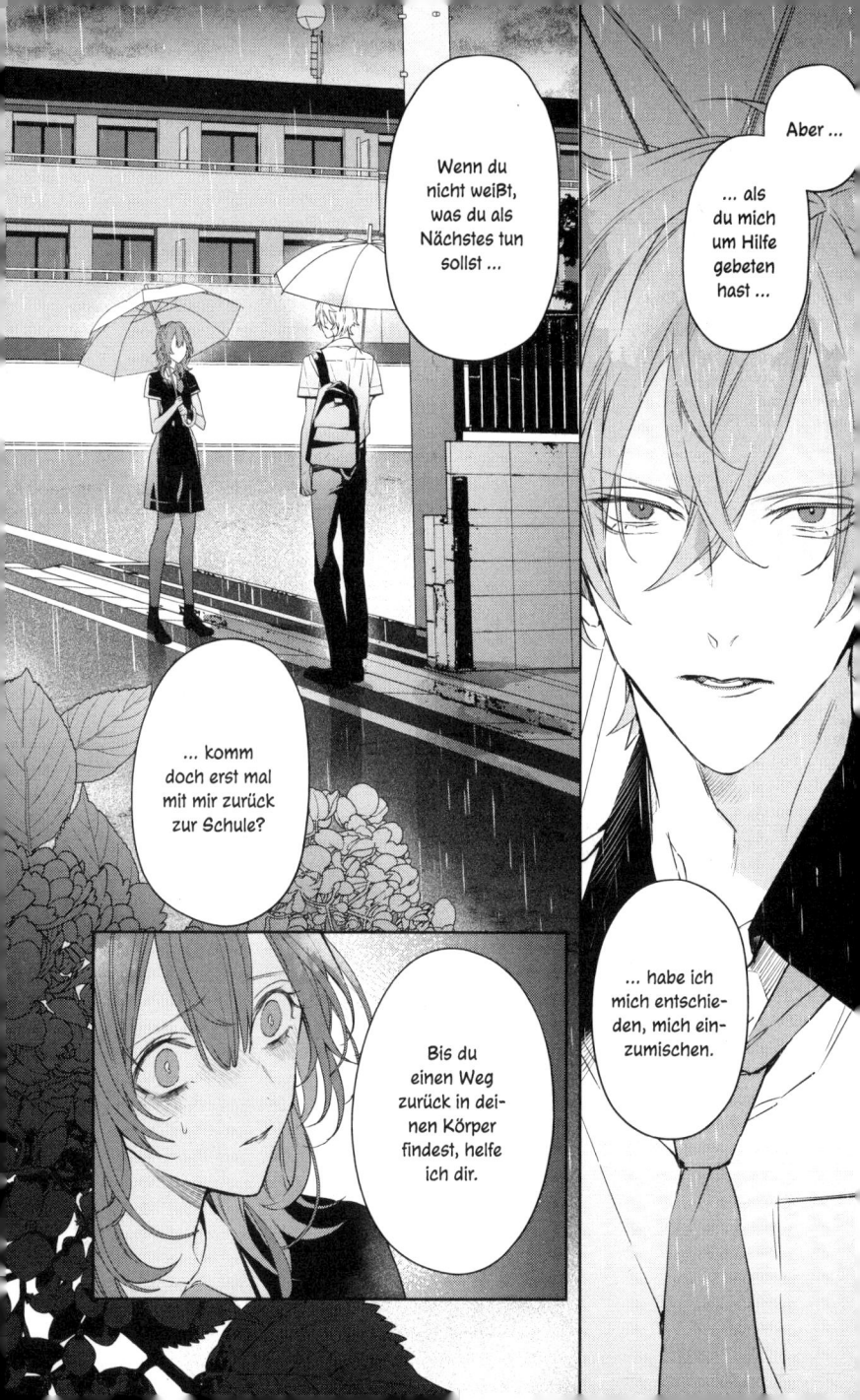

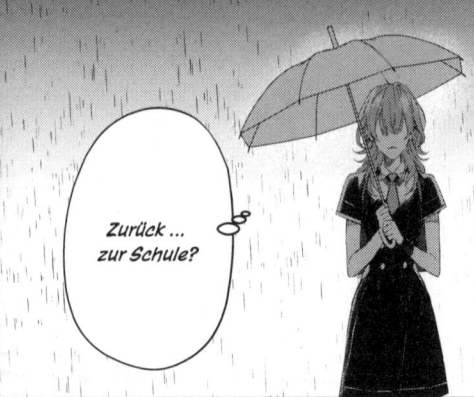

Zurück ...
zur Schule?

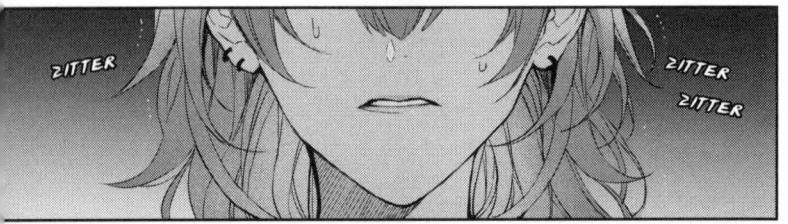

ZITTER ZITTER

ZITTER

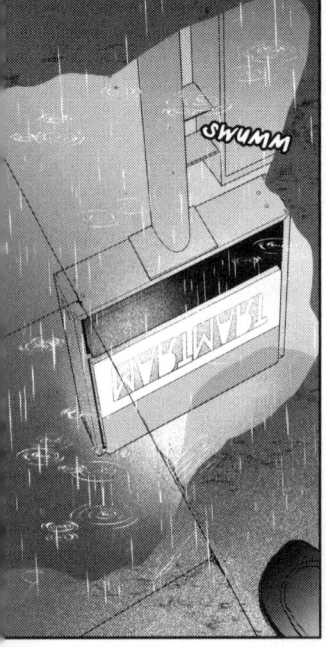

SWUMM

Ich ...

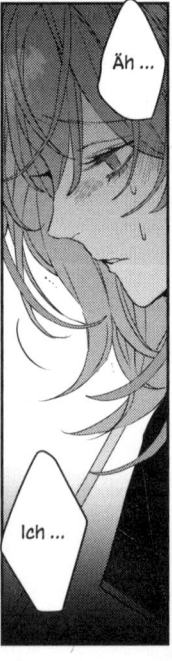

Äh ...

...

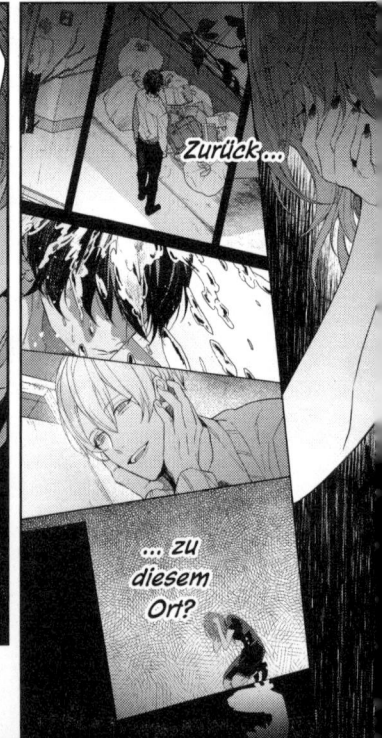

Zurück ...

... zu
diesem
Ort?

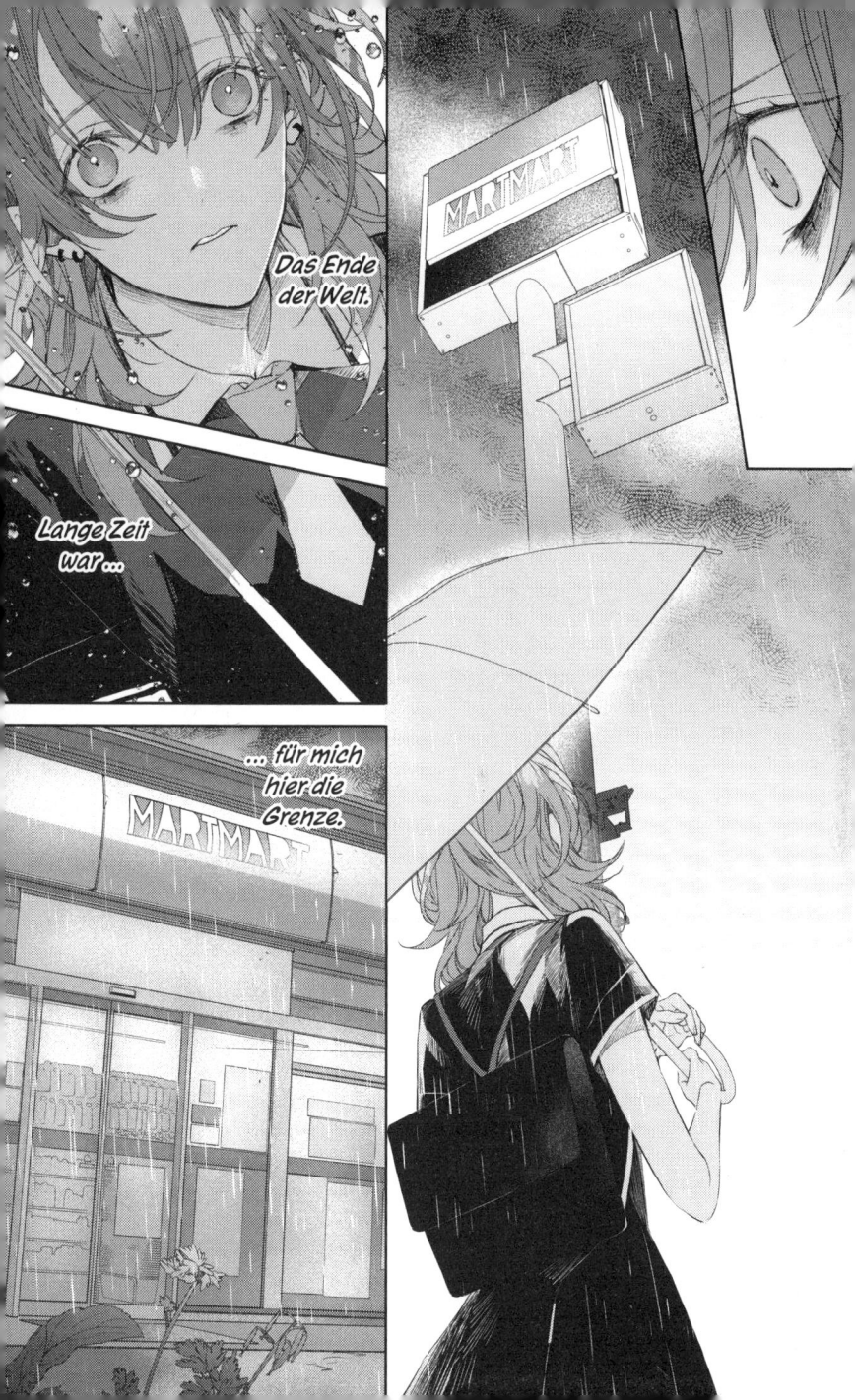

Das Ende der Welt.

Lange Zeit war ...

... für mich hier die Grenze.

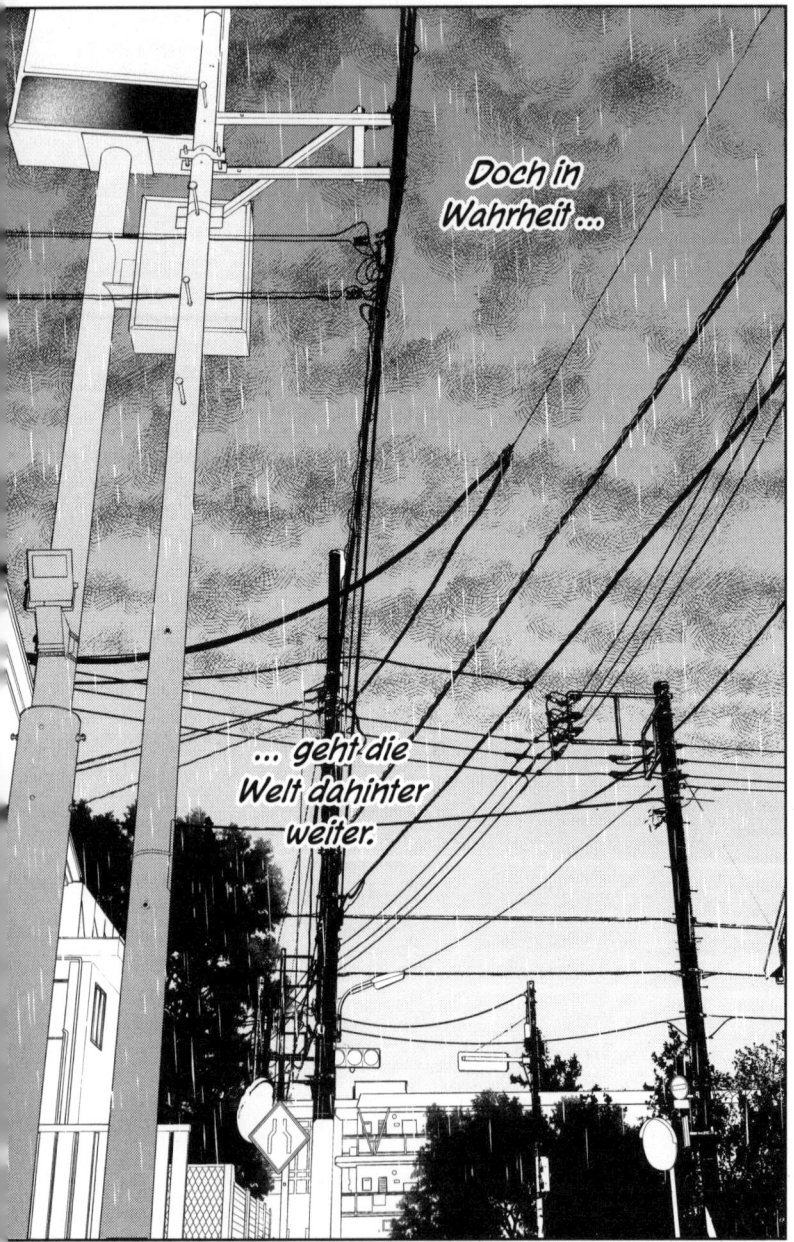

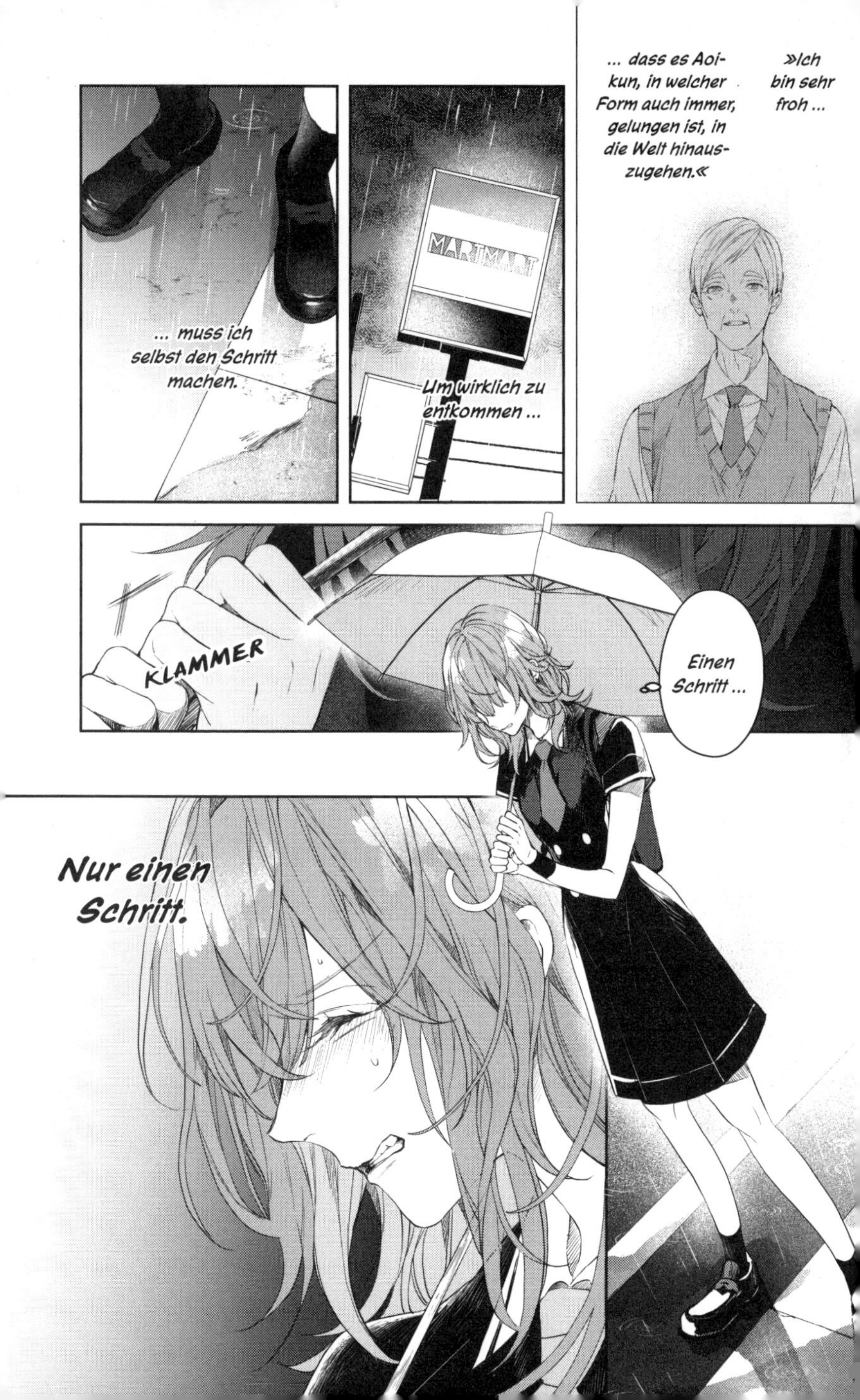

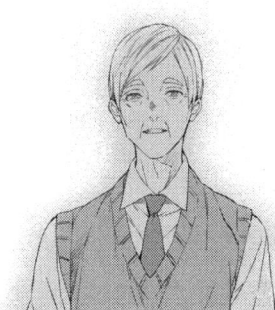

»Ich bin sehr froh ...

... dass es Aoi-kun, in welcher Form auch immer, gelungen ist, in die Welt hinaus-zugehen.«

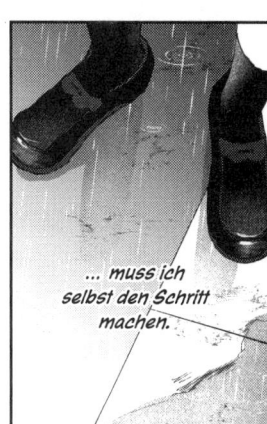

... muss ich selbst den Schritt machen.

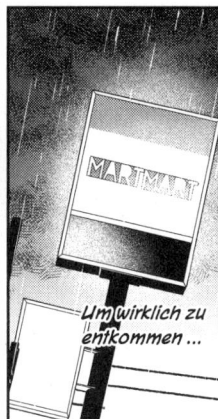

Um wirklich zu entkommen ...

KLAMMER

Einen Schritt ...

Nur einen Schritt.

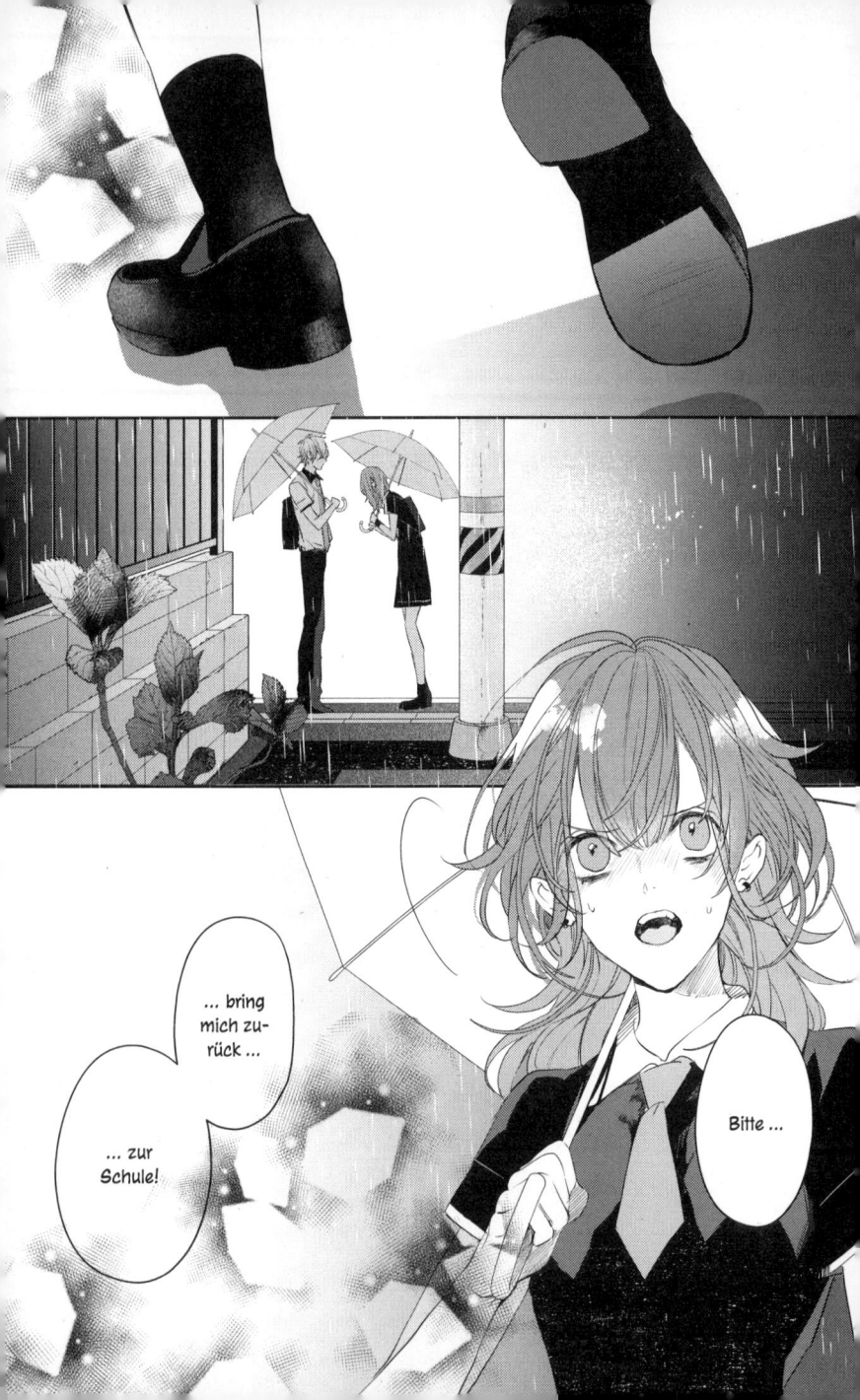

... bring mich zu-
rück ...

... zur
Schule!

Bitte ...

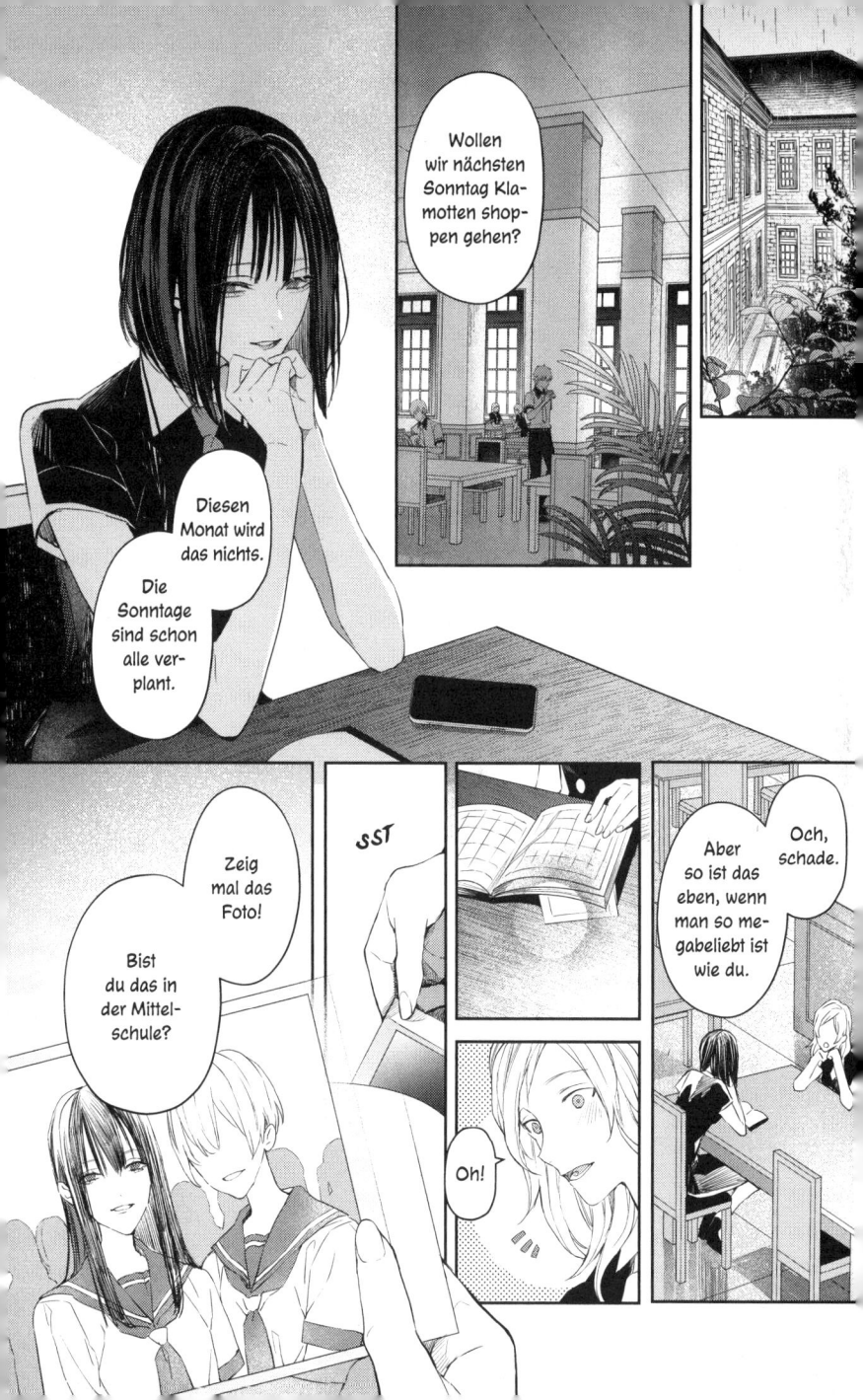

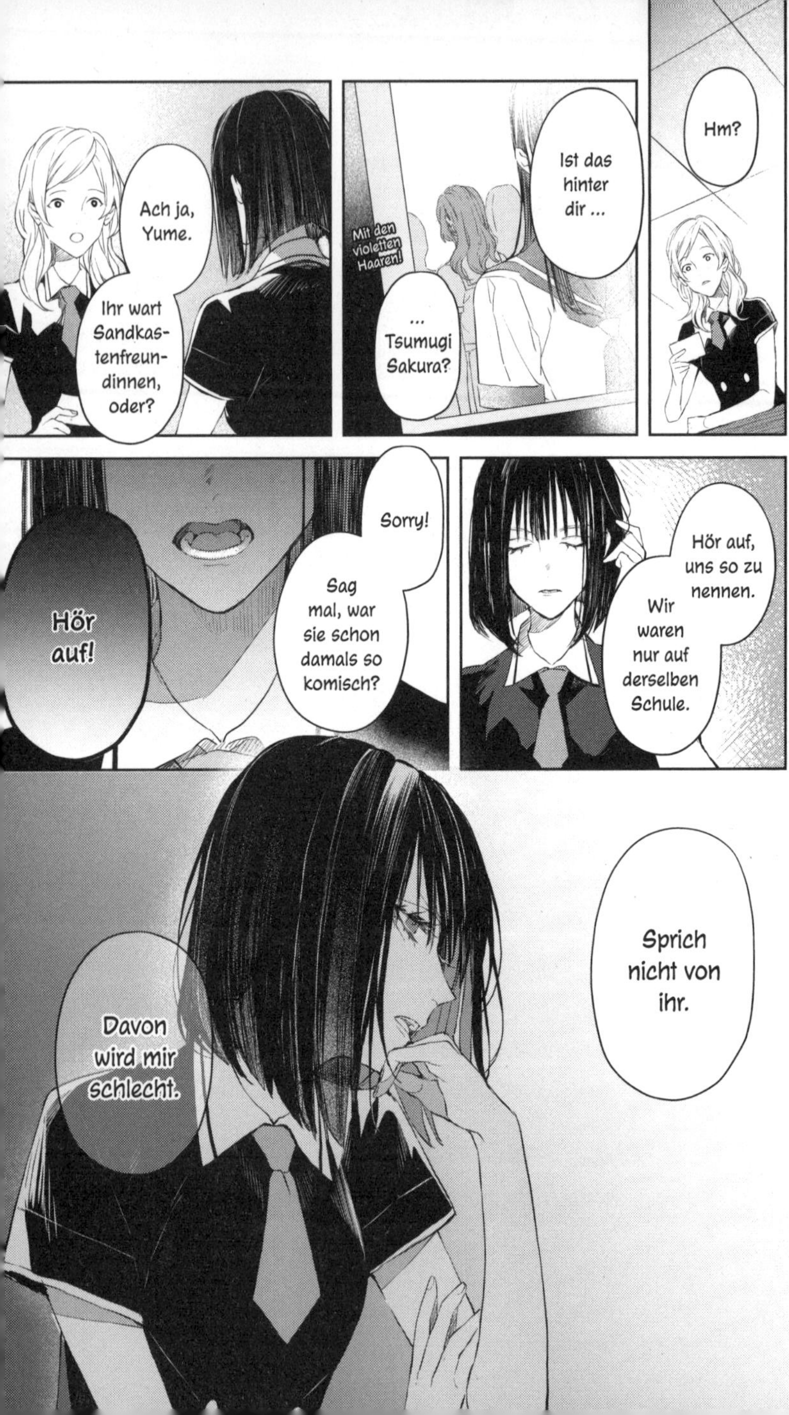

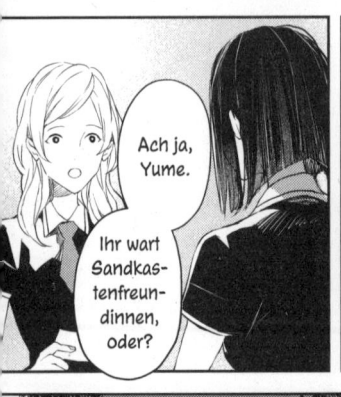

Ach ja, Yume.

Ihr wart Sandkastenfreundinnen, oder?

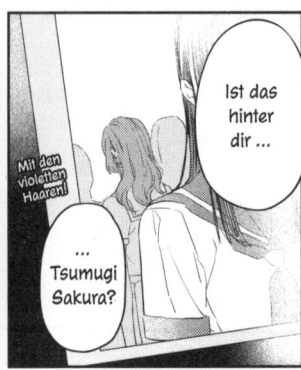

Ist das hinter dir ...

Mit den violetten Haaren!

... Tsumugi Sakura?

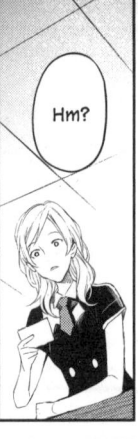

Hm?

Hör auf!

Sorry!

Sag mal, war sie schon damals so komisch?

Hör auf, uns so zu nennen.

Wir waren nur auf derselben Schule.

Davon wird mir schlecht.

Sprich nicht von ihr.

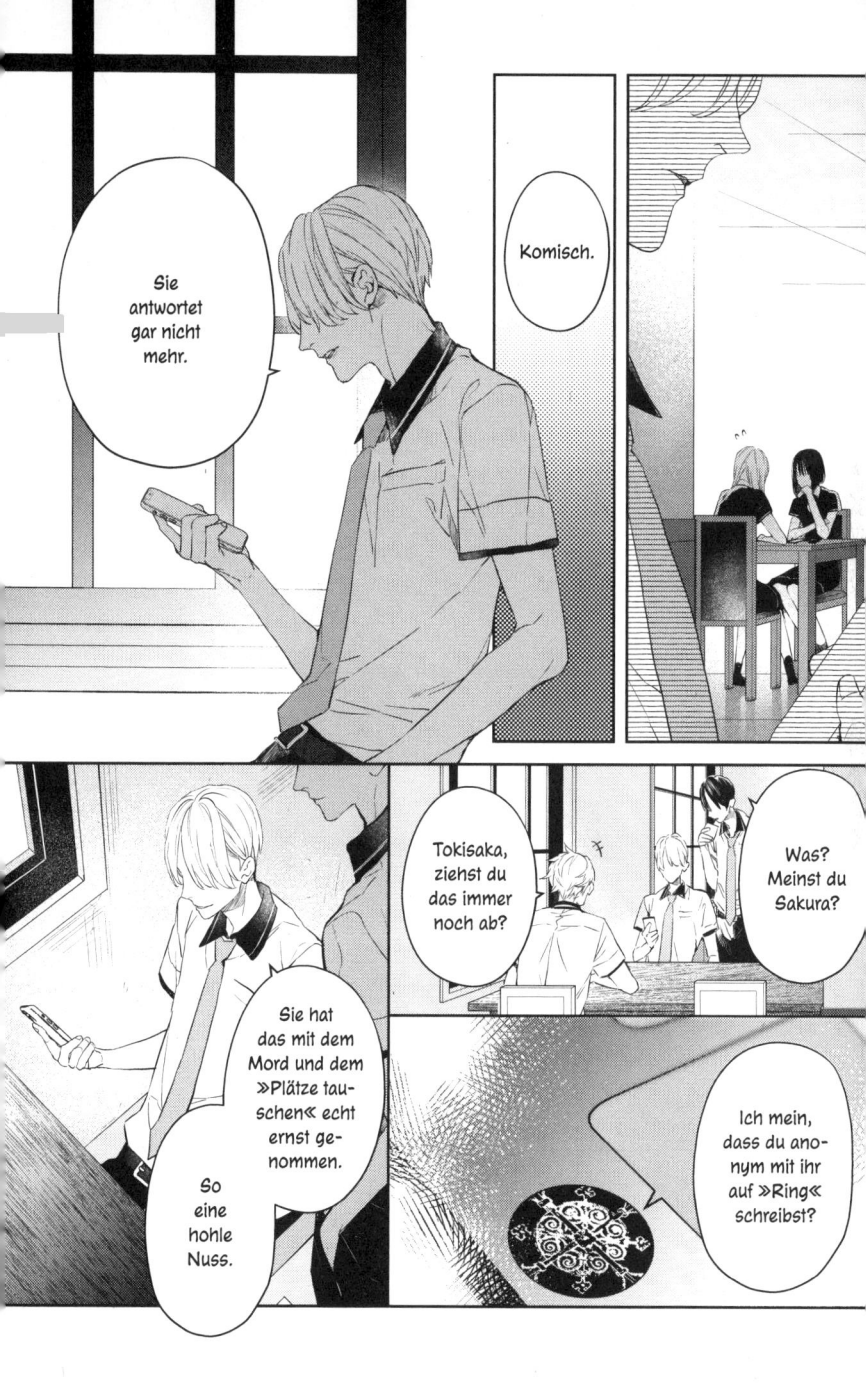

Sie antwortet gar nicht mehr.

Komisch.

Tokisaka, ziehst du das immer noch ab?

Was? Meinst du Sakura?

Sie hat das mit dem Mord und dem »Plätze tauschen« echt ernst genommen.

So eine hohle Nuss.

Ich mein, dass du anonym mit ihr auf »Ring« schreibst?

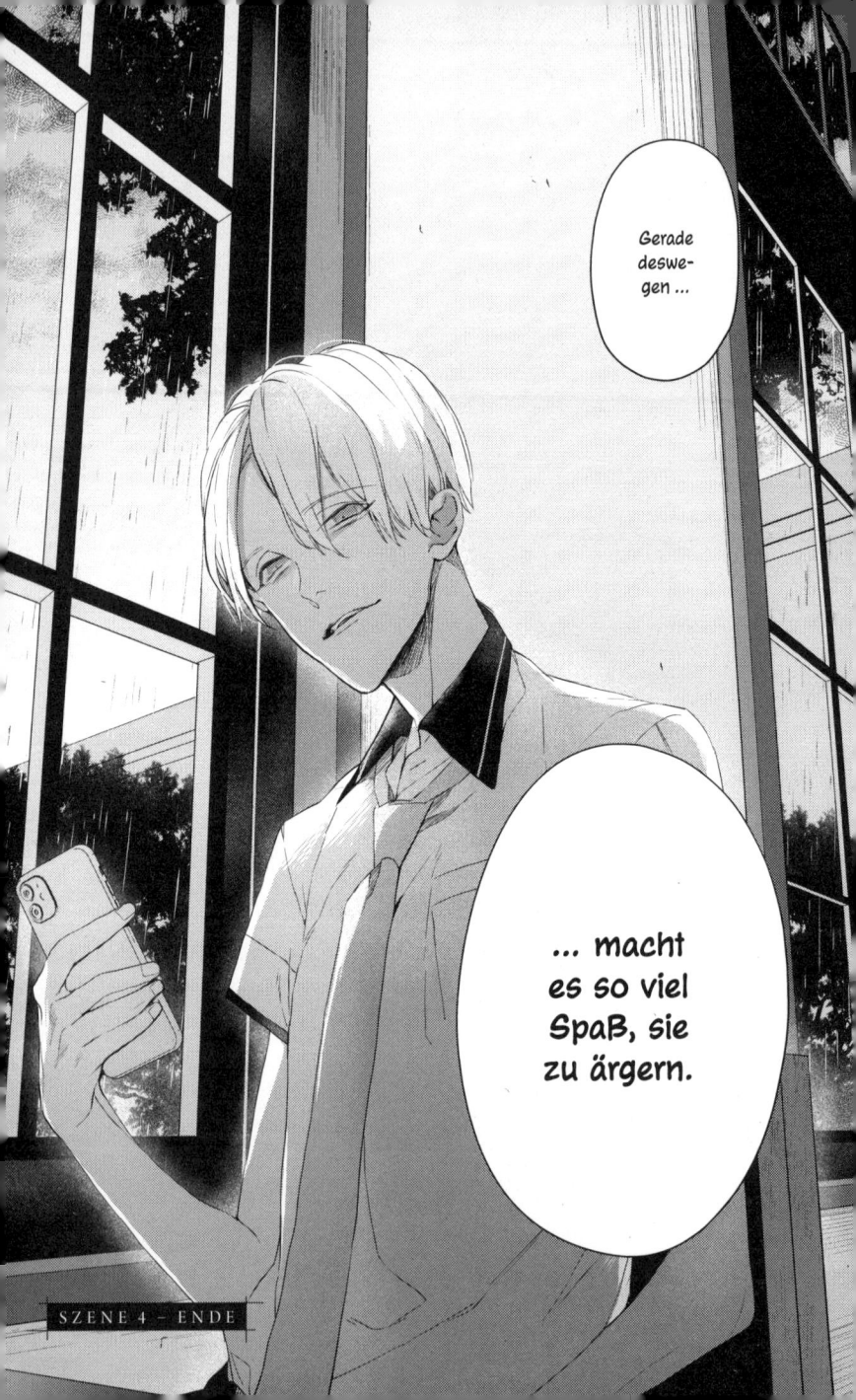

Gerade deswe-
gen ...

... macht
es so viel
Spaß, sie
zu ärgern.

SZENE 4 – ENDE

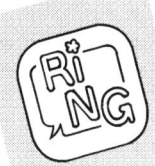

Eine Messaging-App, mit der man Nachrichten schicken und auch telefonieren kann.

Mr. Mallow Blue

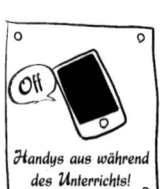

Die
Schulordnung
ist locker.

Mr. Mallow Blue

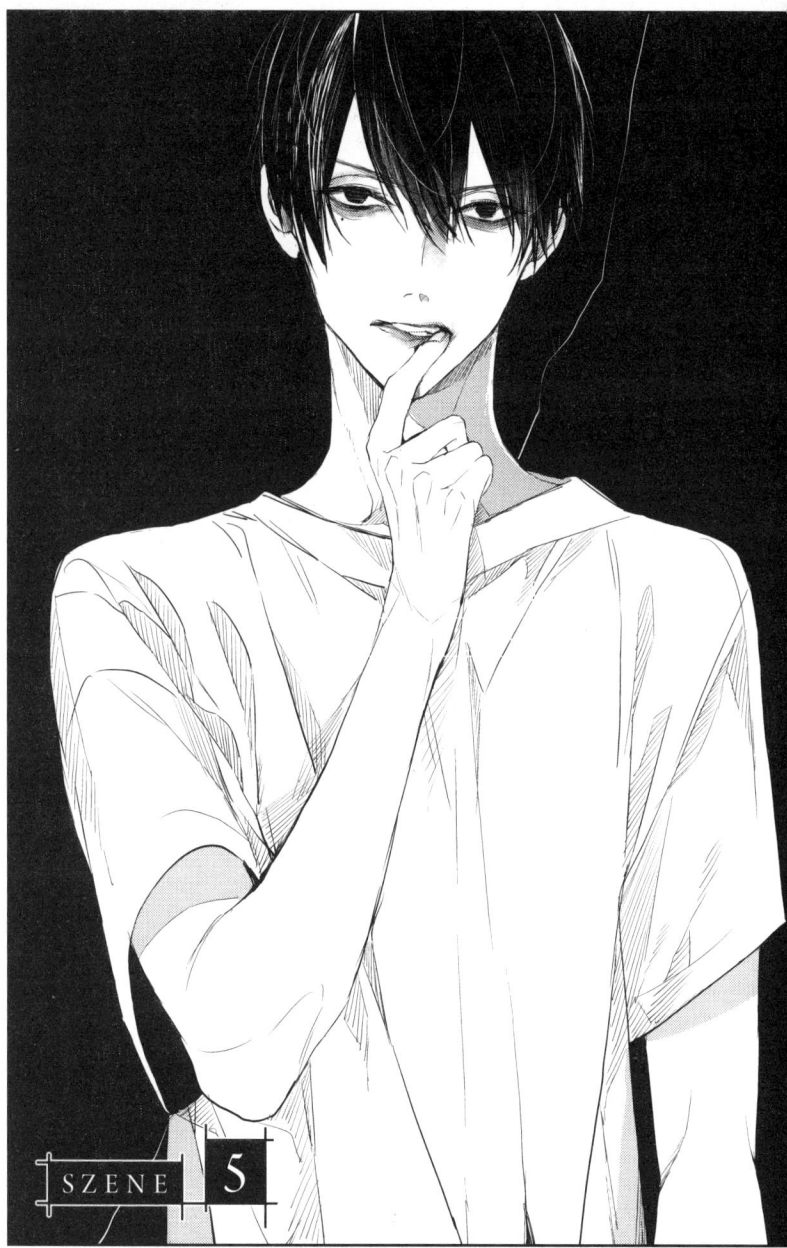

SZENE 5

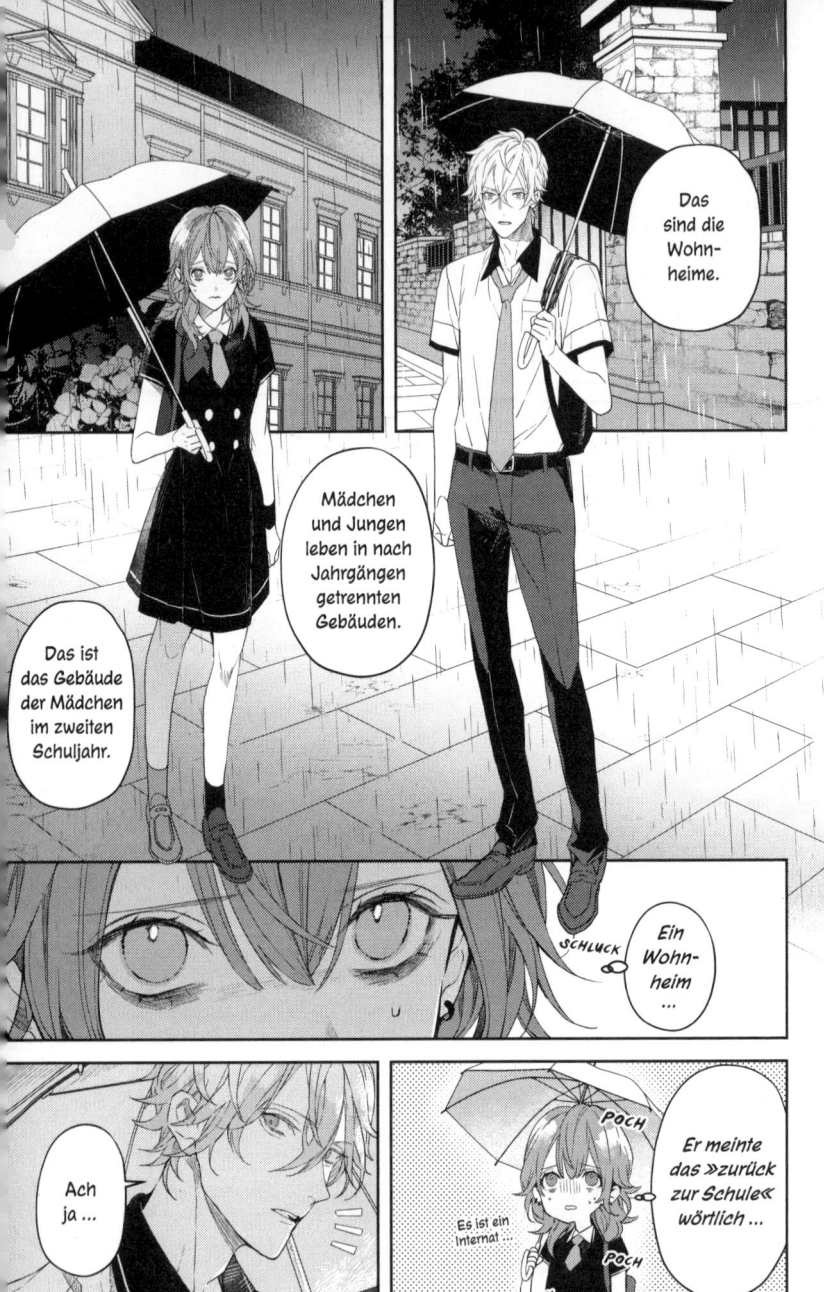

Das sind die Wohnheime.

Mädchen und Jungen leben in nach Jahrgängen getrennten Gebäuden.

Das ist das Gebäude der Mädchen im zweiten Schuljahr.

SCHLUCK

Ein Wohnheim ...

Ach ja ...

POCH

POCH

POCH

Es ist ein Internat ...

Er meinte das »zurück zur Schule« wörtlich ...

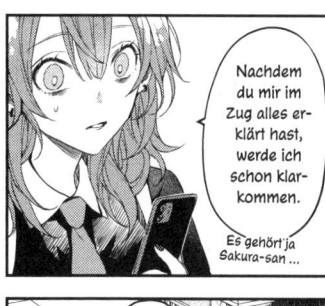

Nachdem du mir im Zug alles erklärt hast, werde ich schon klarkommen.

Es gehört ja Sakura-san ...

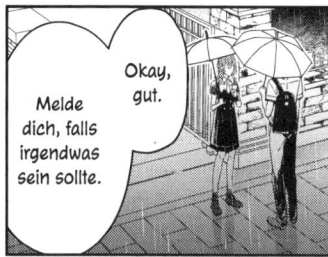

Okay, gut.

Melde dich, falls irgendwas sein sollte.

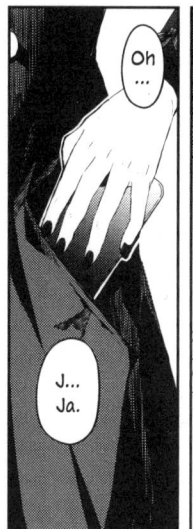

Oh ...

J... Ja.

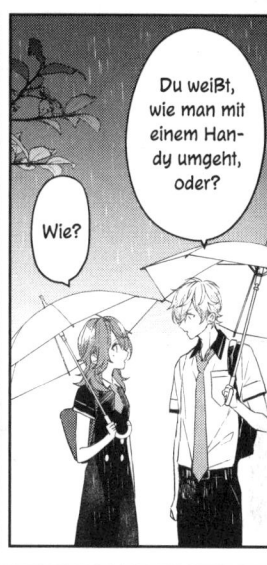

Du weißt, wie man mit einem Handy umgeht, oder?

Wie?

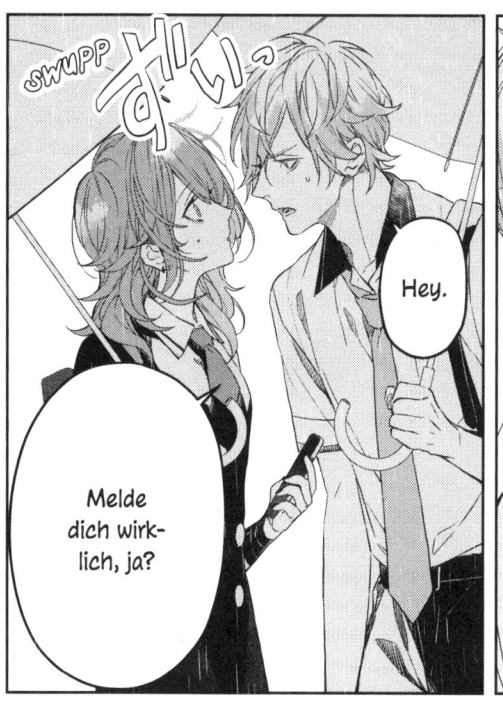

SWUPP

Hey.

Melde dich wirklich, ja?

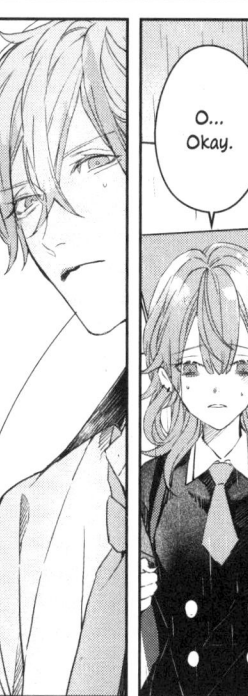

O... Okay.

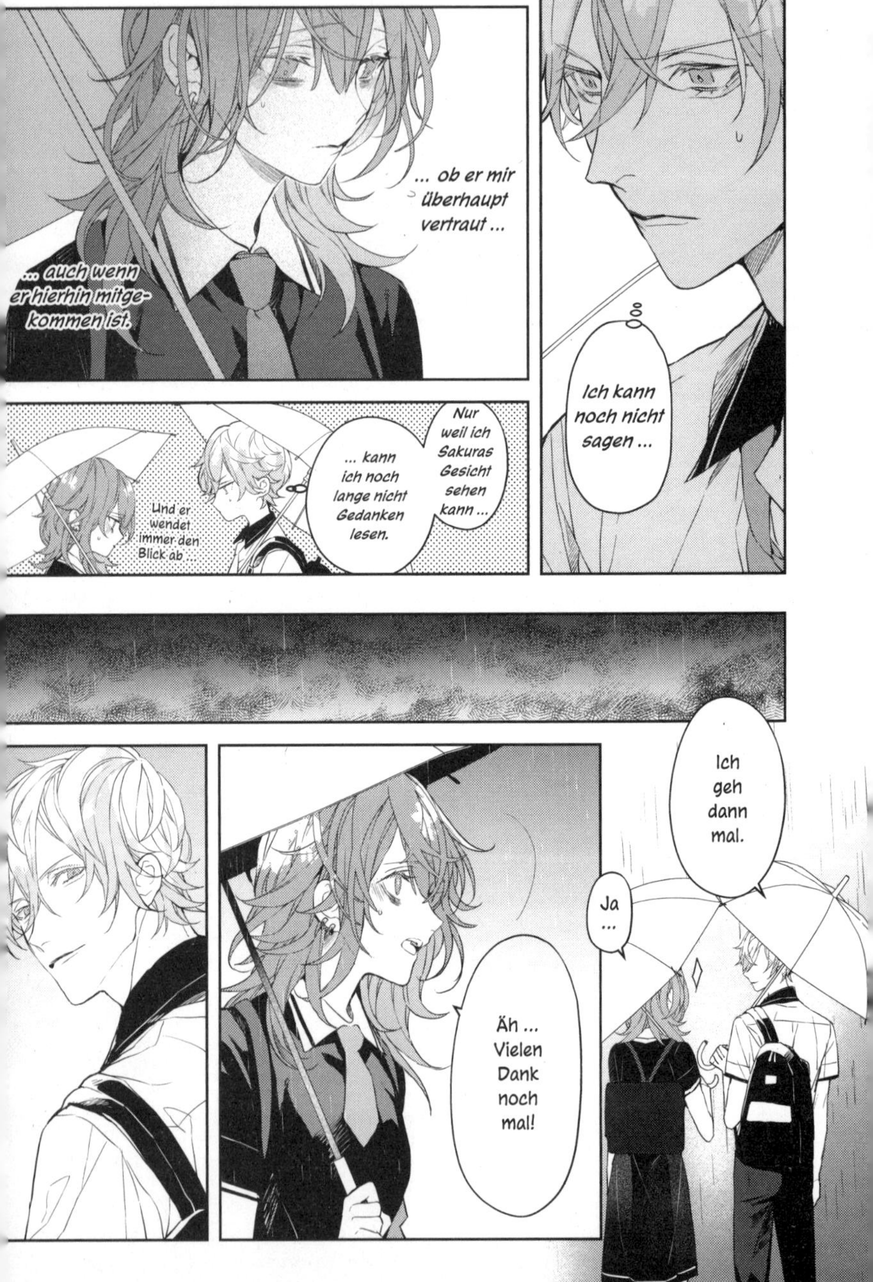

... ob er mir überhaupt vertraut ...

... auch wenn er hierhin mitgekommen ist.

Ich kann noch nicht sagen ...

Und er wendet immer den Blick ab

... kann ich noch lange nicht Gedanken lesen.

Nur weil ich Sakuras Gesicht sehen kann ...

Ich geh dann mal.

Ja ...

Äh ... Vielen Dank noch mal!

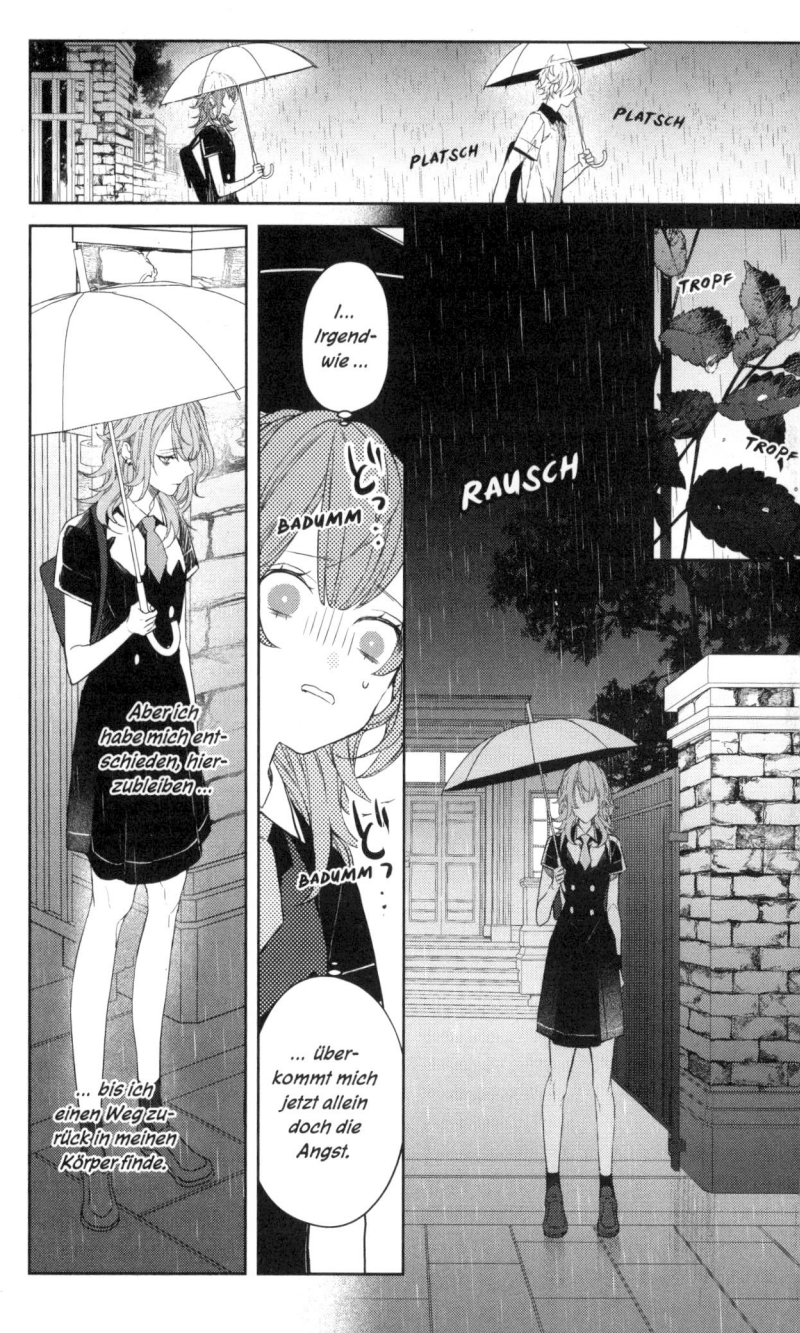

PLATSCH

PLATSCH

PLATSCH

I...
Irgend-
wie ...

TROPF

TROPF

BADUMM

RAUSCH

Aber ich
habe mich ent-
schieden, hier-
zubleiben ...

BADUMM

... bis ich
einen Weg zu-
rück in meinen
Körper finde.

... über-
kommt mich
jetzt allein
doch die
Angst.

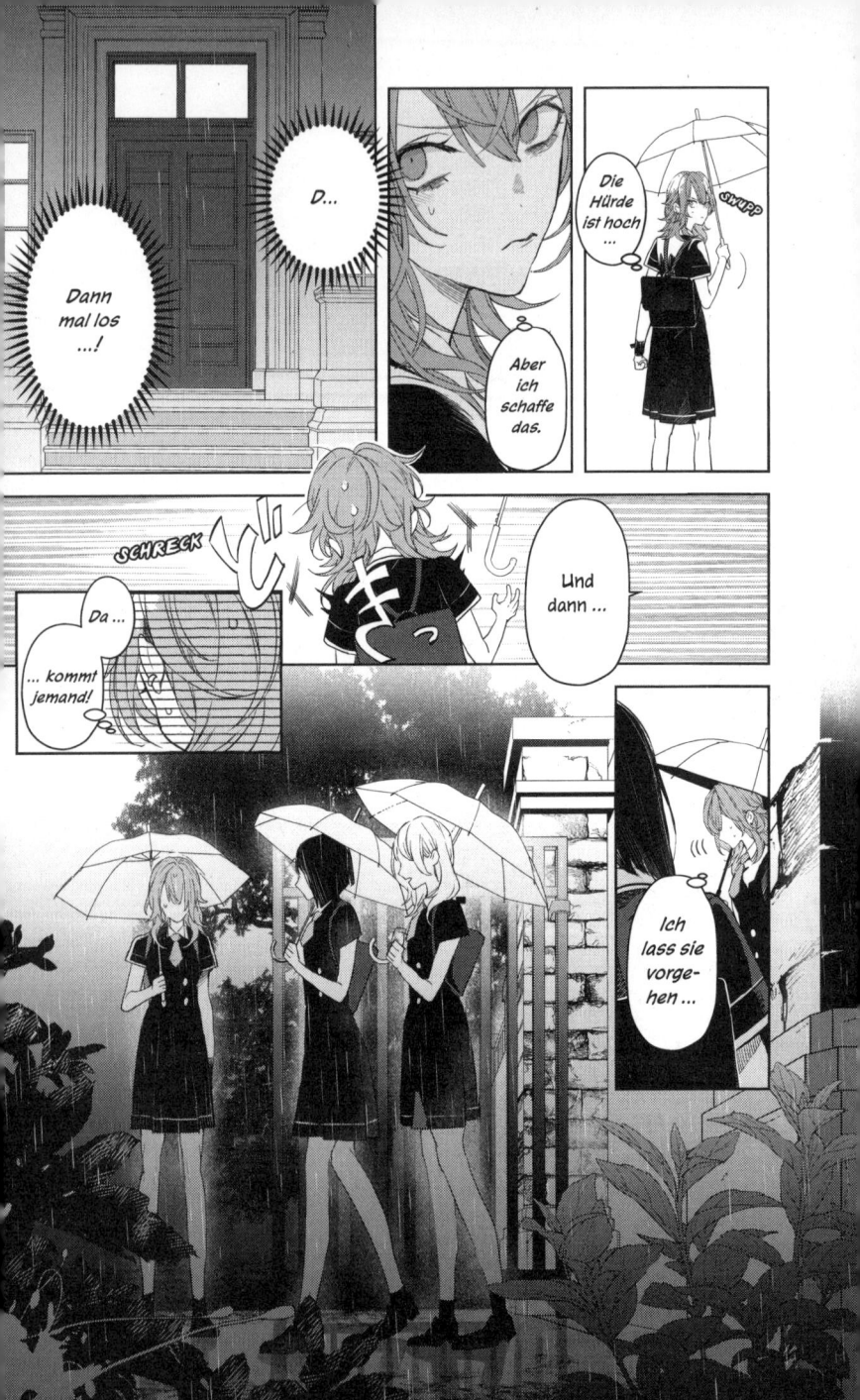

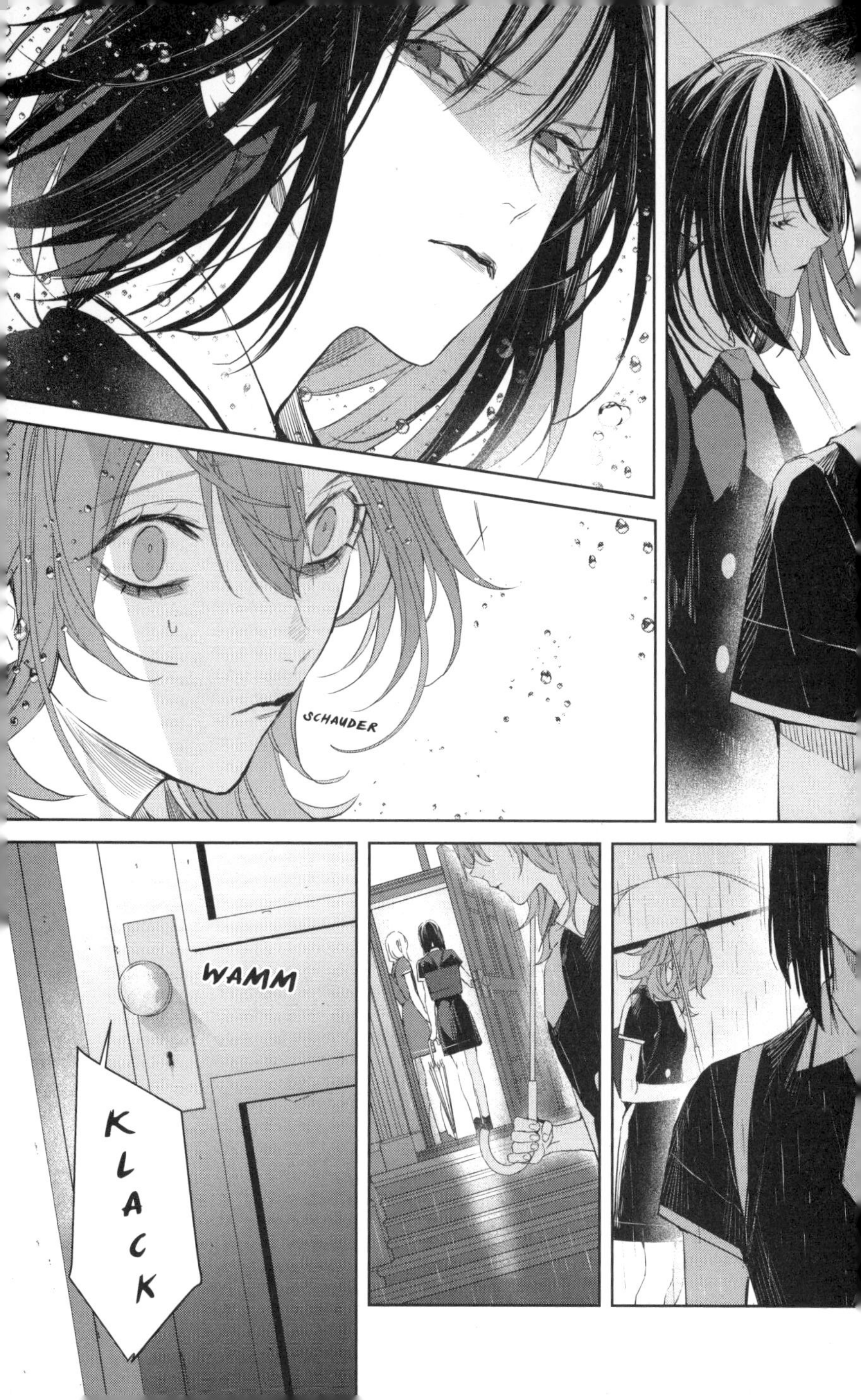

SCHAUDER

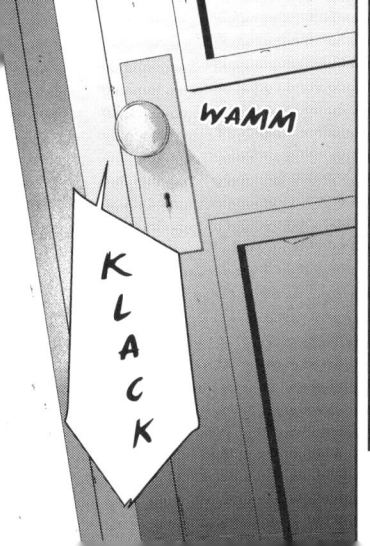

WAMM

KLACK

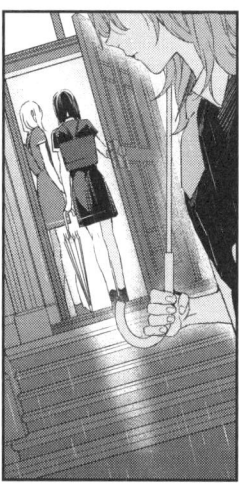

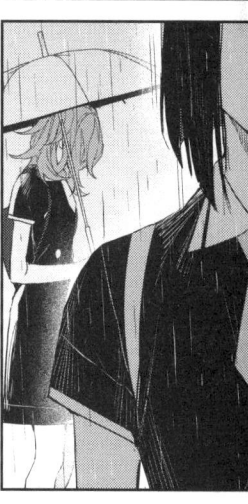

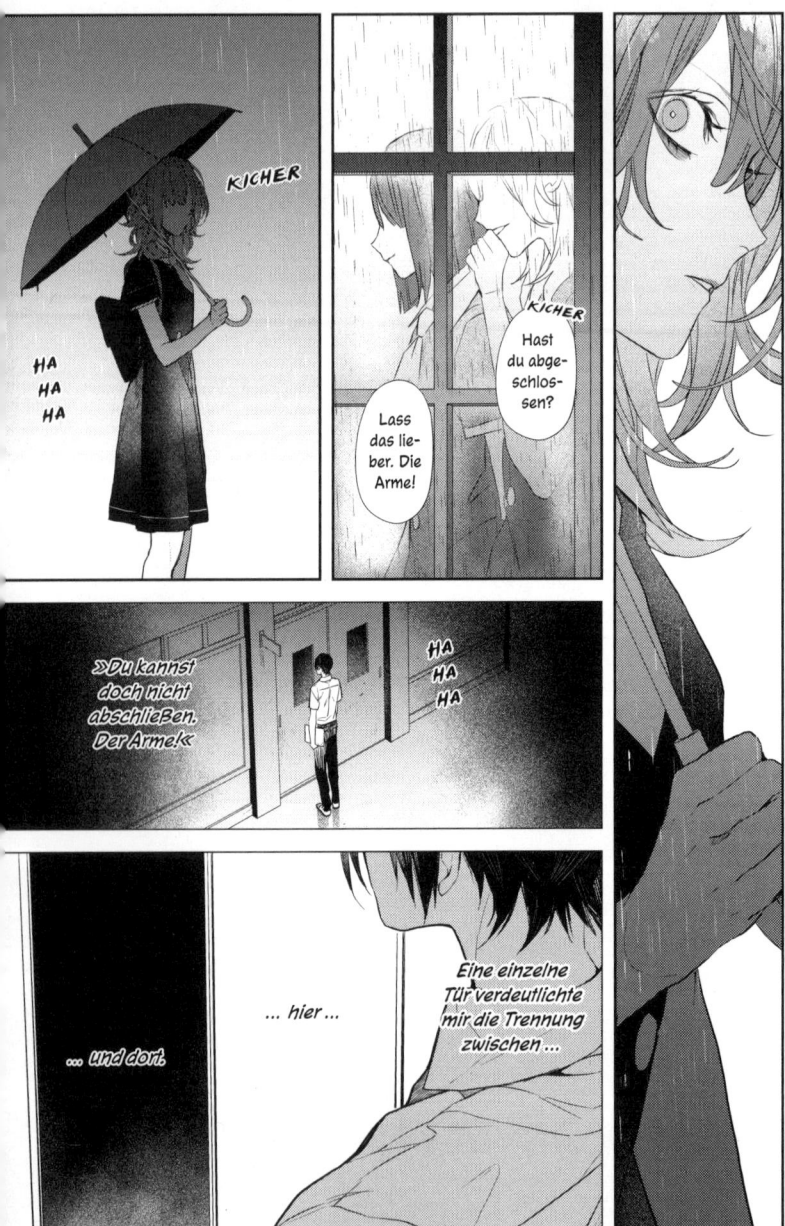

KICHER

HA
HA
HA

Hast du abgeschlossen?

KICHER

Lass das lieber. Die Arme!

»Du kannst doch nicht abschließen. Der Arme!«

HA
HA
HA

... hier ...

Eine einzelne Tür verdeutlichte mir die Trennung zwischen ...

... und dort.

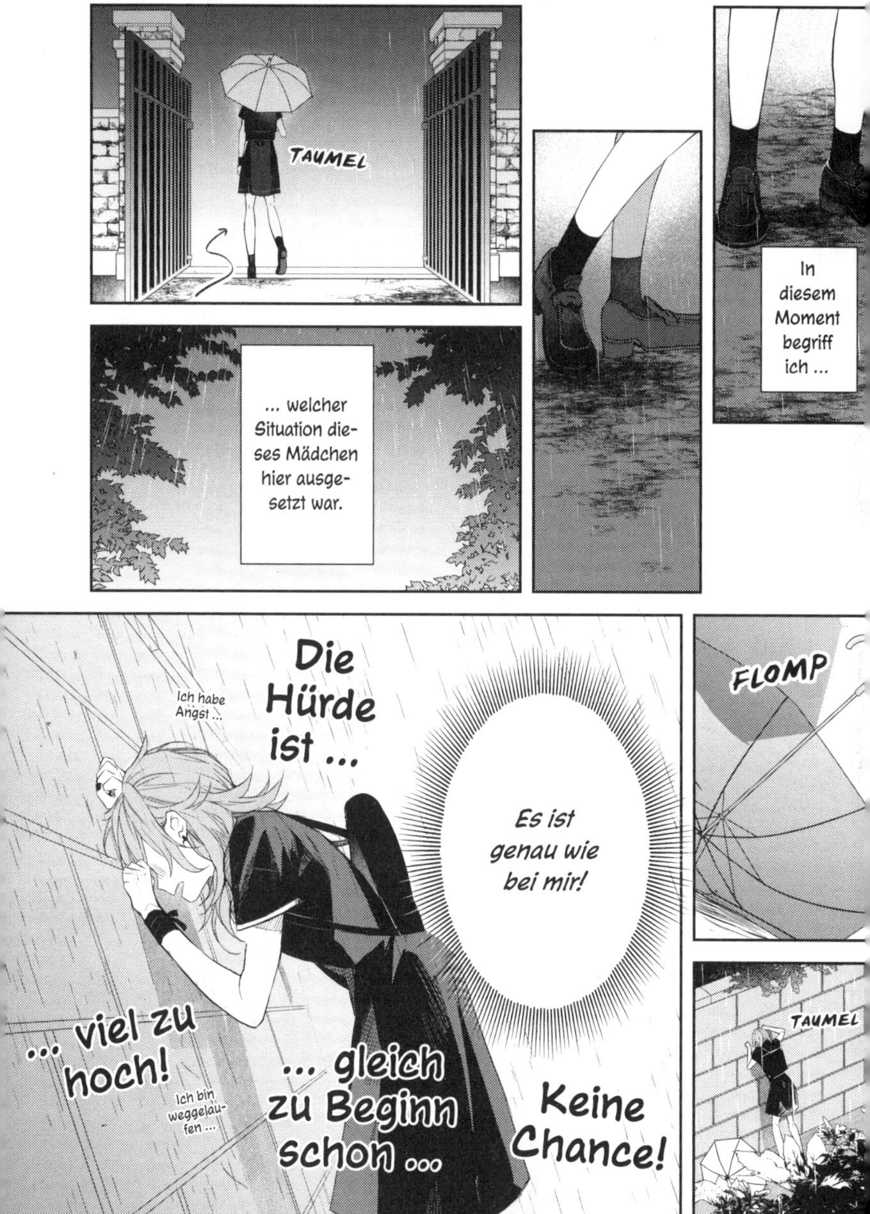

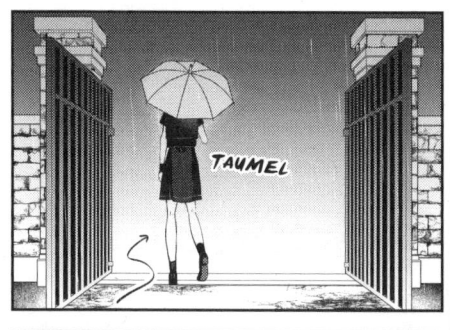

TAUMEL

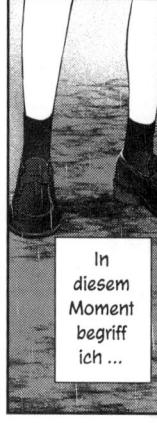

In diesem Moment begriff ich ...

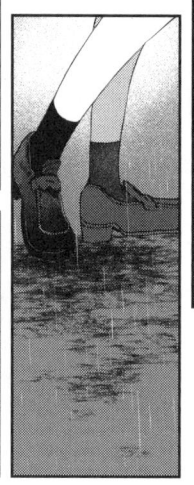

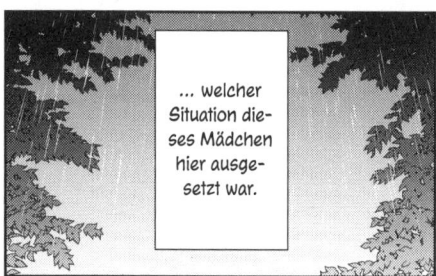

... welcher Situation dieses Mädchen hier ausgesetzt war.

Ich habe Angst ...

Die Hürde ist ...

Es ist genau wie bei mir!

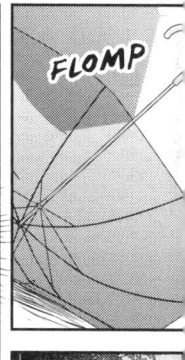

FLOMP

... viel zu hoch!

Ich bin weggelaufen ...

... gleich zu Beginn schon ...

Keine Chance!

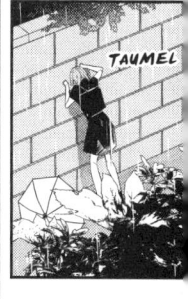

TAUMEL

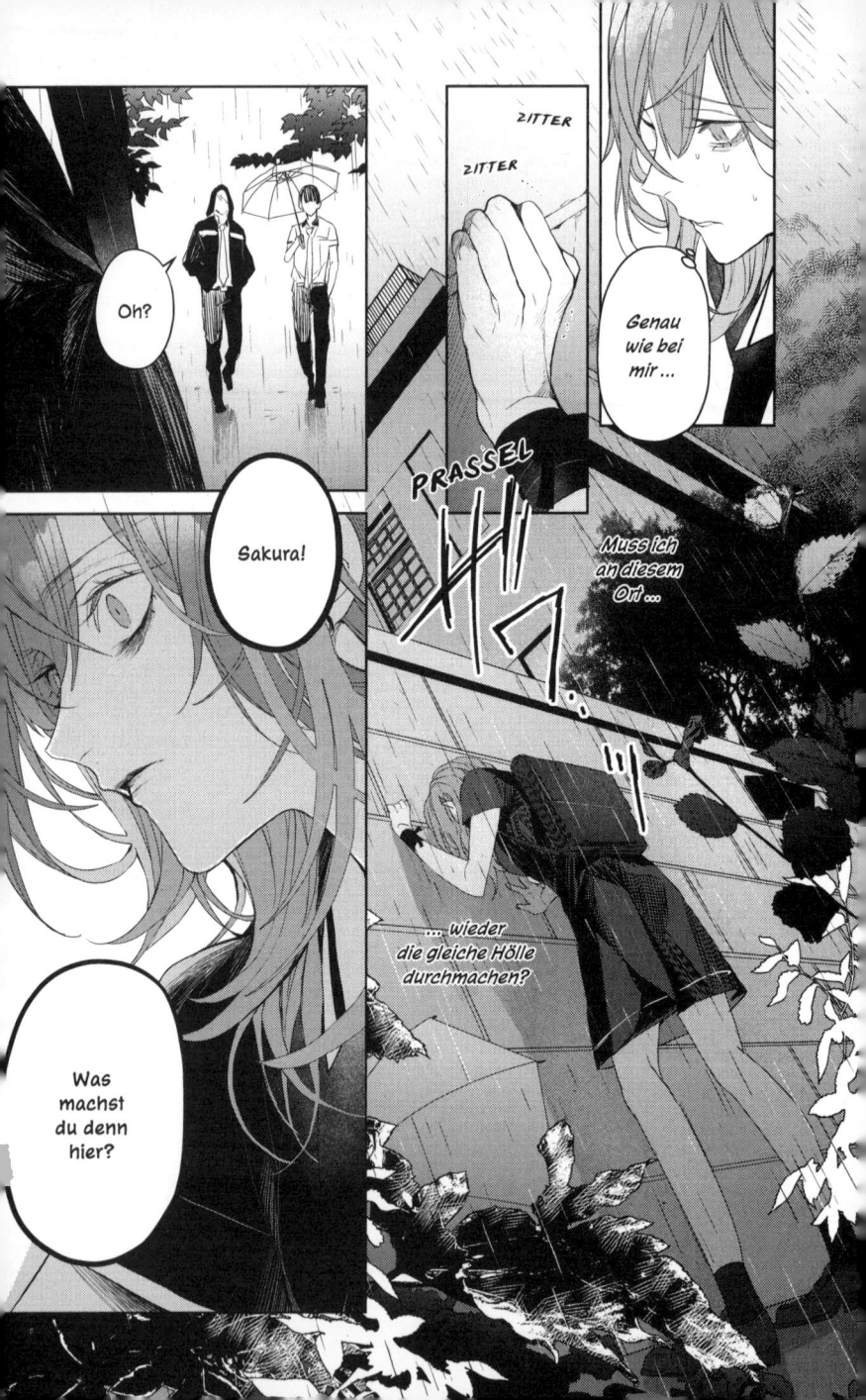

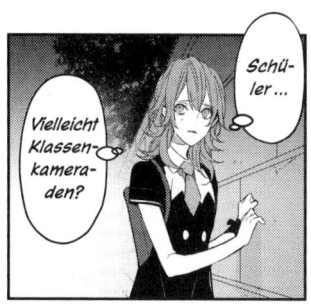

Schü-
ler ...

Vielleicht
Klassen-
kamera-
den?

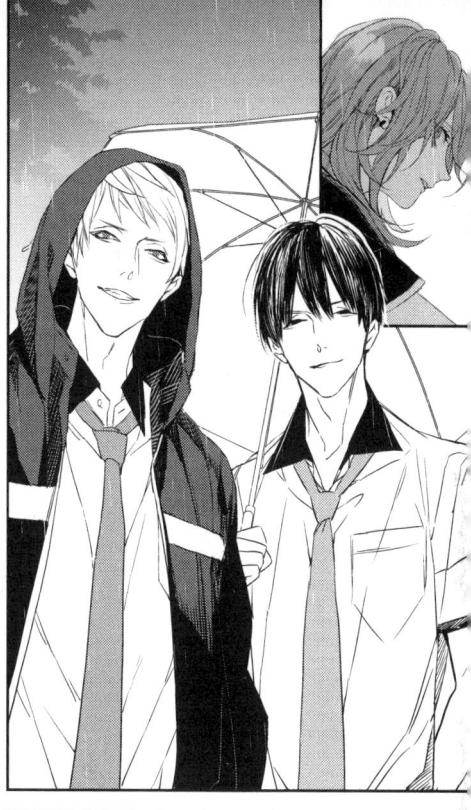

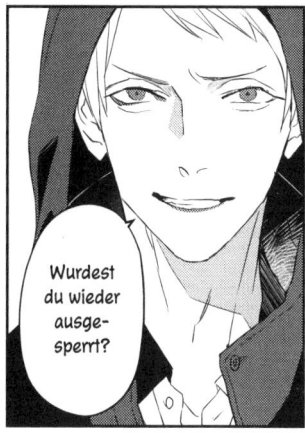

Wurdest
du wieder
ausge-
sperrt?

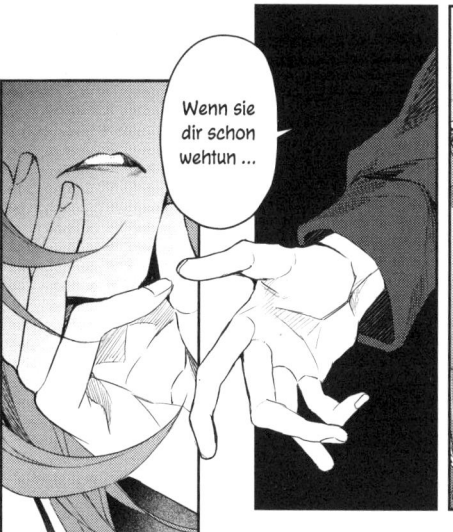

Wenn sie
dir schon
wehtun ...

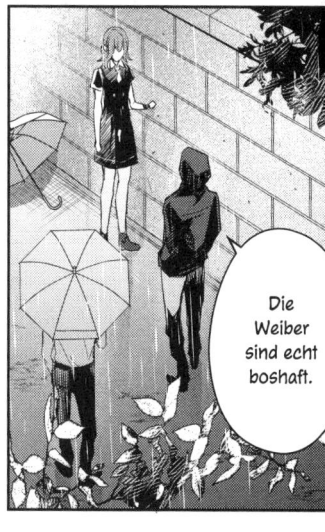

Die
Weiber
sind echt
boshaft.

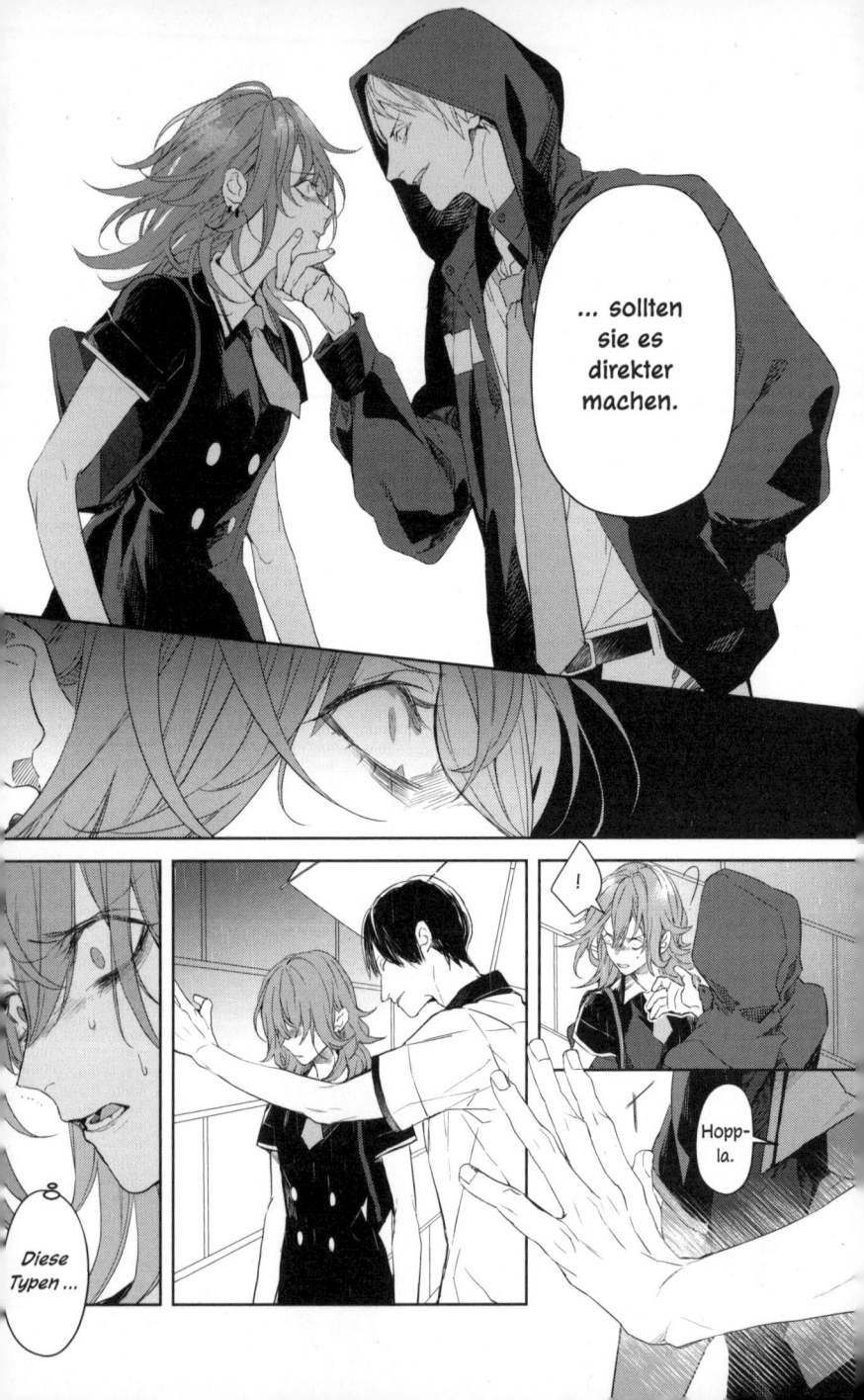

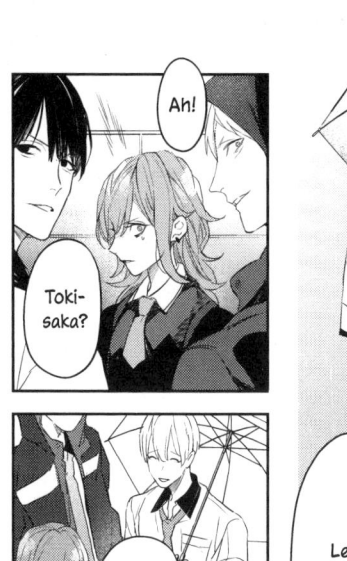

Ah!

Toki-saka?

Hey!

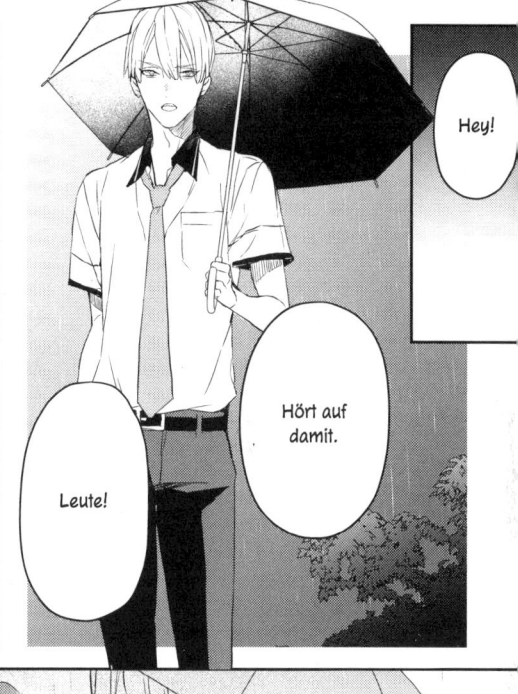

Hört auf damit.

Leute!

Ent-schuldige, Sakura-san.

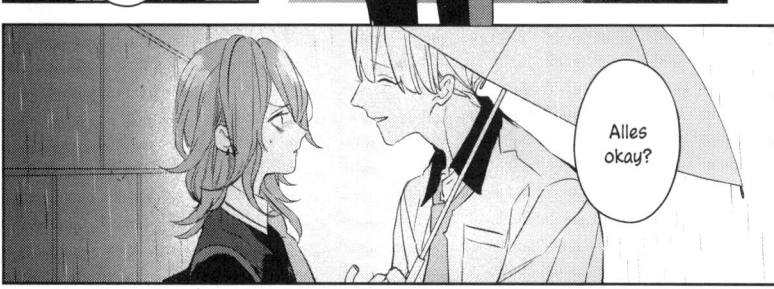

Alles okay?

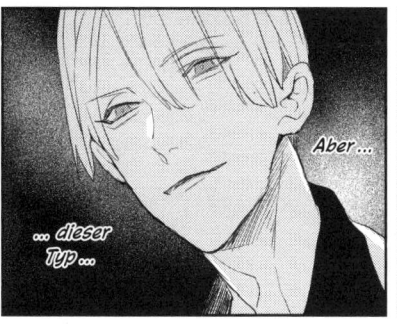

Aber...

... dieser Typ...

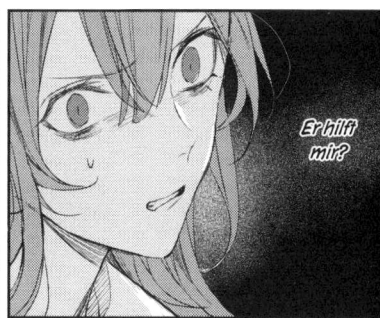

Er hilft mir?

171

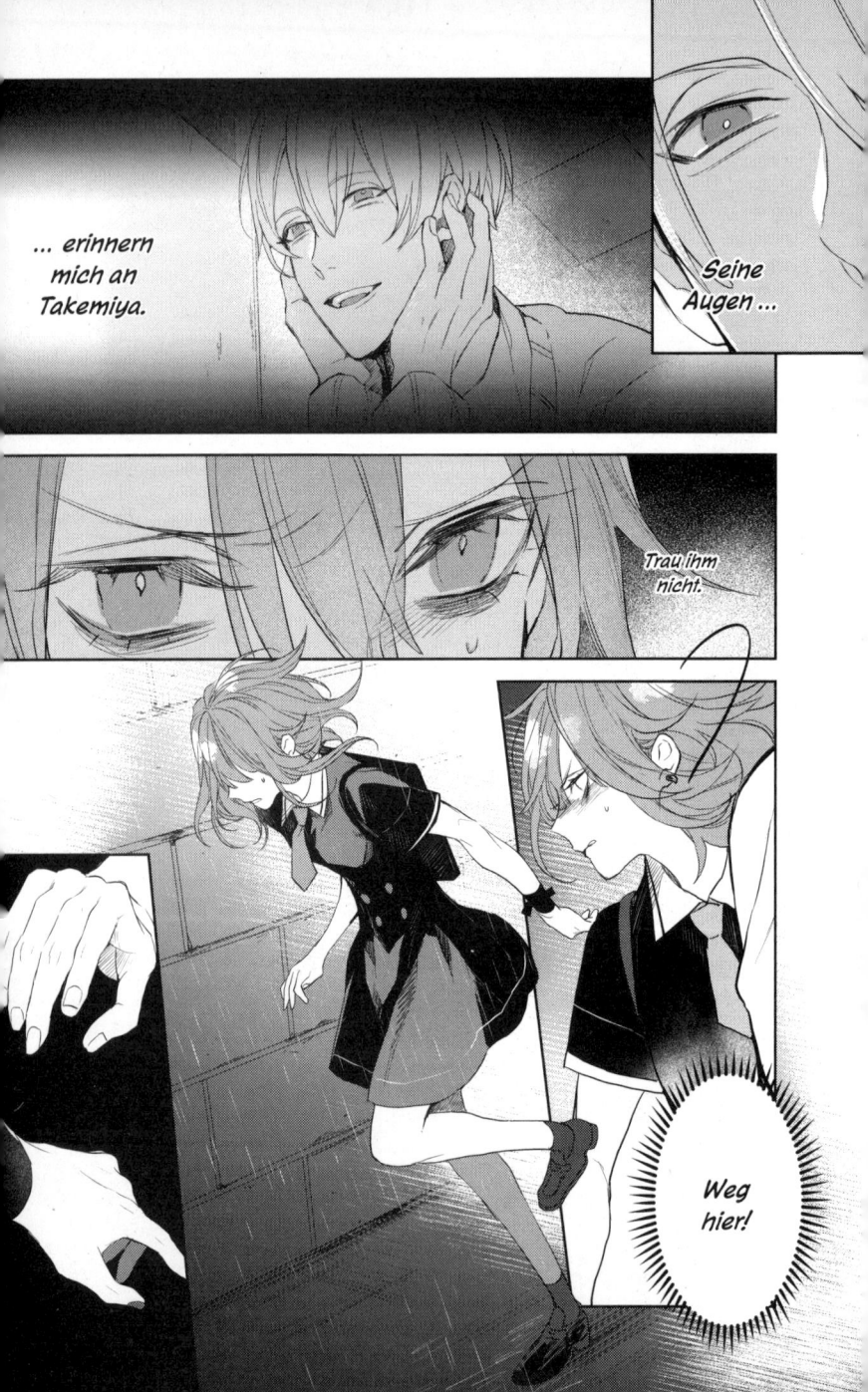

... erinnern mich an Takemiya.

Seine Augen ...

Trau ihm nicht.

Weg hier!

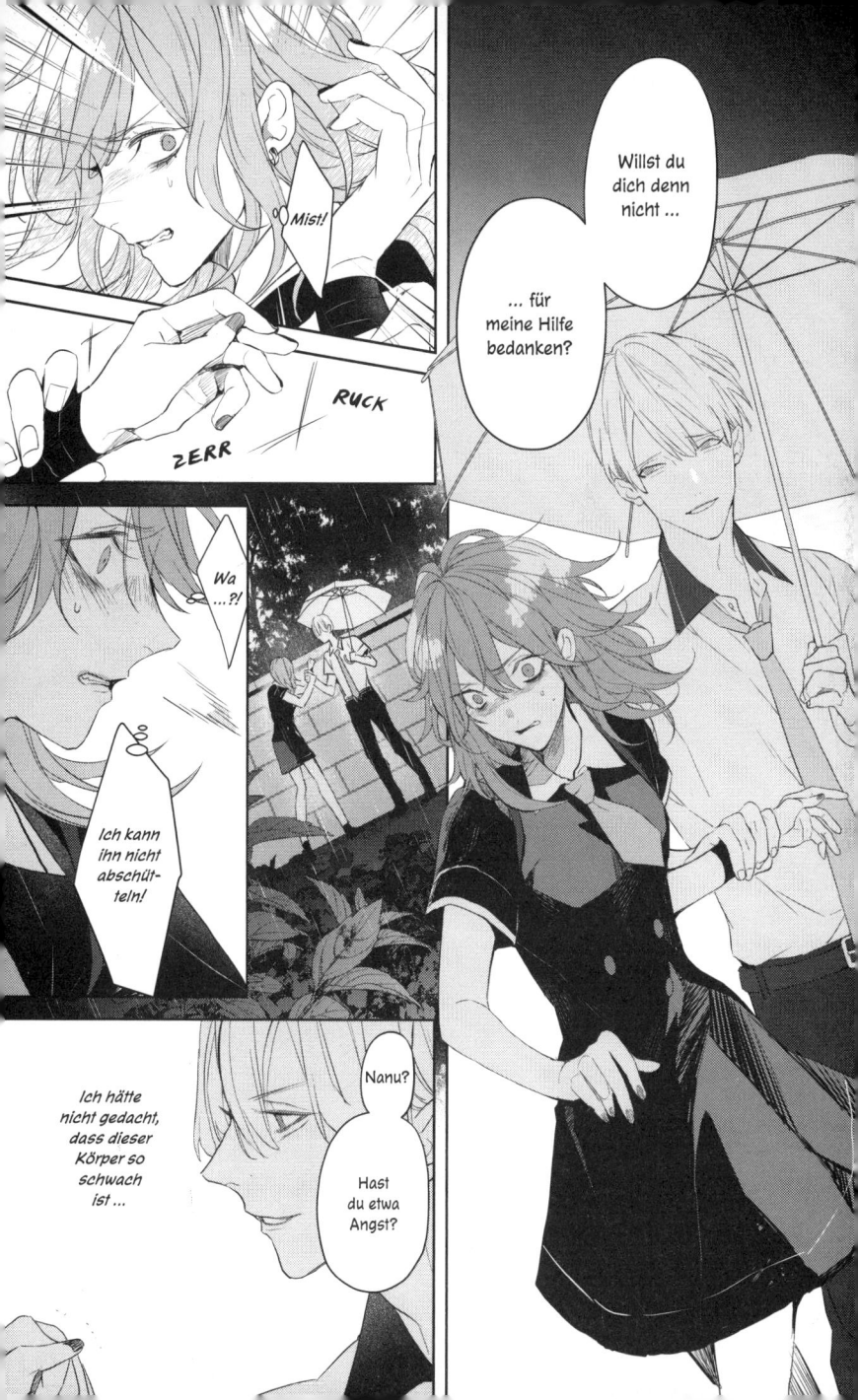

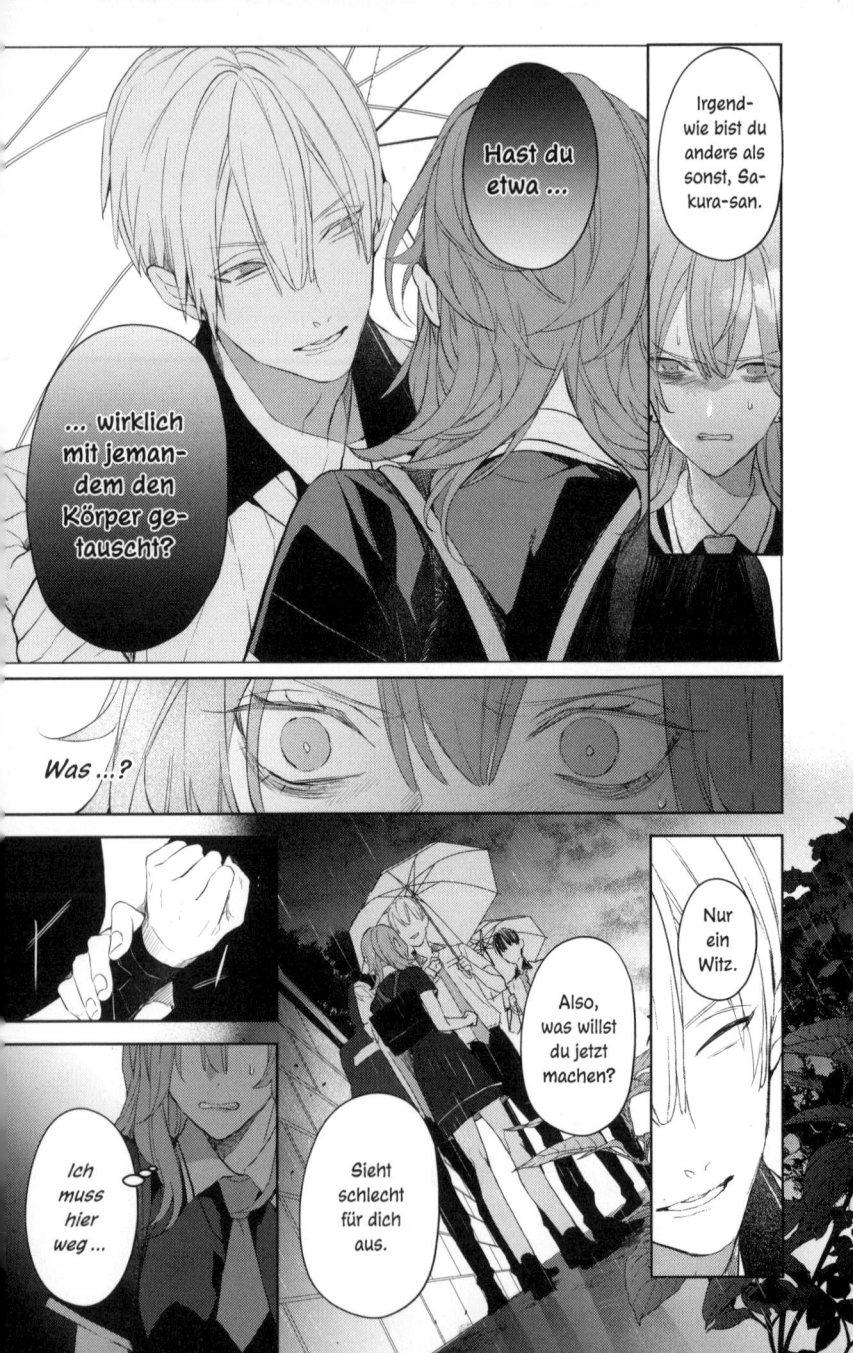

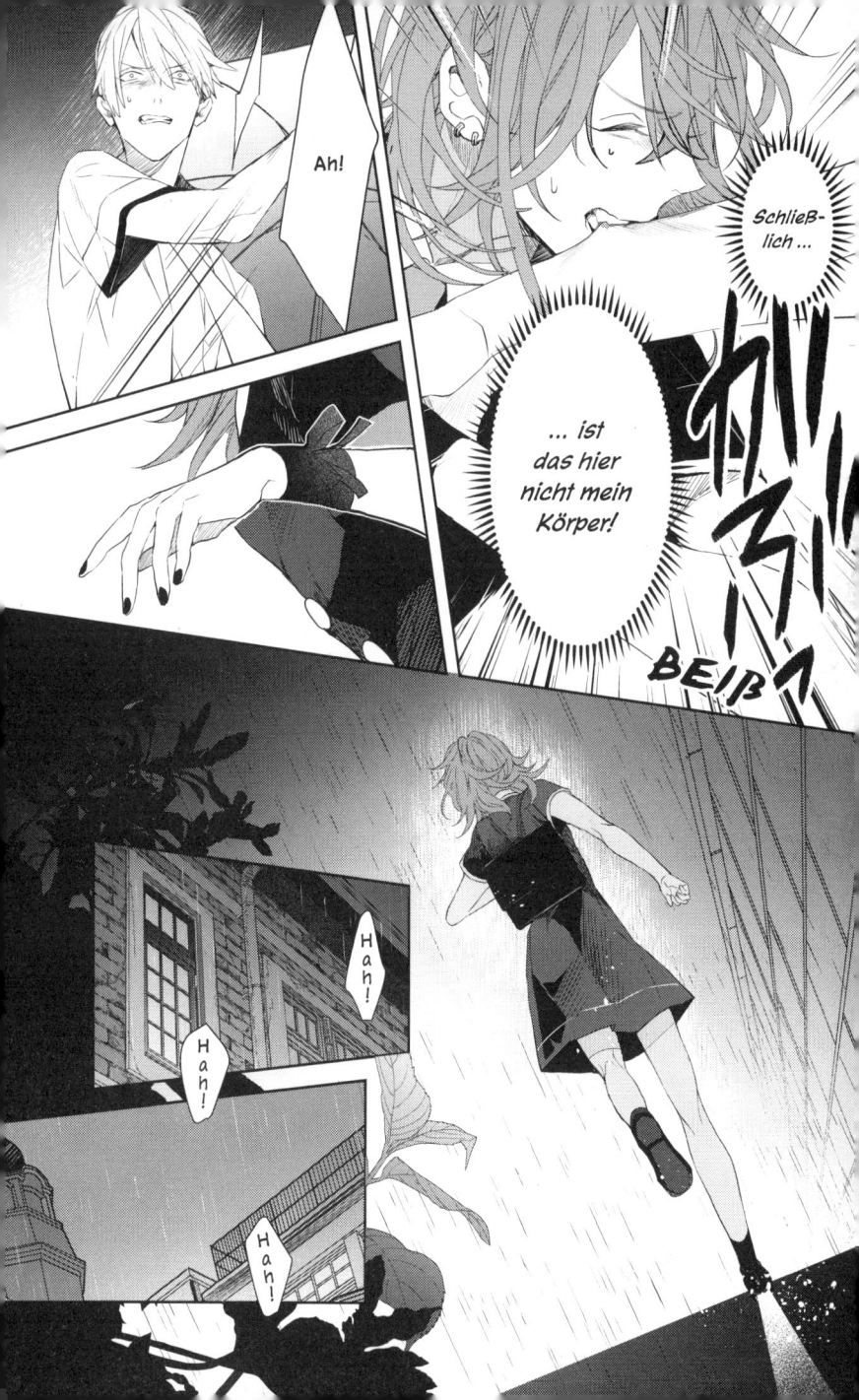

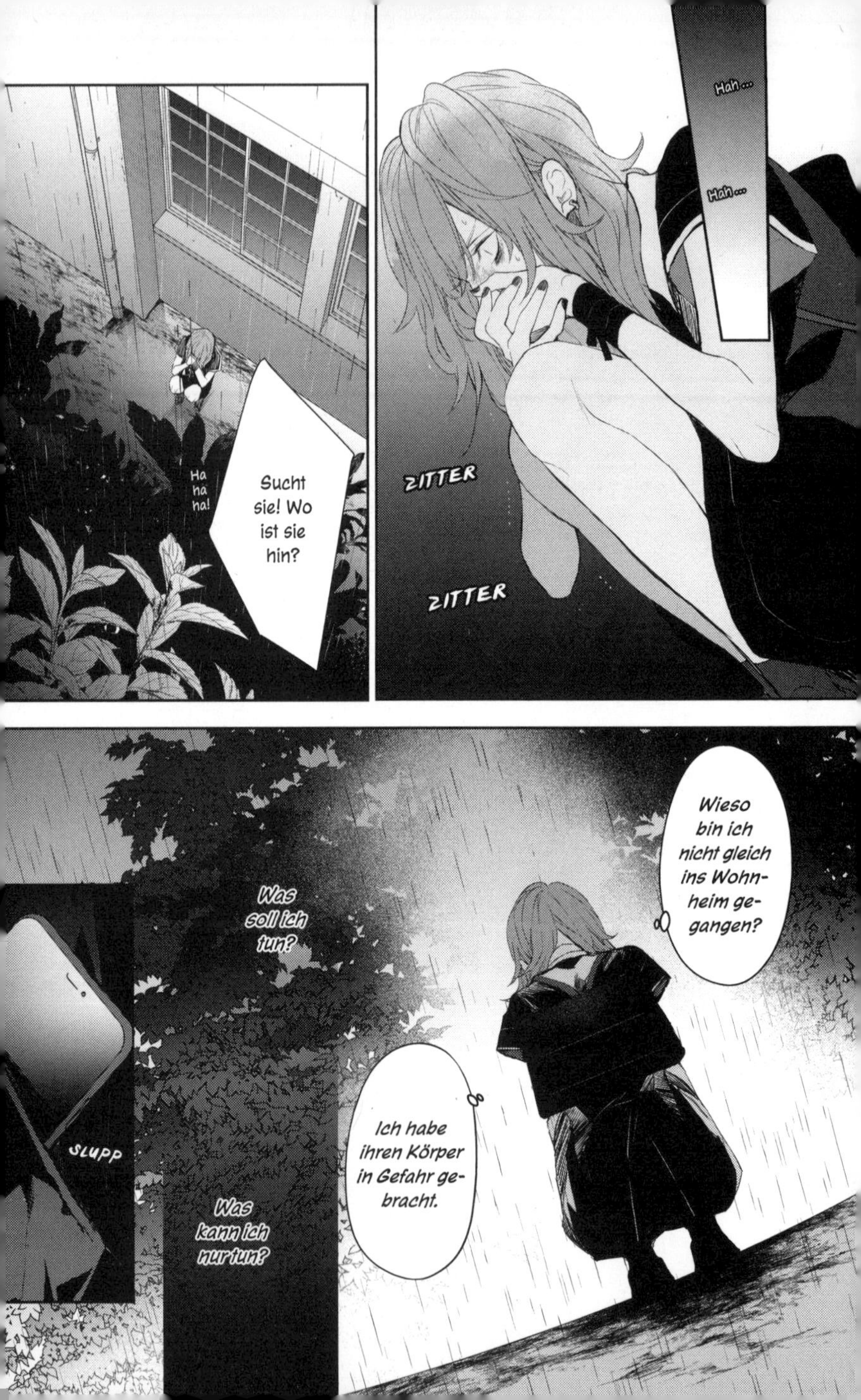

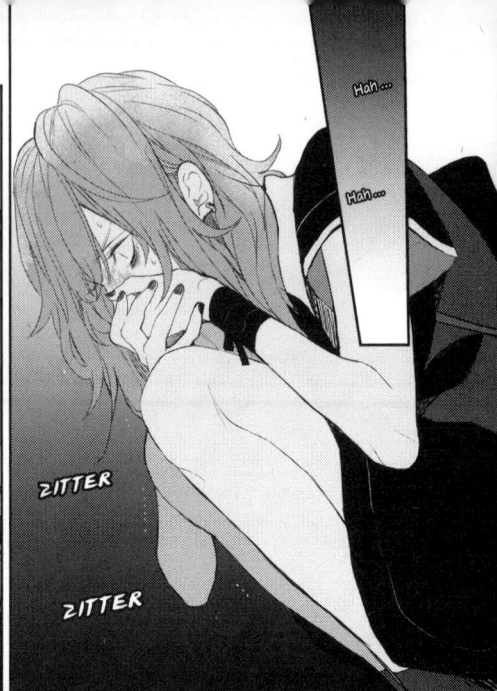

Hah ...

Hah ...

Ha ha ha!

Sucht sie! Wo ist sie hin?

ZITTER

ZITTER

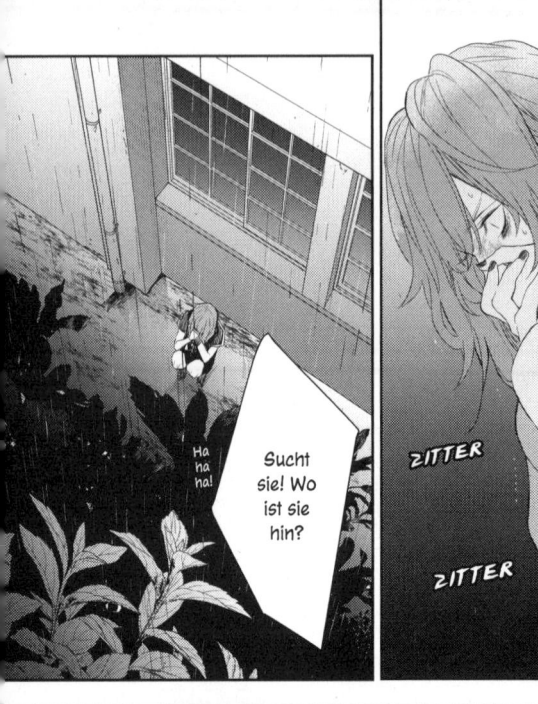

Wieso bin ich nicht gleich ins Wohnheim gegangen?

Was soll ich tun?

Ich habe ihren Körper in Gefahr gebracht.

SLUPP

Was kann ich nur tun?

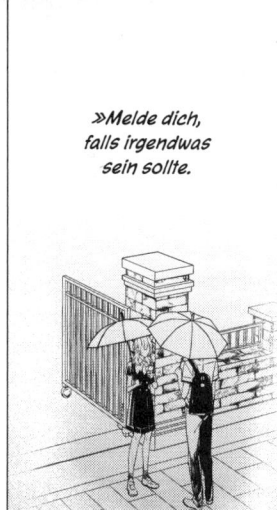

»Melde dich,
falls irgendwas
sein sollte.

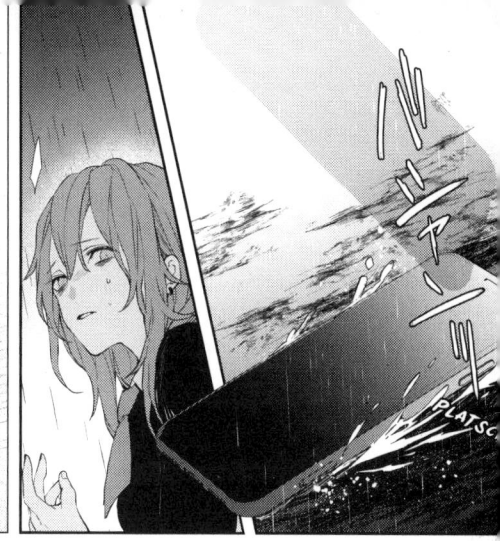

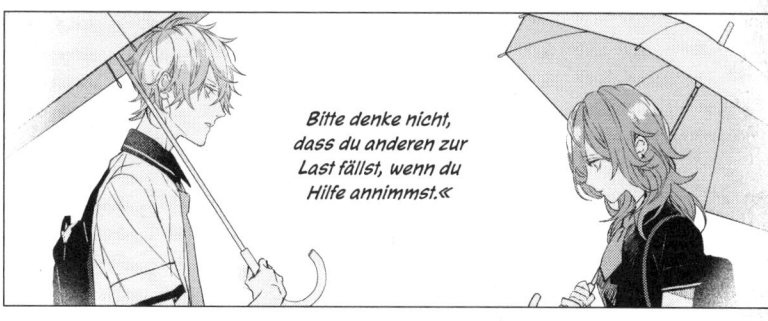

Bitte denke nicht,
dass du anderen zur
Last fällst, wenn du
Hilfe annimmst.«

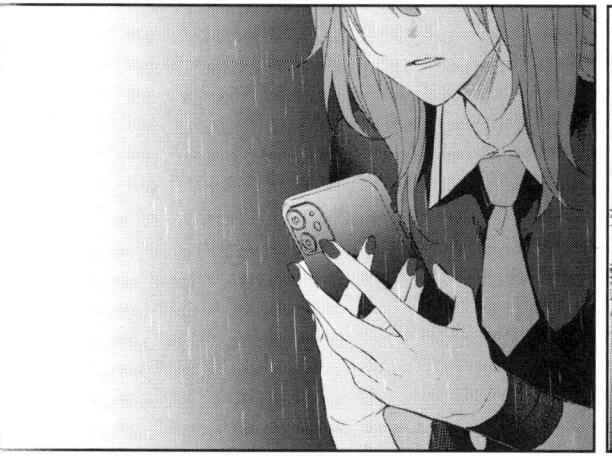

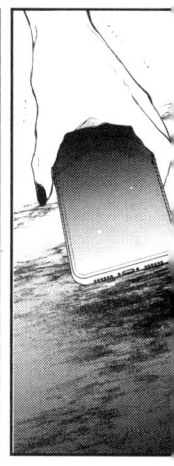

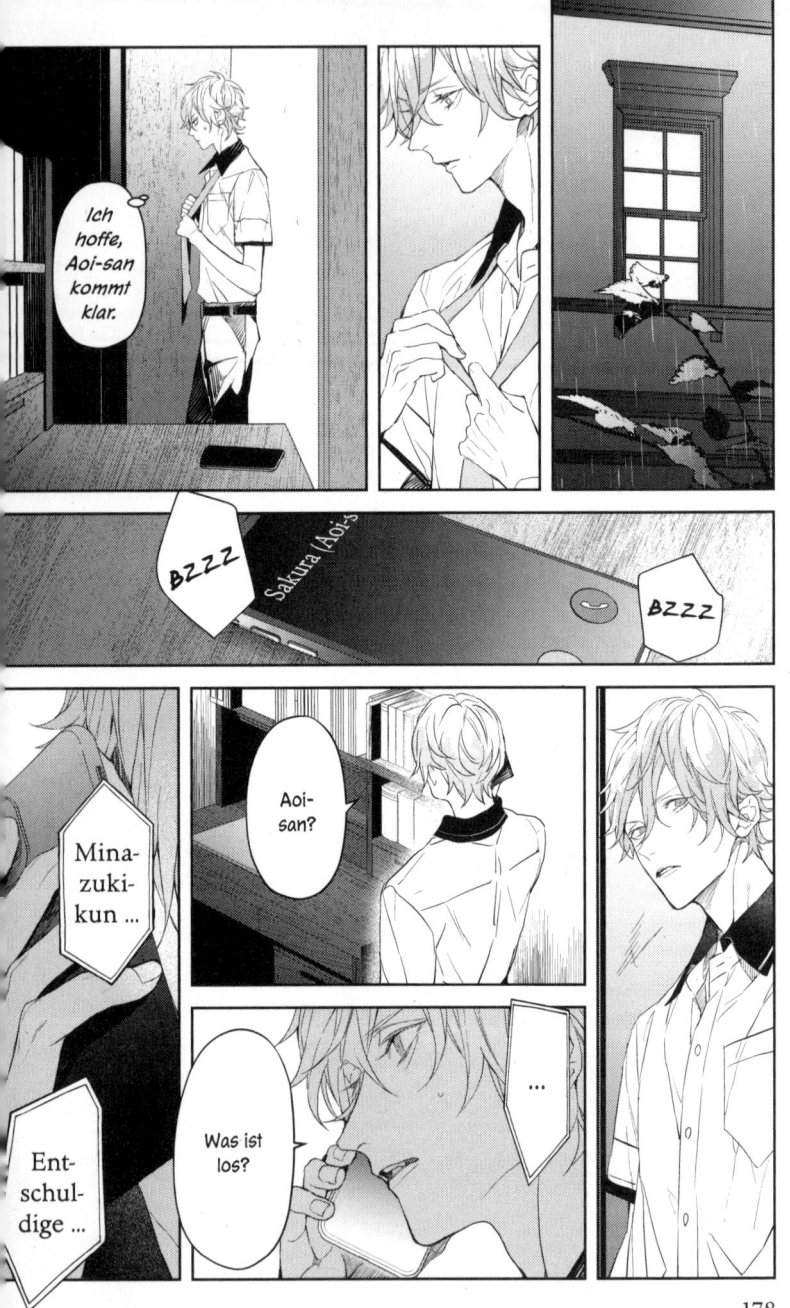

Ich hoffe, Aoi-san kommt klar.

BZZZ

Sakura (Aoi-s

BZZZ

Mina-zuki-kun ...

Aoi-san?

Ent-schuldige ...

Was ist los?

...

178

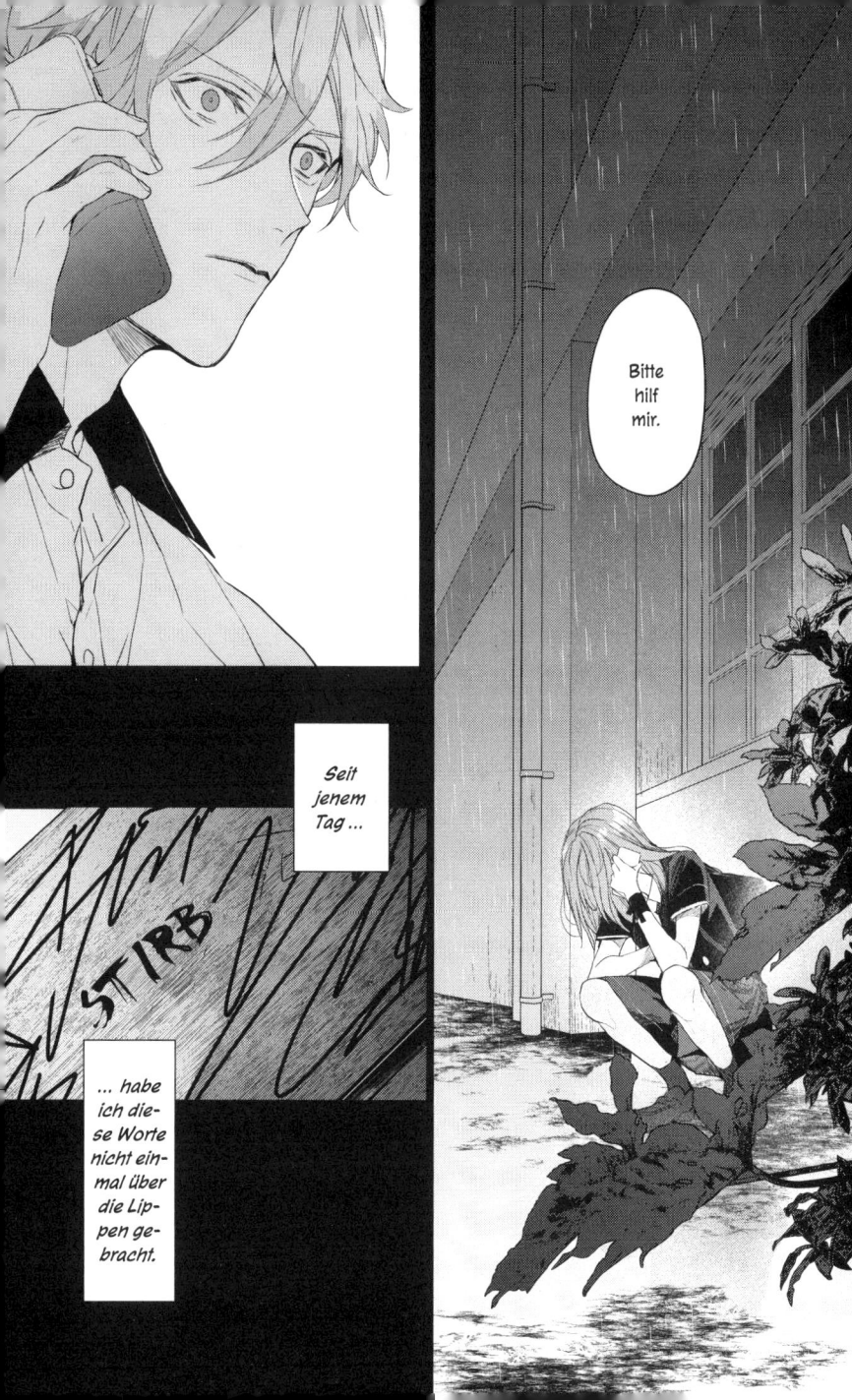

Bitte
hilf
mir.

Seit
jenem
Tag ...

STIRB

... habe
ich die-
se Worte
nicht ein-
mal über
die Lip-
pen ge-
bracht.

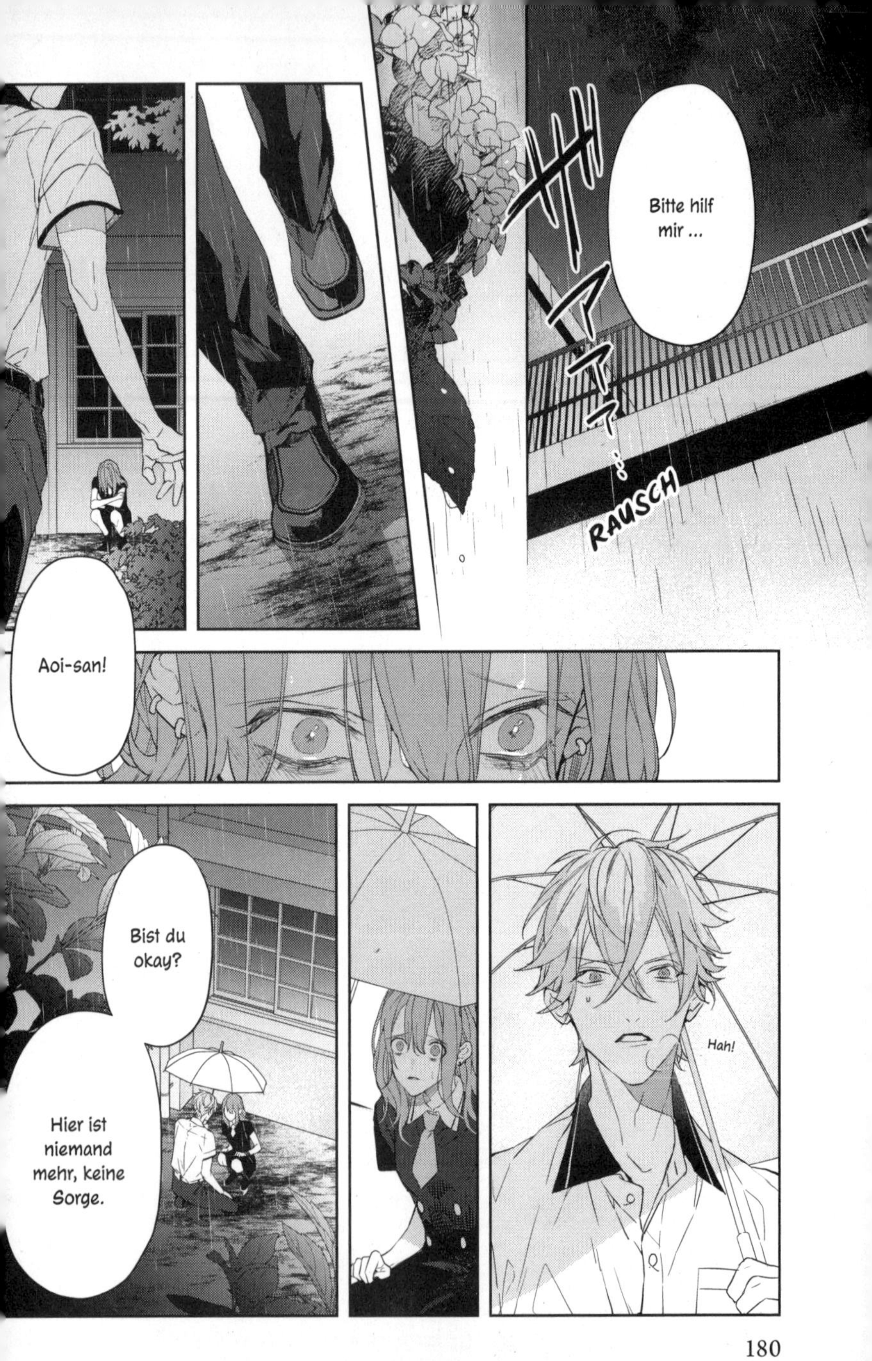

Bitte hilf
mir ...

RAUSCH

Aoi-san!

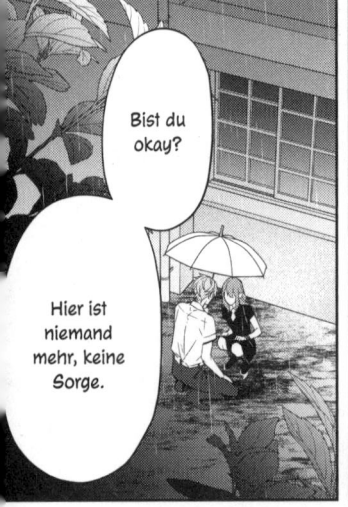

Bist du
okay?

Hier ist
niemand
mehr, keine
Sorge.

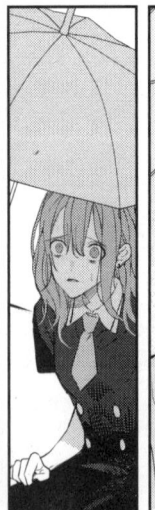

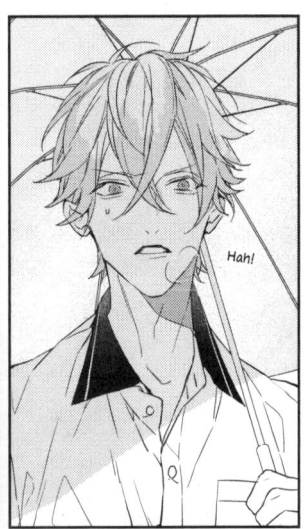

Hah!

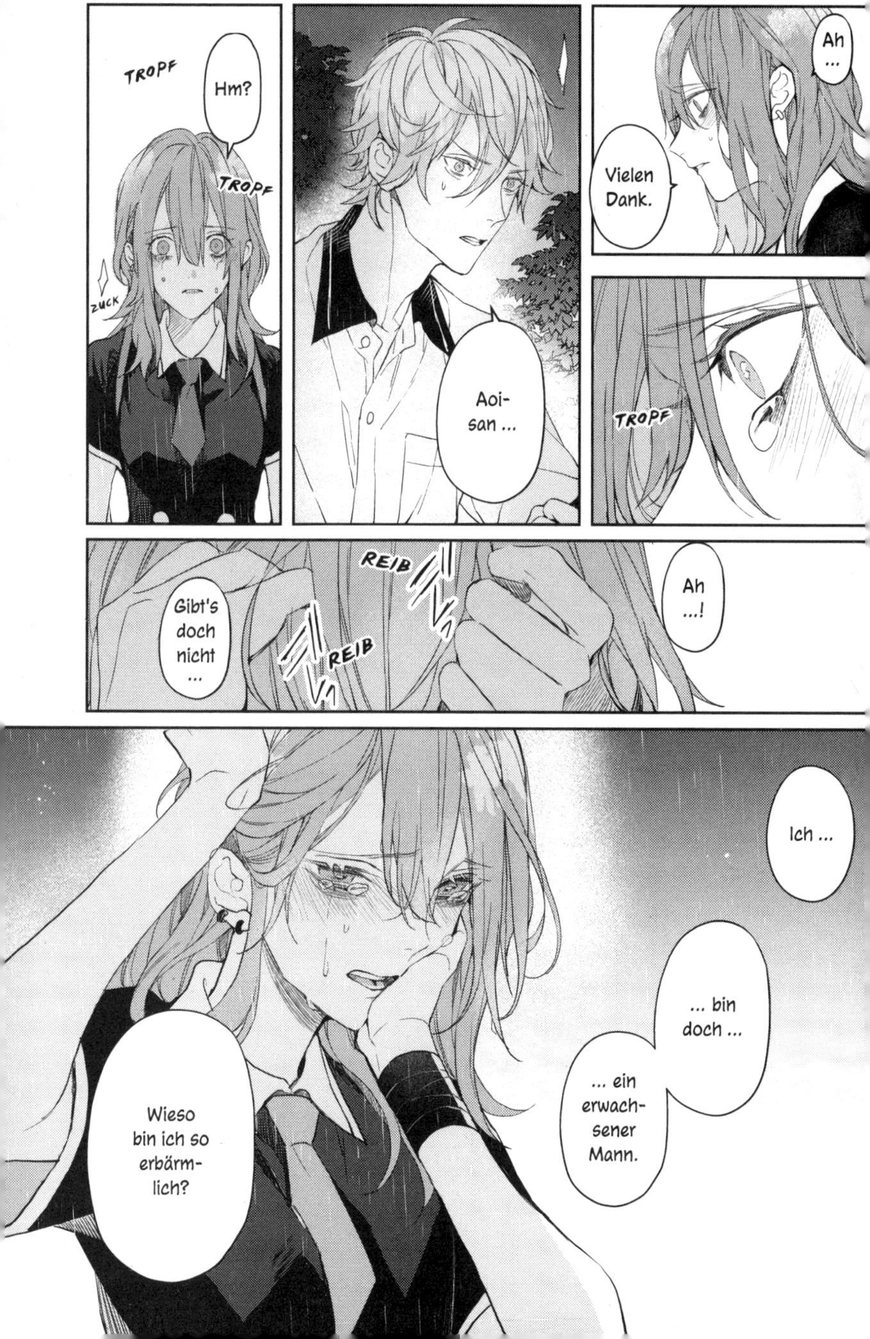

Ah ...
Vielen Dank.
TROPF
Aoi-san ...
TROPF
Hm?
TROPF
ZUCK
Ah ...!
REIB
REIB
Gibt's doch nicht ...
Ich ...
... bin doch ...
... ein erwachsener Mann.
Wieso bin ich so erbärmlich?

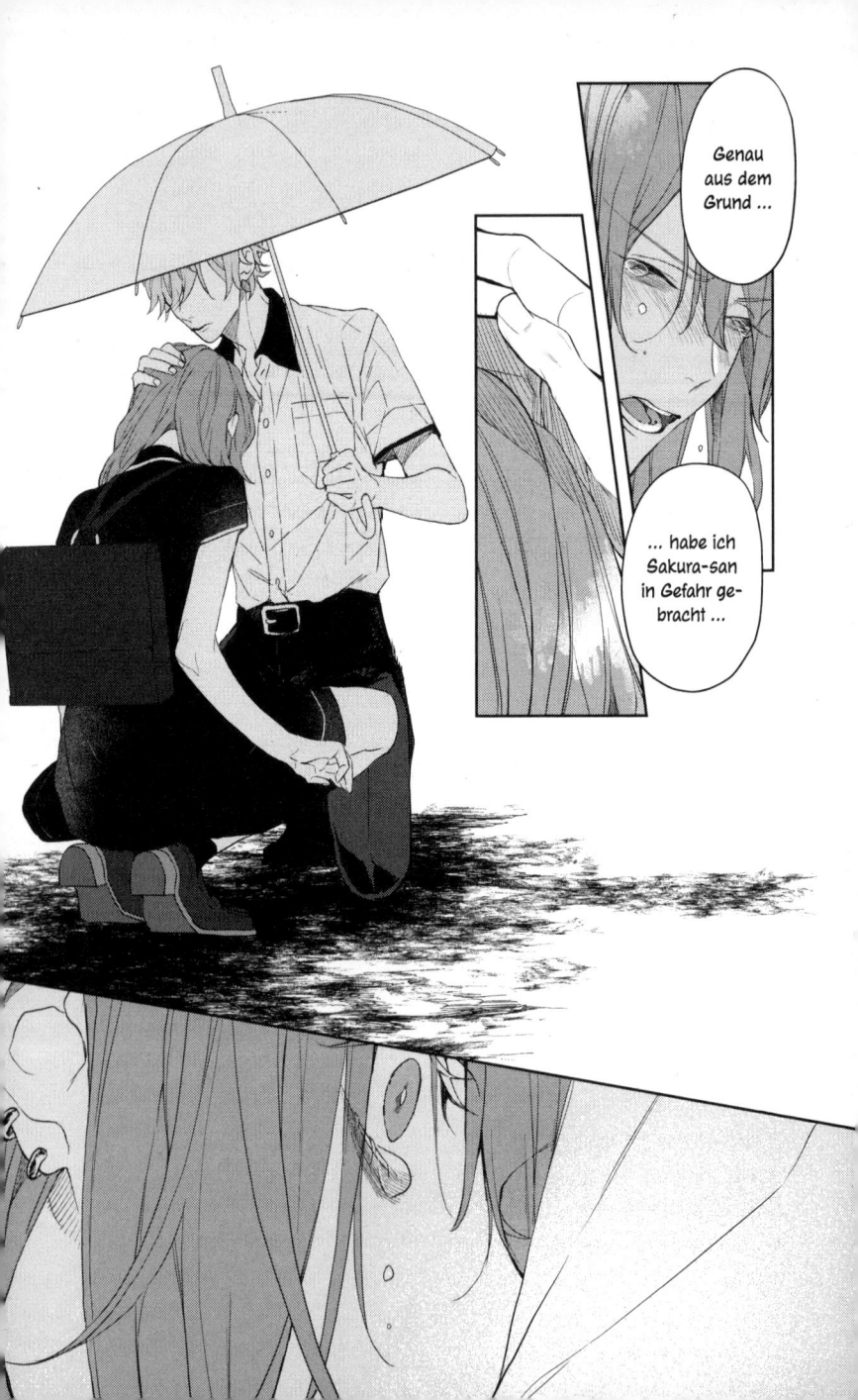

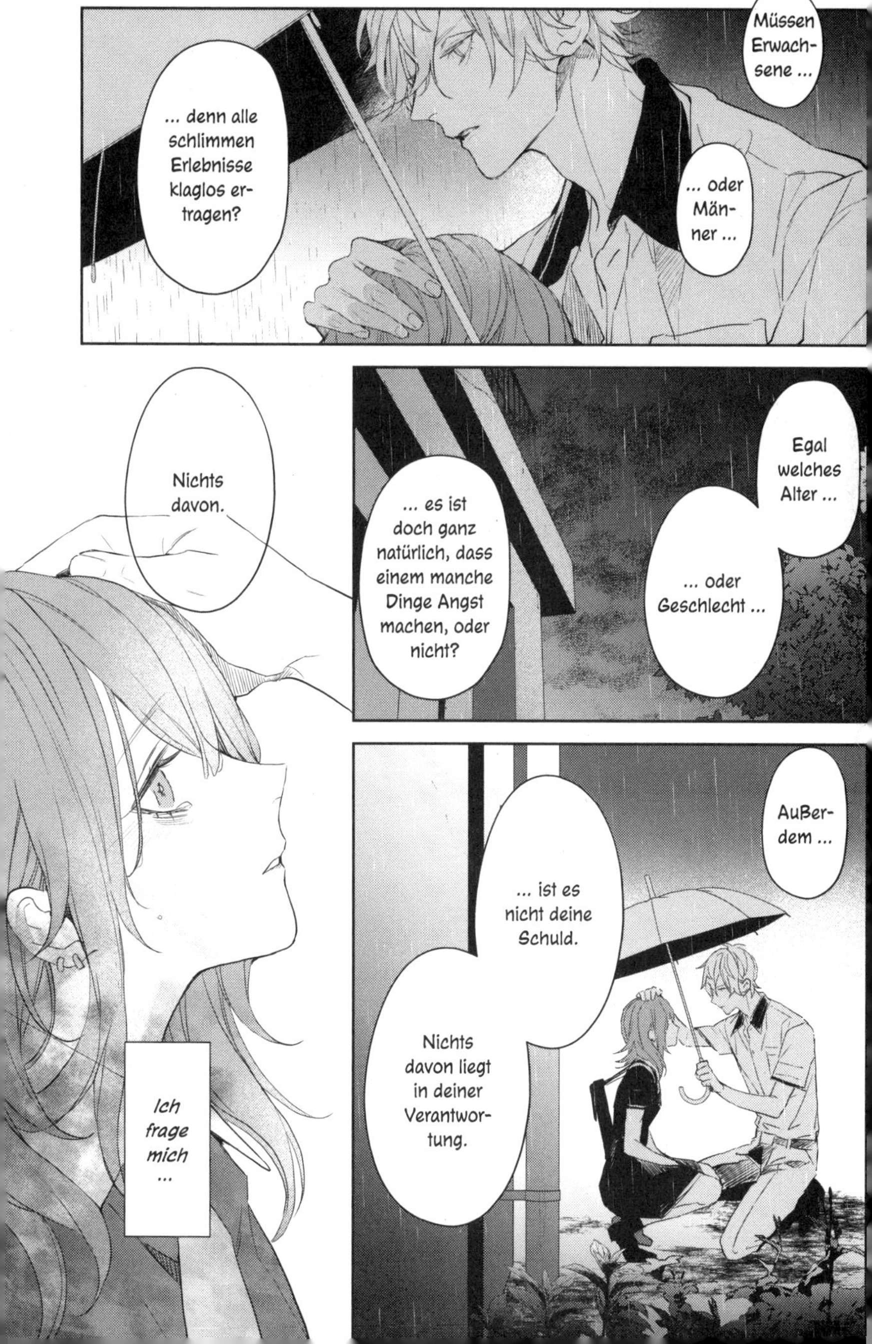

Müssen Erwachsene ...

... denn alle schlimmen Erlebnisse klaglos ertragen?

... oder Männer ...

Egal welches Alter ...

Nichts davon.

... es ist doch ganz natürlich, dass einem manche Dinge Angst machen, oder nicht?

... oder Geschlecht ...

Außerdem ...

... ist es nicht deine Schuld.

Nichts davon liegt in deiner Verantwortung.

Ich frage mich ...

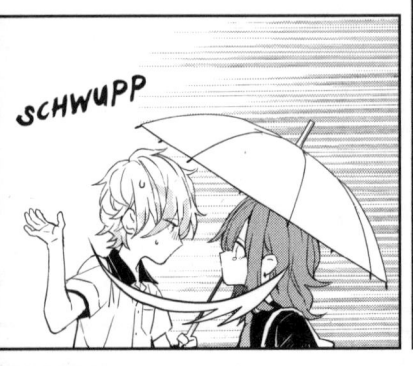

SCHWUPP

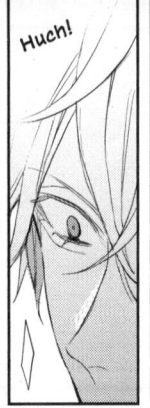

Huch!

Wenn ich damals ...

... in der Lage gewesen wäre, um Hilfe zu bitten ...

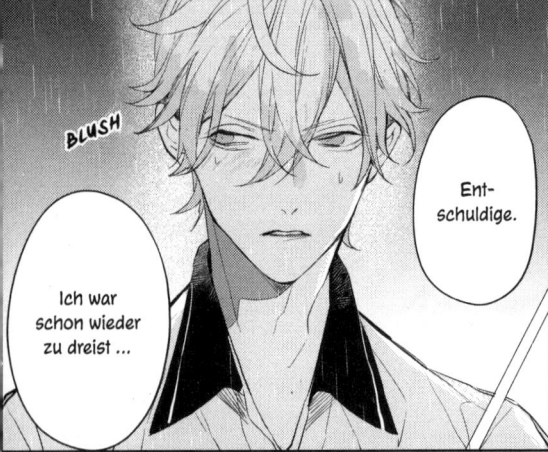

BLUSH

Ent-schuldige.

Ich war schon wieder zu dreist ...

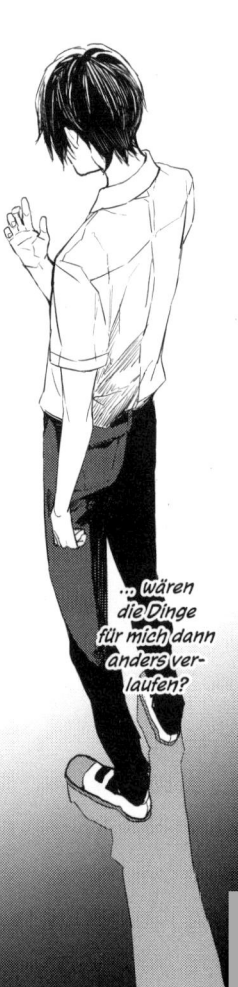

... wären die Dinge für mich dann anders ver-laufen?

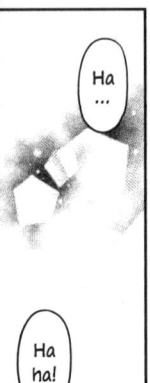

Ha ...

Ha ha!

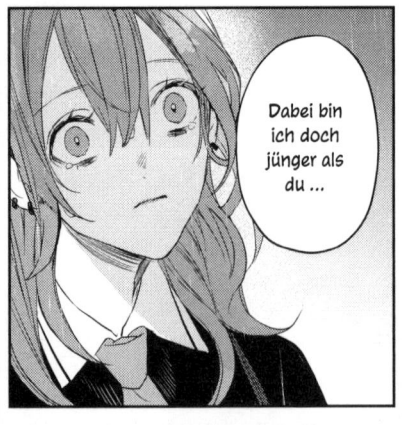

Dabei bin ich doch jünger als du ...

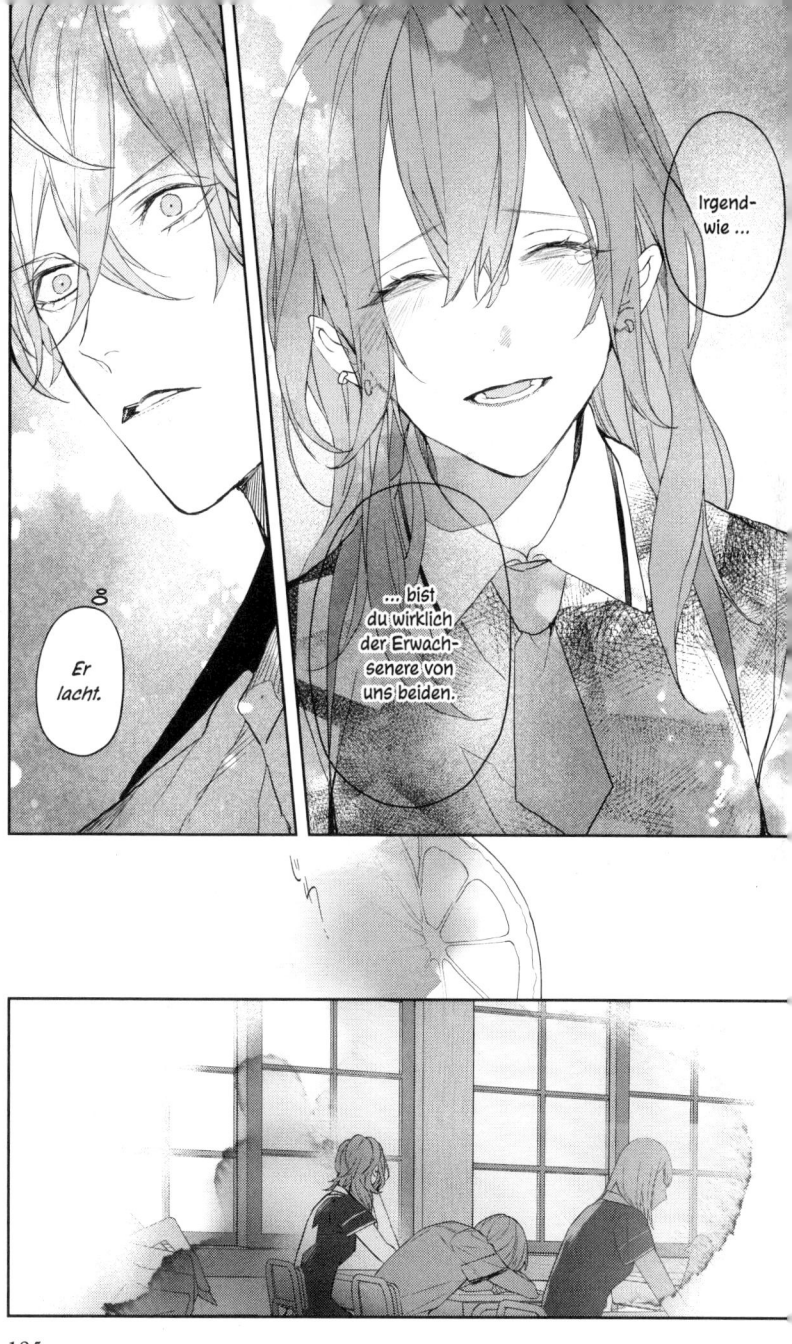

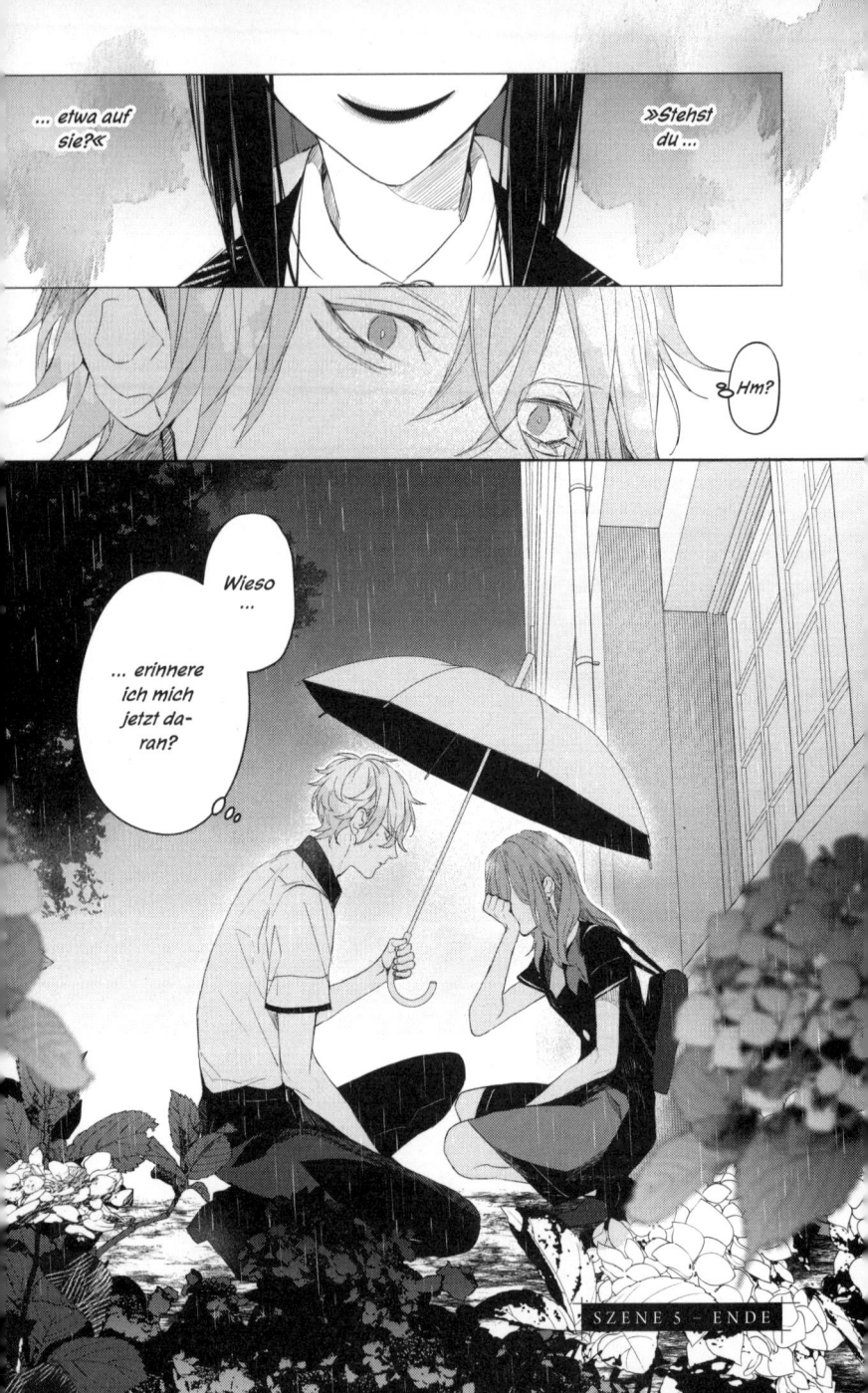

... etwa auf sie?«

»Stehst du ...

Hm?

Wieso ...

... erinnere ich mich jetzt da-ran?

SZENE 5 – ENDE

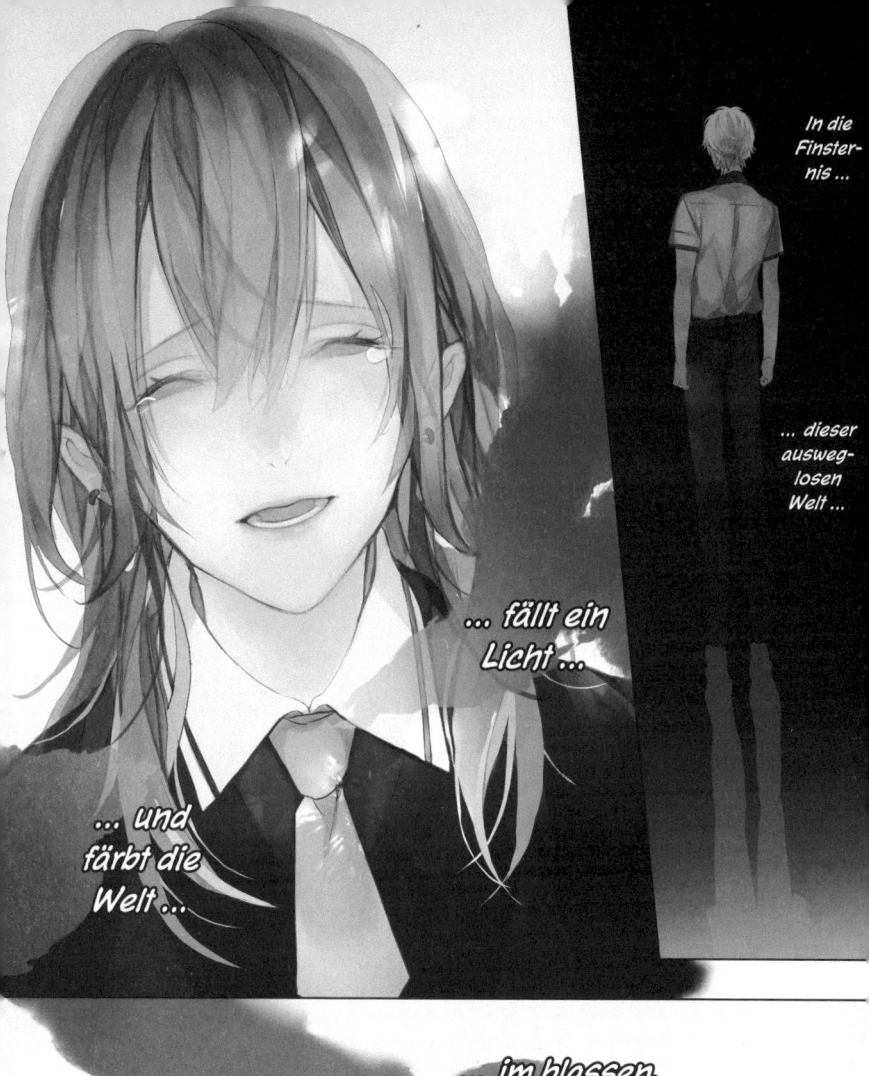

In die Finsternis ...

... dieser ausweglosen Welt ...

... fällt ein Licht ...

... und färbt die Welt ...

... im blassen, zarten Farbton ...

... der Morgendämmerung.

SZENE 6

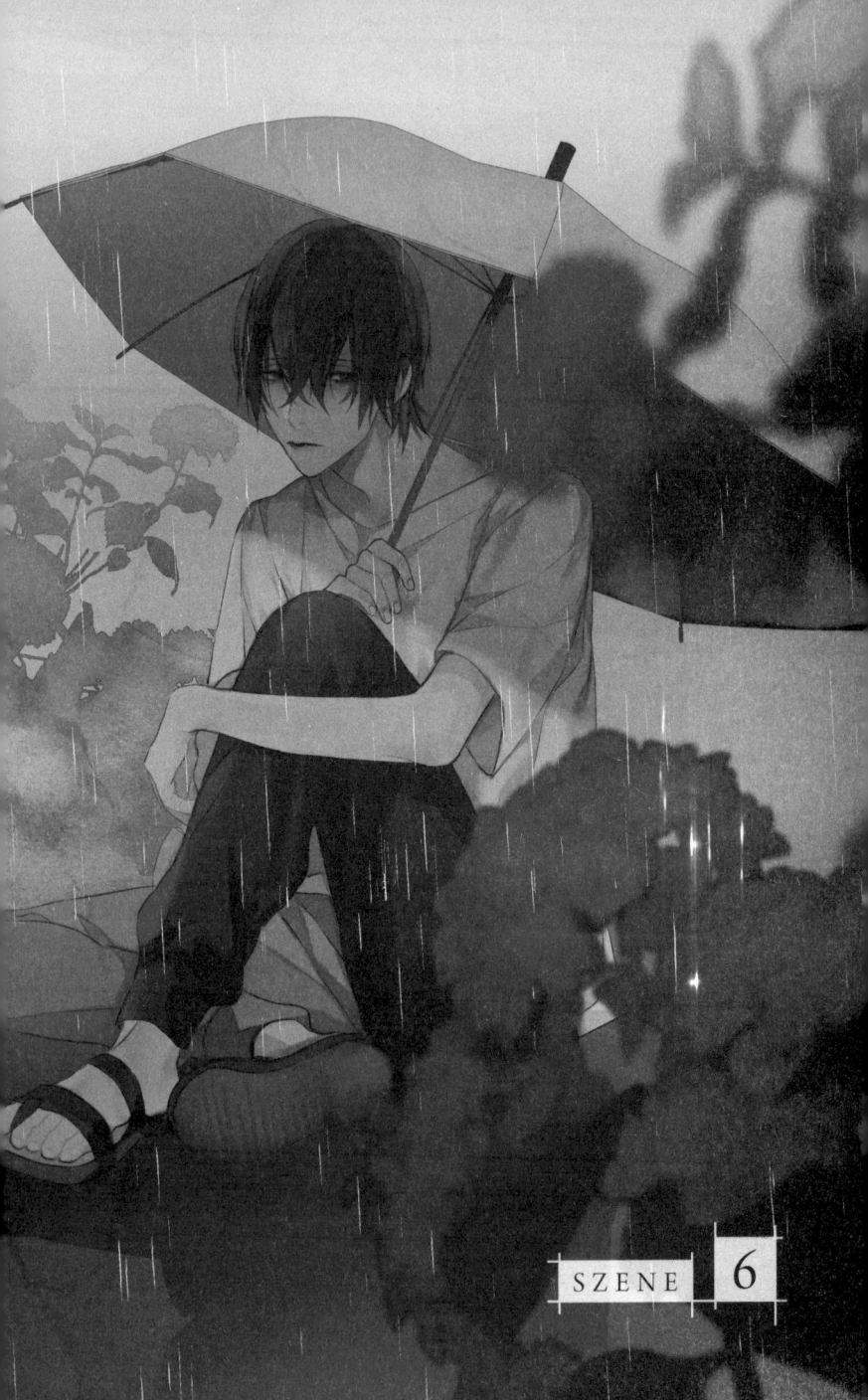

SZENE 6

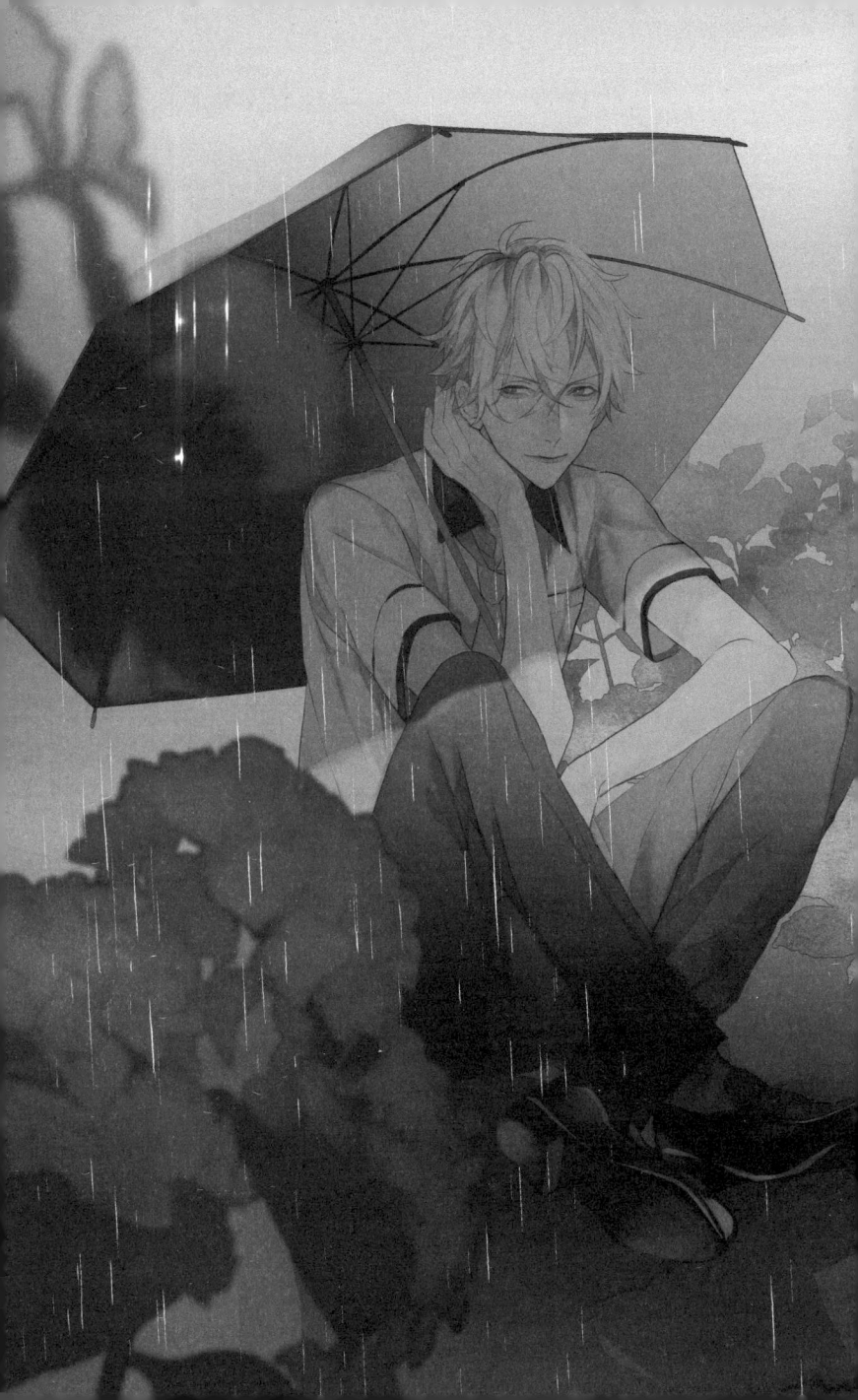

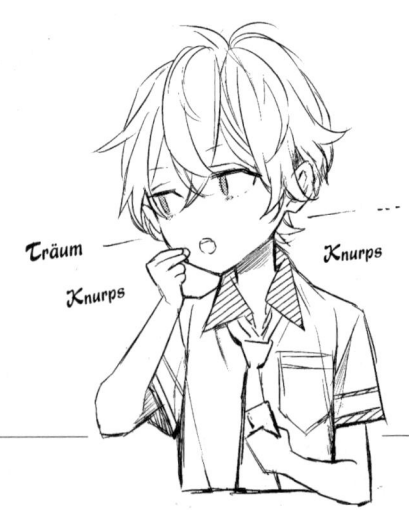

Träum

Knurps

Knurps

Mr. Mallow Blue

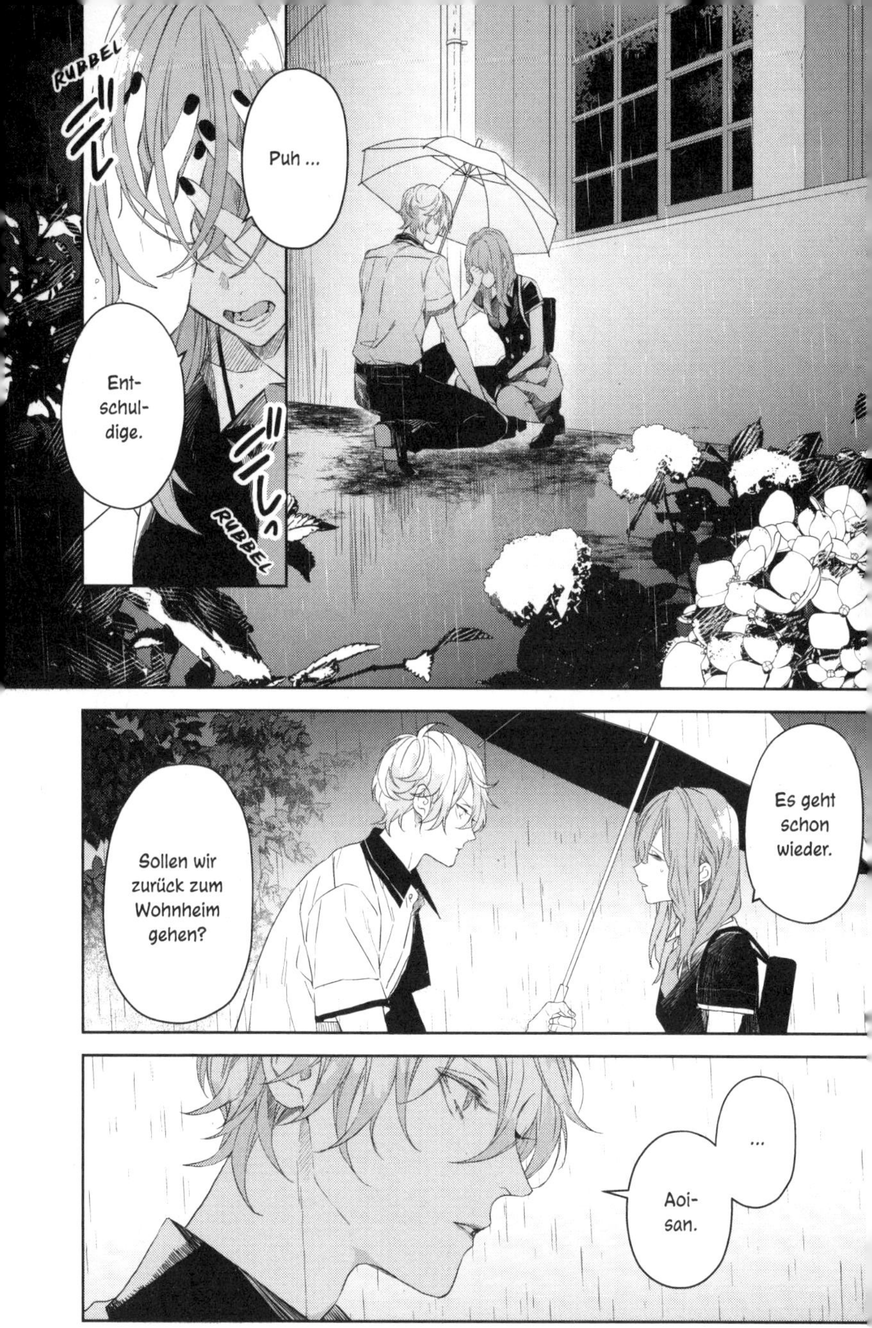

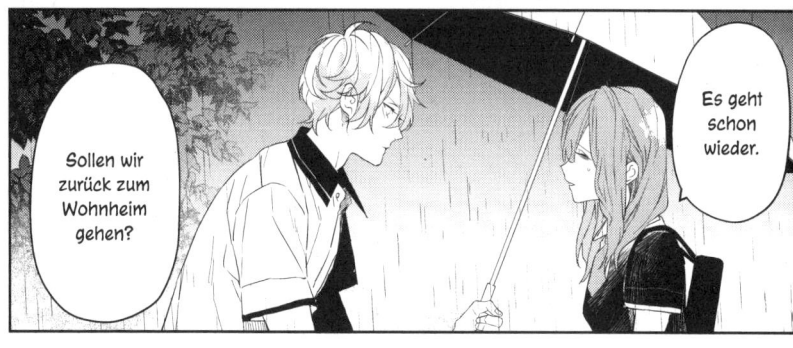
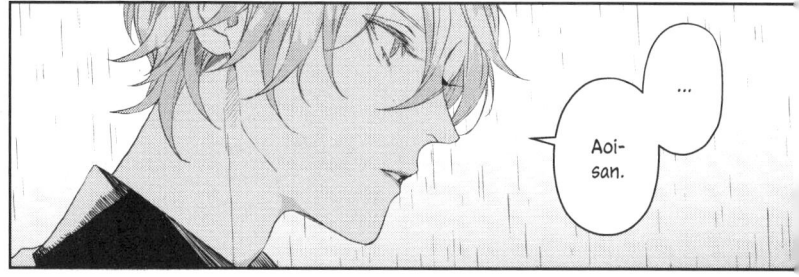

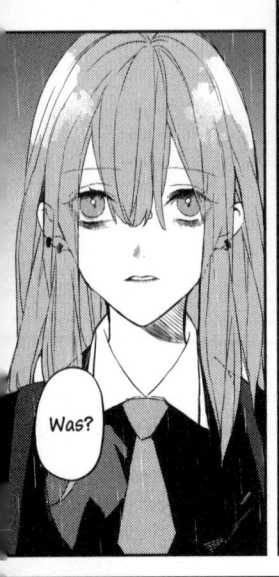

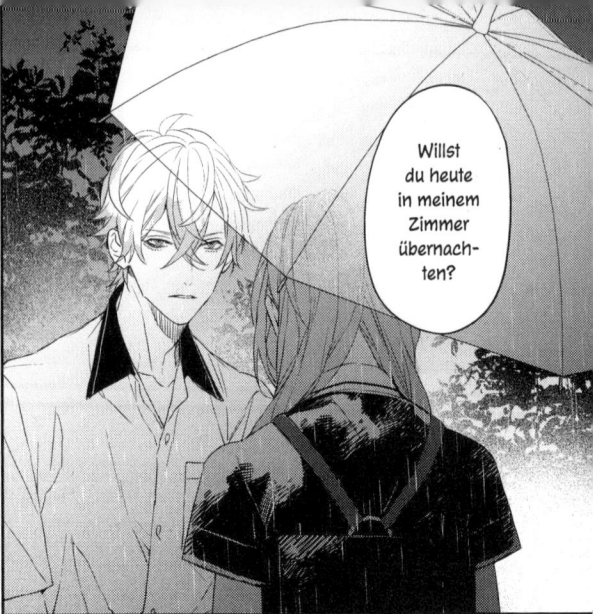

Willst du heute in meinem Zimmer übernachten?

Was?

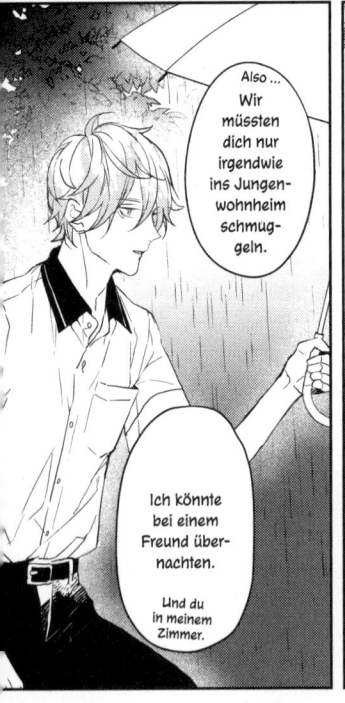

Also ... Wir müssten dich nur irgendwie ins Jungenwohnheim schmuggeln.

Ich könnte bei einem Freund übernachten.

Und du in meinem Zimmer.

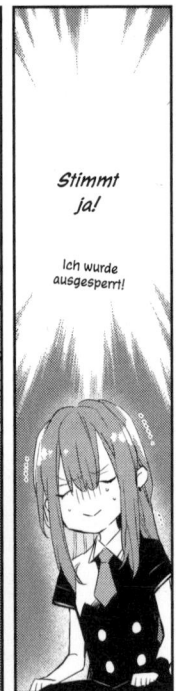

Stimmt ja!

Ich wurde ausgesperrt!

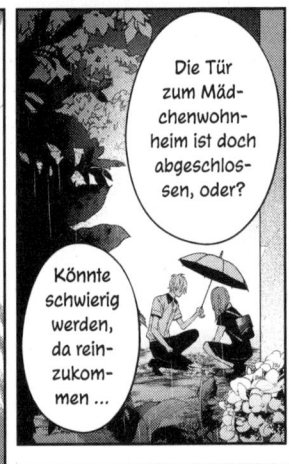

Die Tür zum Mädchenwohnheim ist doch abgeschlossen, oder?

Könnte schwierig werden, da reinzukommen ...

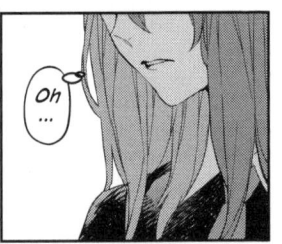

Oh ...

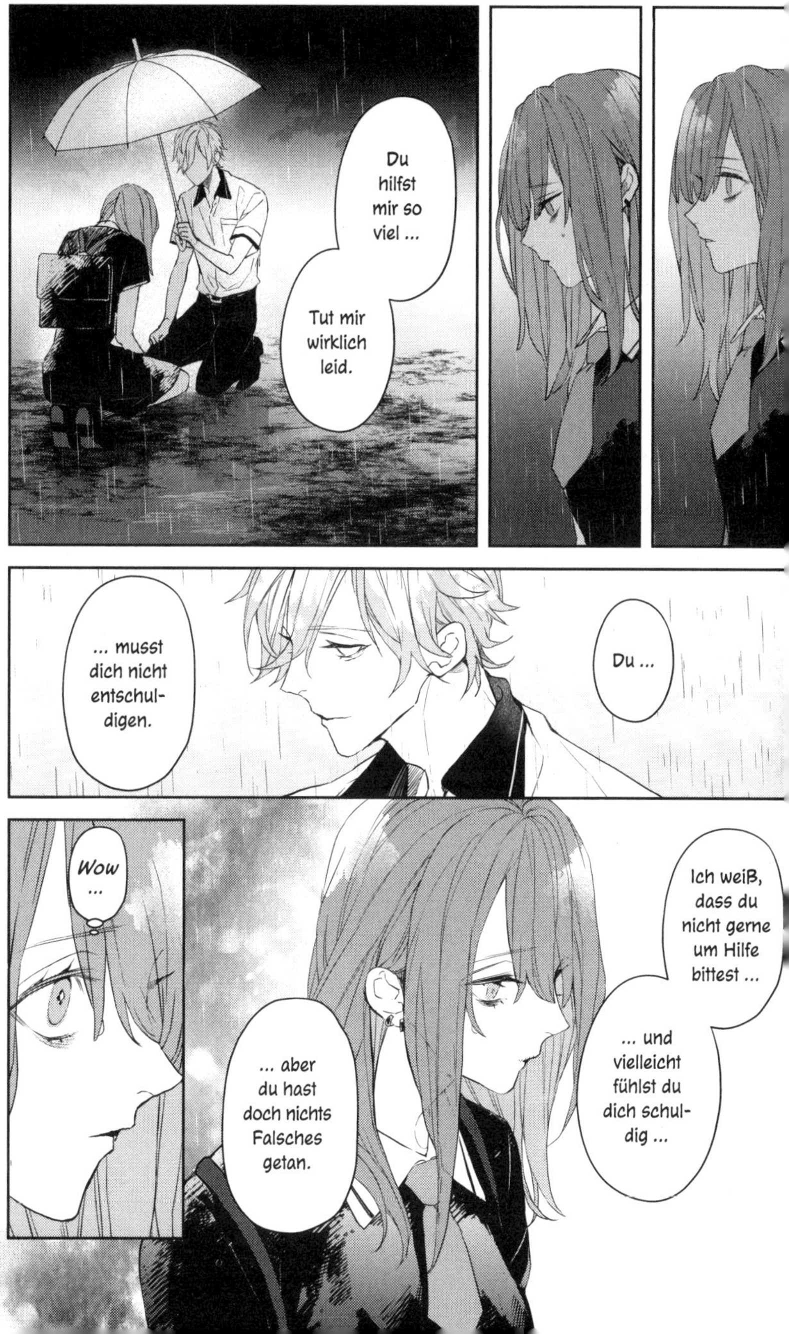

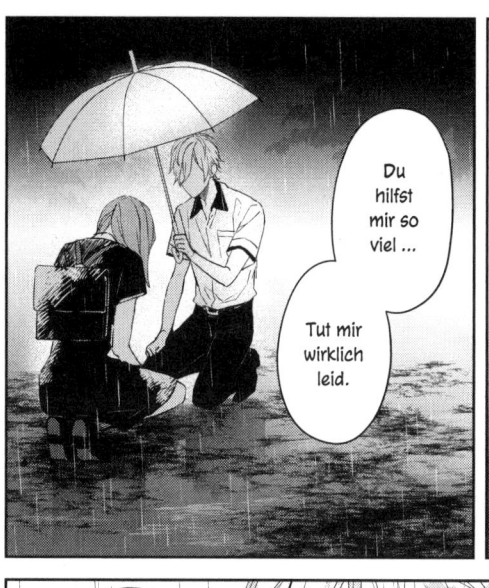

Du hilfst mir so viel ...

Tut mir wirklich leid.

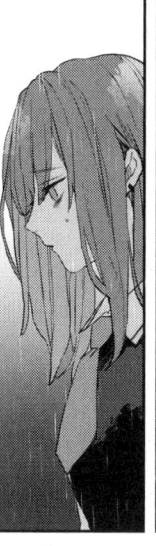

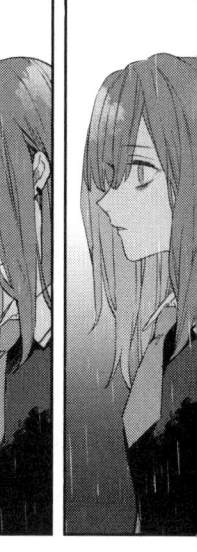

... musst dich nicht entschuldigen.

Du ...

Wow ...

... aber du hast doch nichts Falsches getan.

Ich weiß, dass du nicht gerne um Hilfe bittest ...

... und vielleicht fühlst du dich schuldig ...

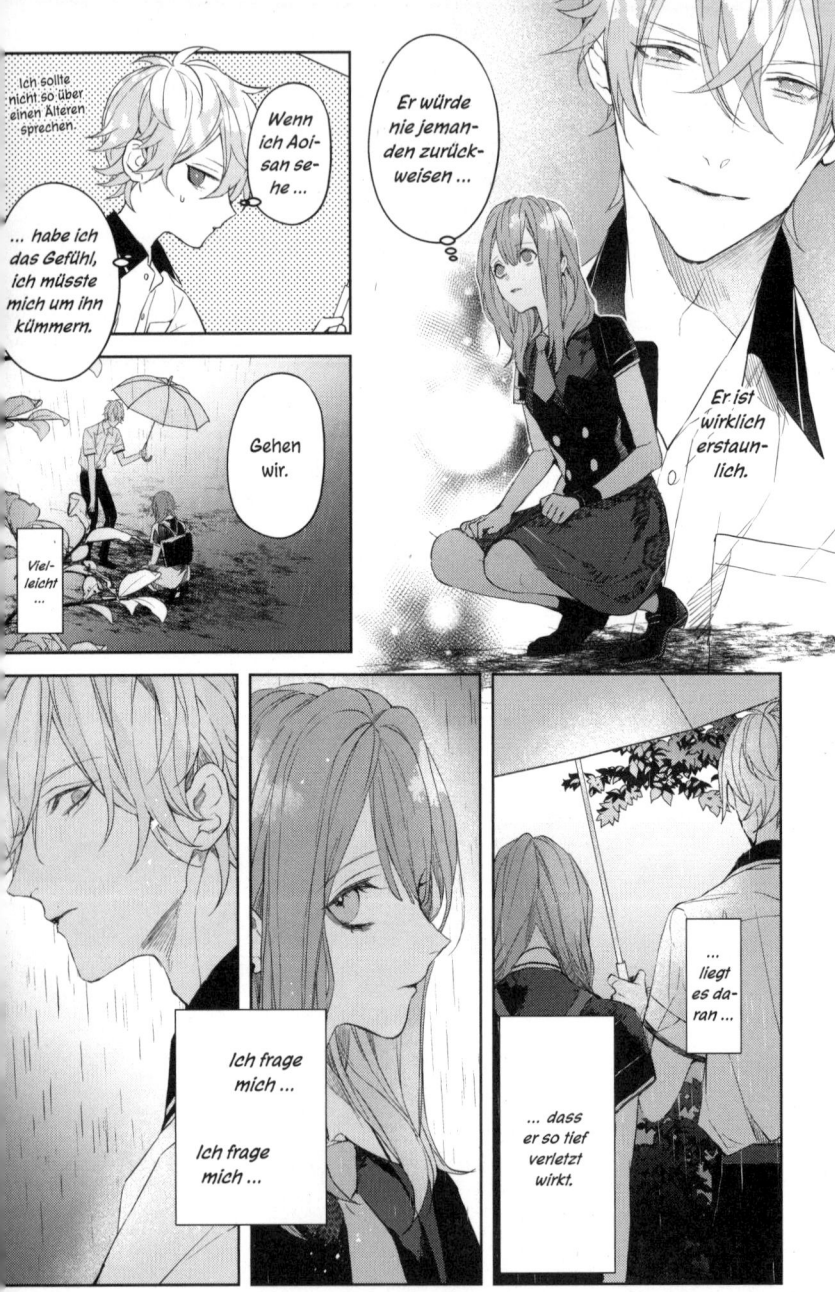

Ich sollte nicht so über einen Älteren sprechen.

Wenn ich Aoi-san sehe ...

Er würde nie jemanden zurückweisen ...

... habe ich das Gefühl, ich müsste mich um ihn kümmern.

Gehen wir.

Vielleicht ...

Er ist wirklich erstaunlich.

Ich frage mich ...

Ich frage mich ...

... liegt es daran ...

... dass er so tief verletzt wirkt.

194

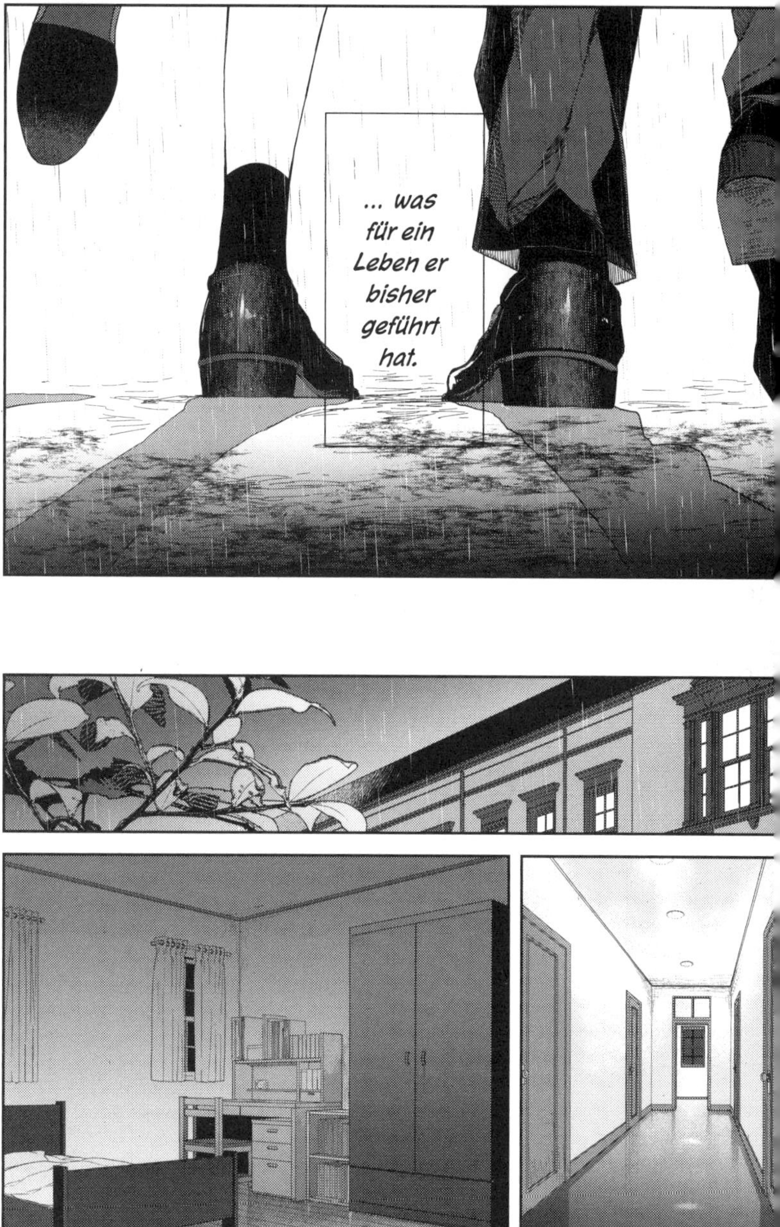

... was für ein Leben er bisher geführt hat.

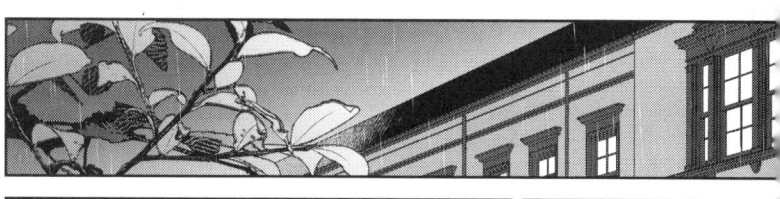

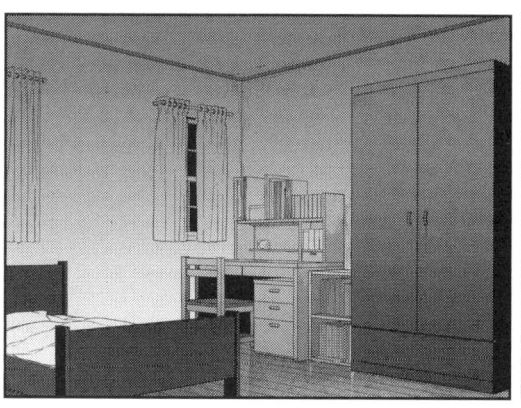

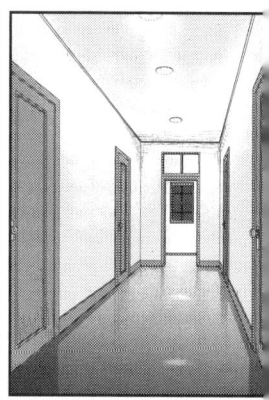

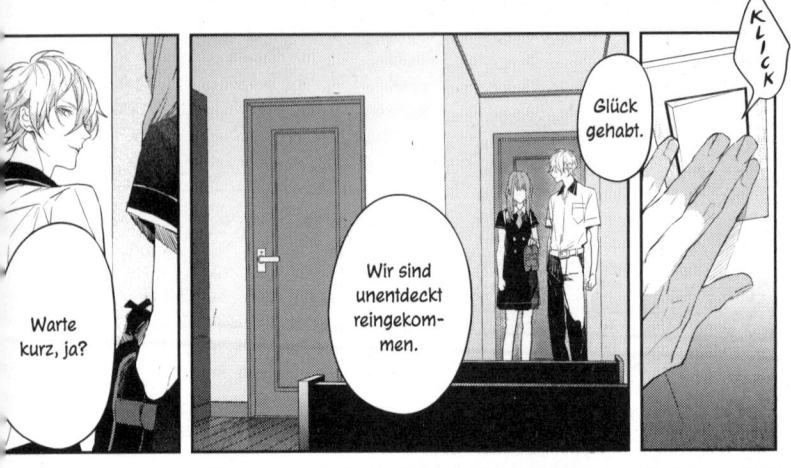

KLICK

Glück
gehabt.

Wir sind
unentdeckt
reingekom-
men.

Warte
kurz, ja?

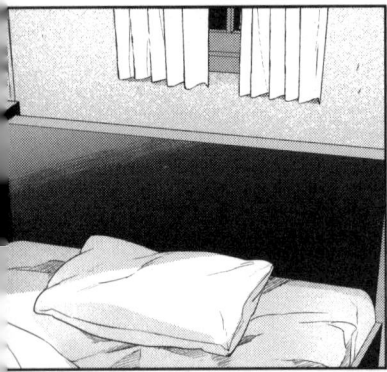

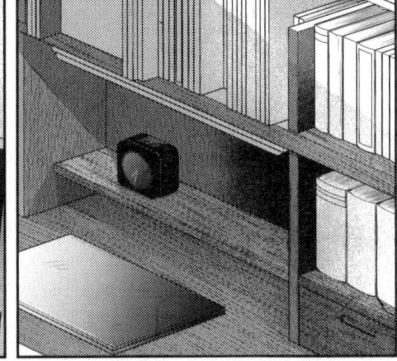

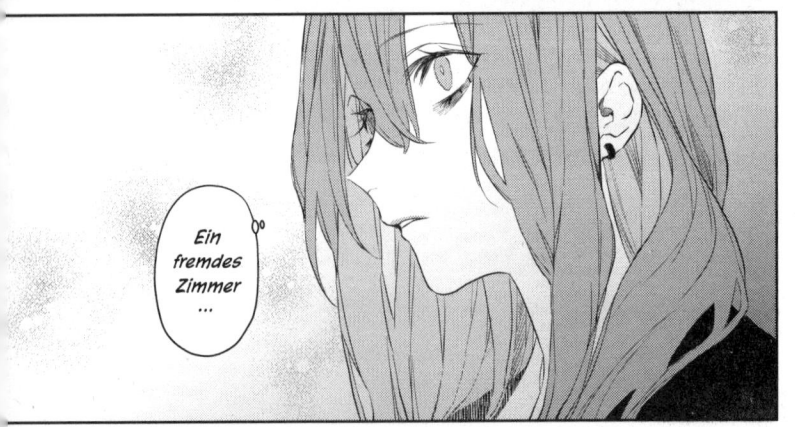

Ein
fremdes
Zimmer
...

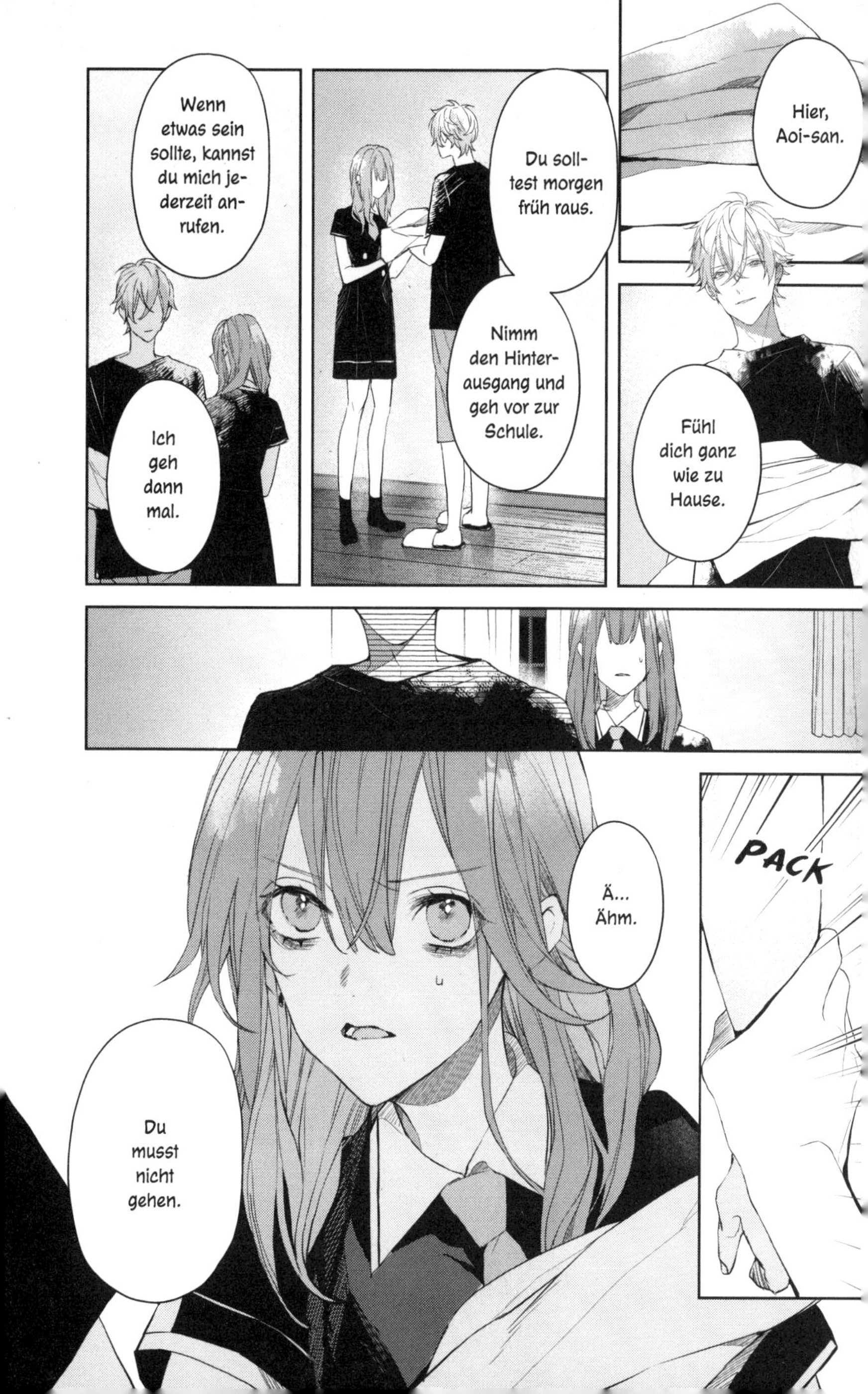

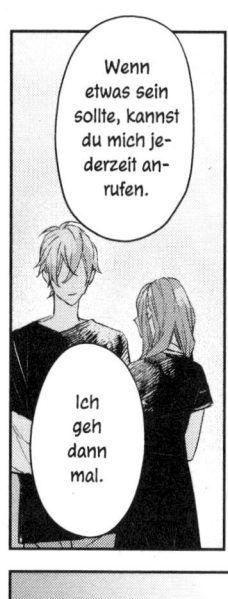

Wenn etwas sein sollte, kannst du mich jederzeit anrufen.

Ich geh dann mal.

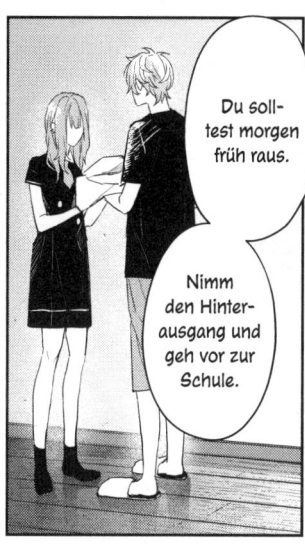

Du solltest morgen früh raus.

Nimm den Hinterausgang und geh vor zur Schule.

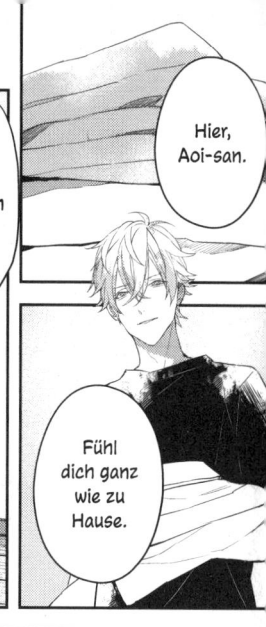

Hier, Aoi-san.

Fühl dich ganz wie zu Hause.

Ä... Ähm.

PACK

Du musst nicht gehen.

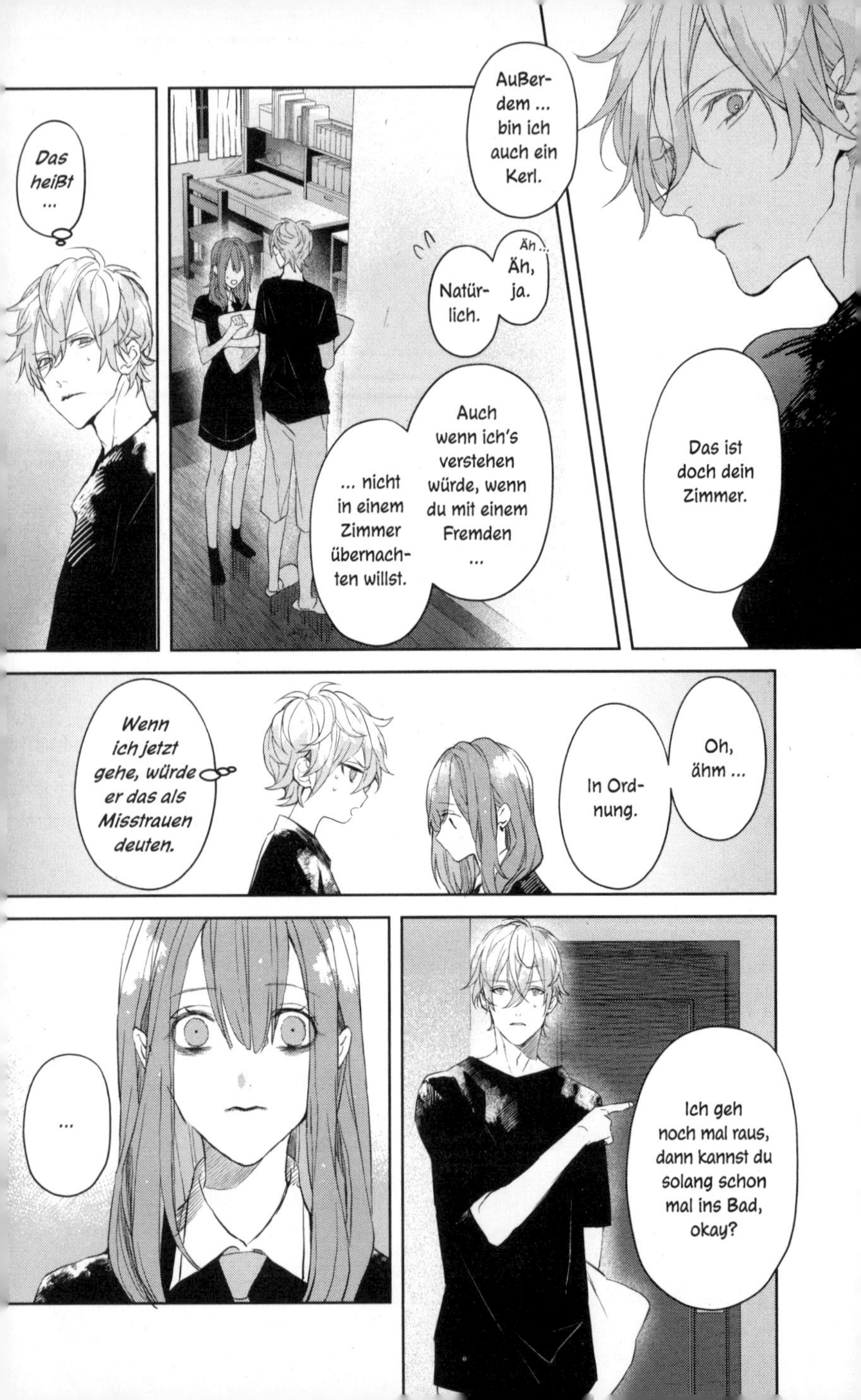

Das heißt ...

Außerdem ... bin ich auch ein Kerl.

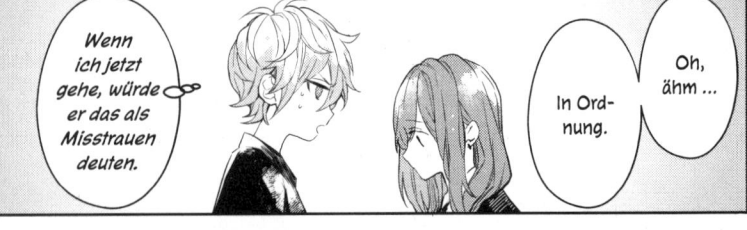

Äh ... Äh, ja.

Natürlich.

Auch wenn ich's verstehen würde, wenn du mit einem Fremden ...

... nicht in einem Zimmer übernachten willst.

Das ist doch dein Zimmer.

Wenn ich jetzt gehe, würde er das als Misstrauen deuten.

In Ordnung.

Oh, ähm ...

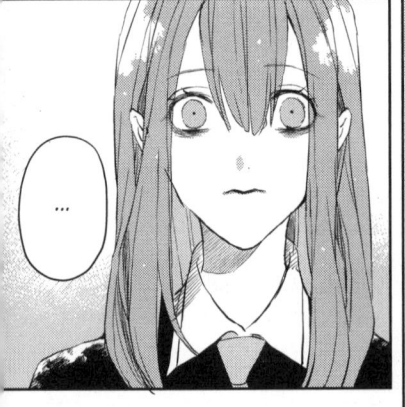

...

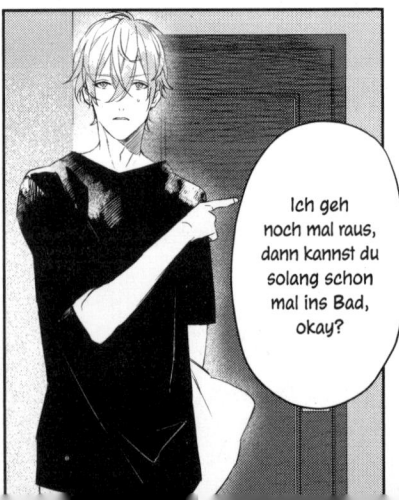

Ich geh noch mal raus, dann kannst du solang schon mal ins Bad, okay?

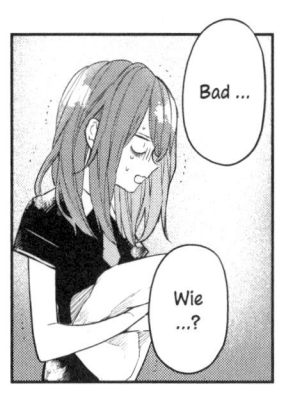

Bad ...

Wie ...?

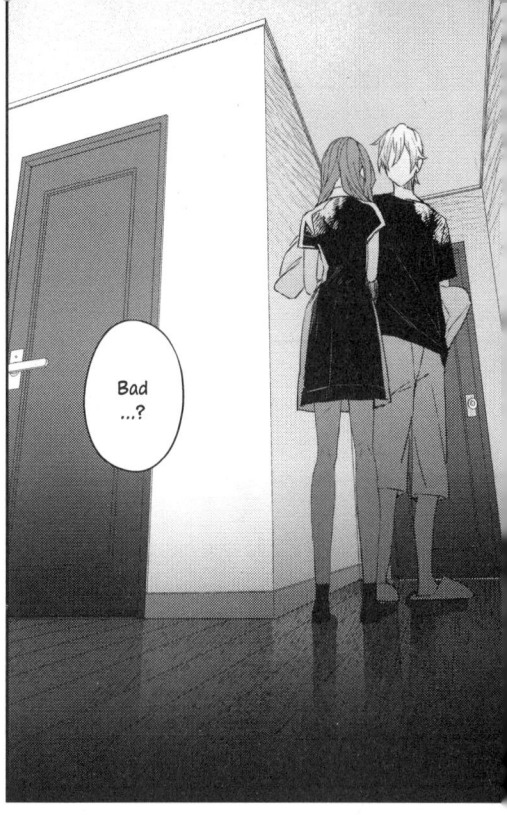

Bad ...?

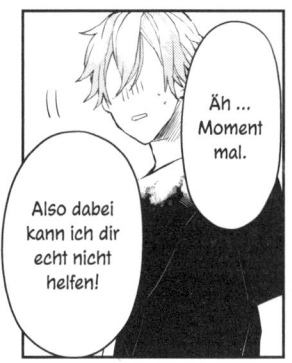

Äh ... Moment mal.

Also dabei kann ich dir echt nicht helfen!

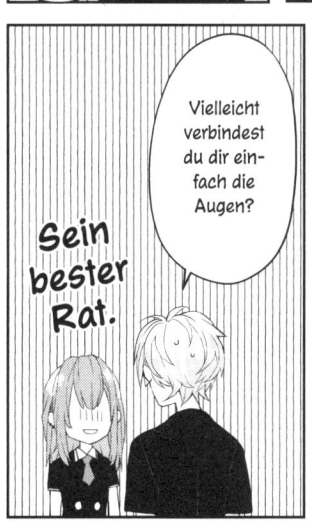

Vielleicht verbindest du dir einfach die Augen?

Sein bester Rat.

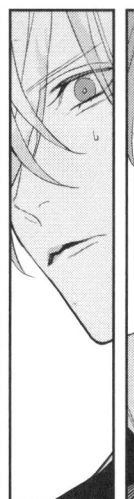

Aber ernsthaft ...

Was mache ich jetzt?

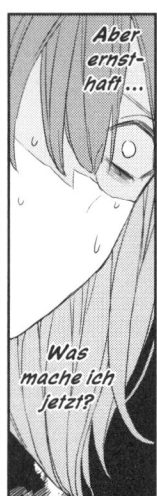

Das meine ich nicht!

Sch... Schon klar!

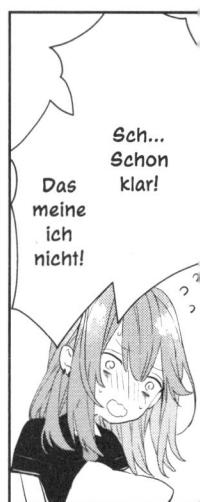

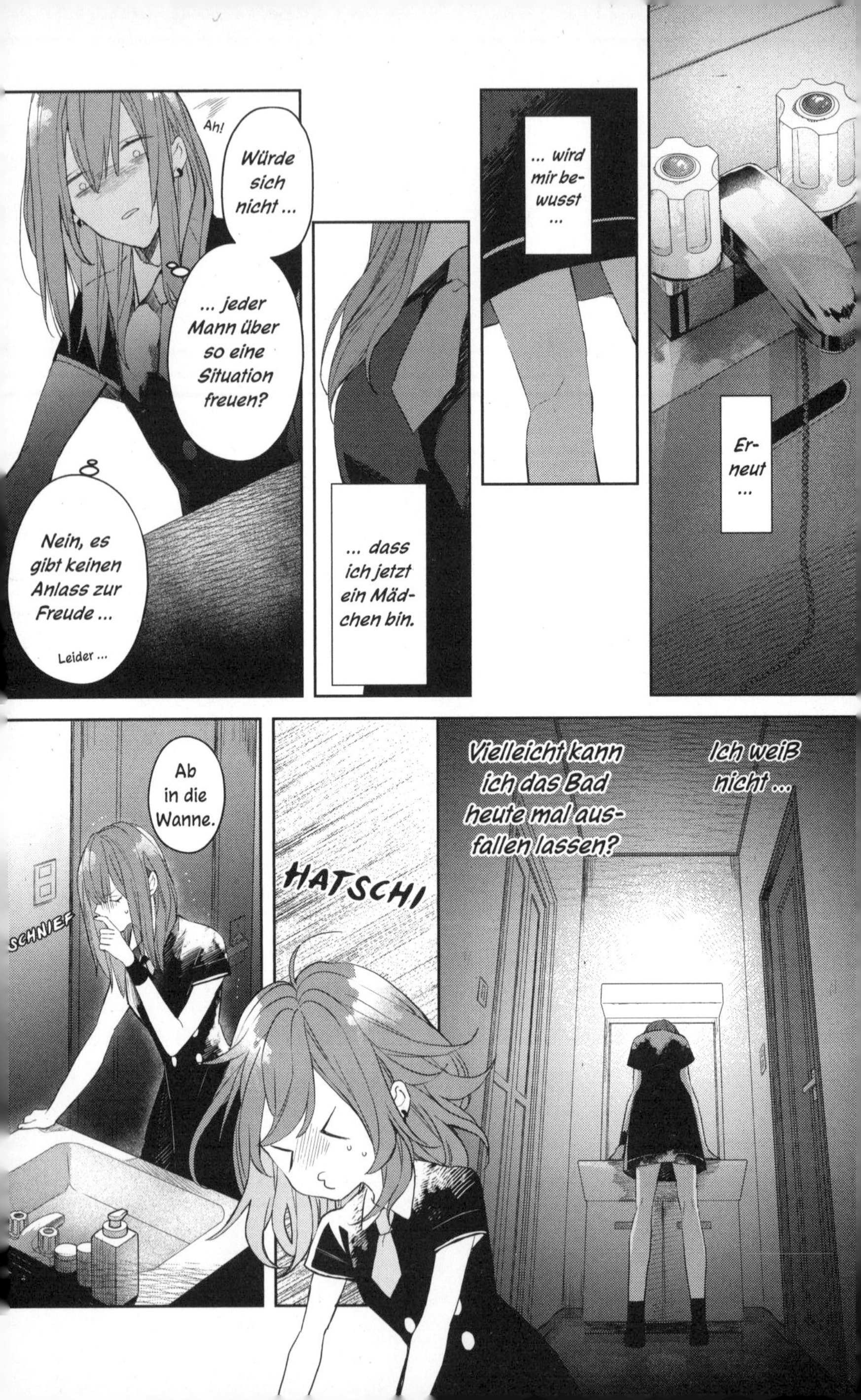

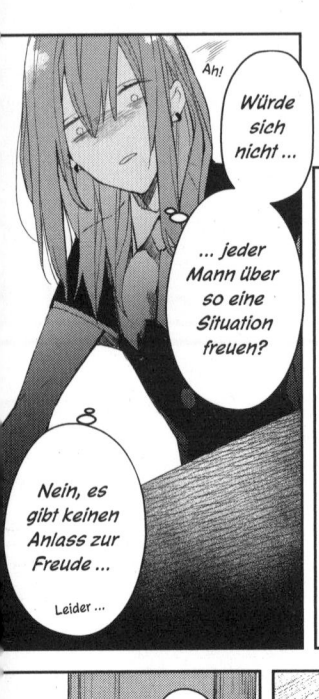

Ah!

Würde sich nicht ...

... jeder Mann über so eine Situation freuen?

Nein, es gibt keinen Anlass zur Freude ...

Leider ...

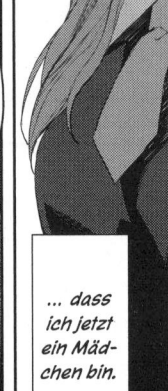

... dass ich jetzt ein Mädchen bin.

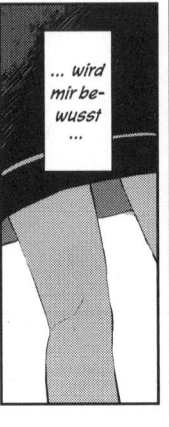

... wird mir bewusst ...

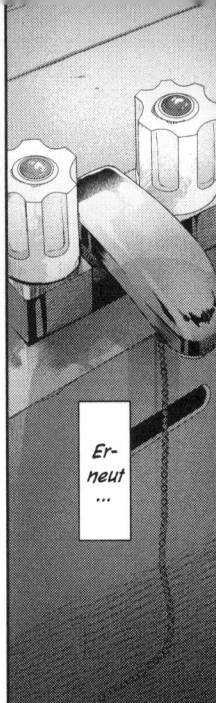

Er-neut ...

Ab in die Wanne.

SCHNIEF

HATSCHI

Vielleicht kann ich das Bad heute mal ausfallen lassen?

Ich weiß nicht ...

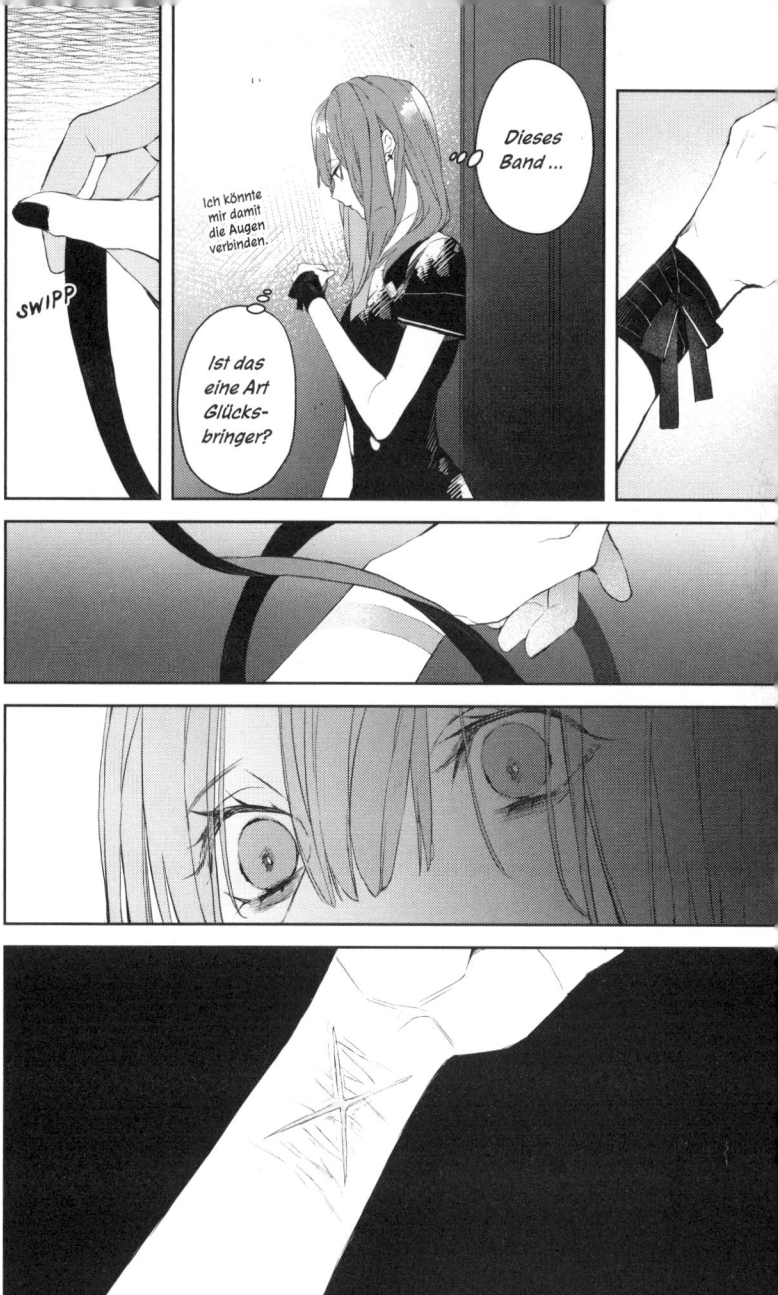

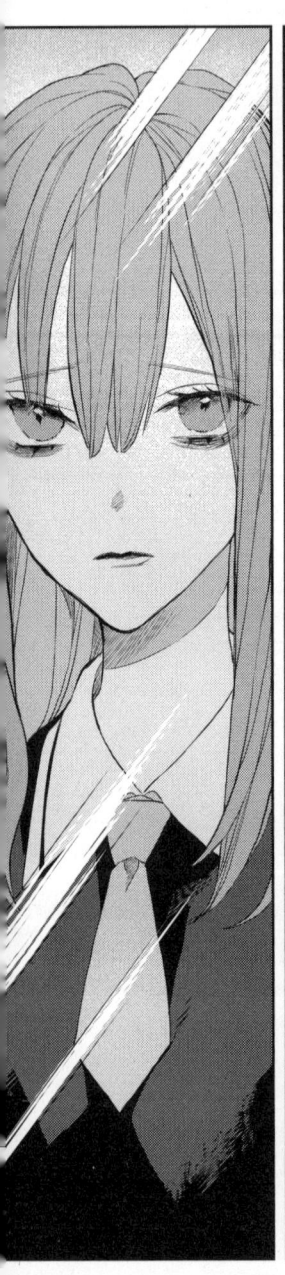
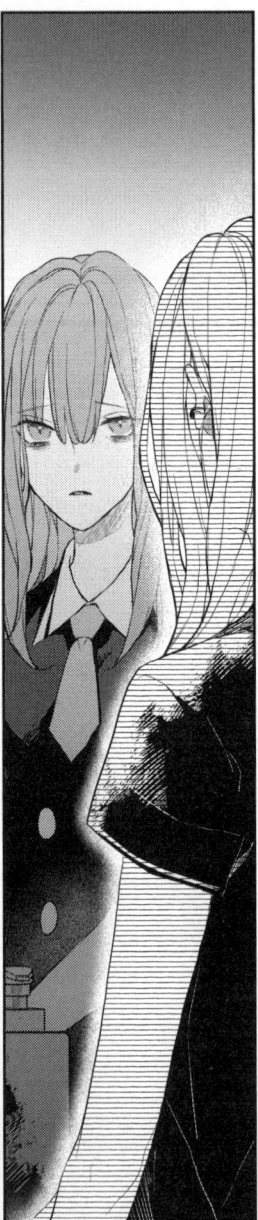
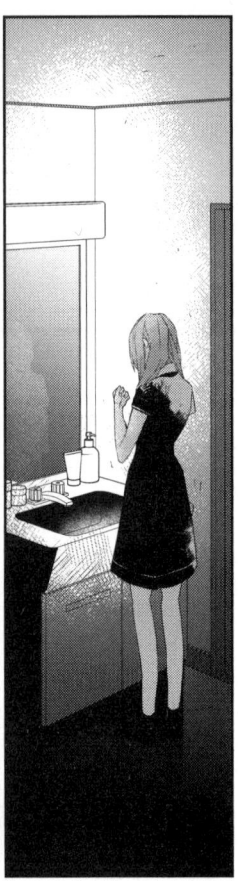
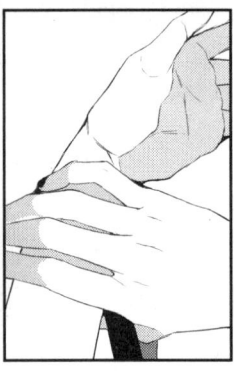

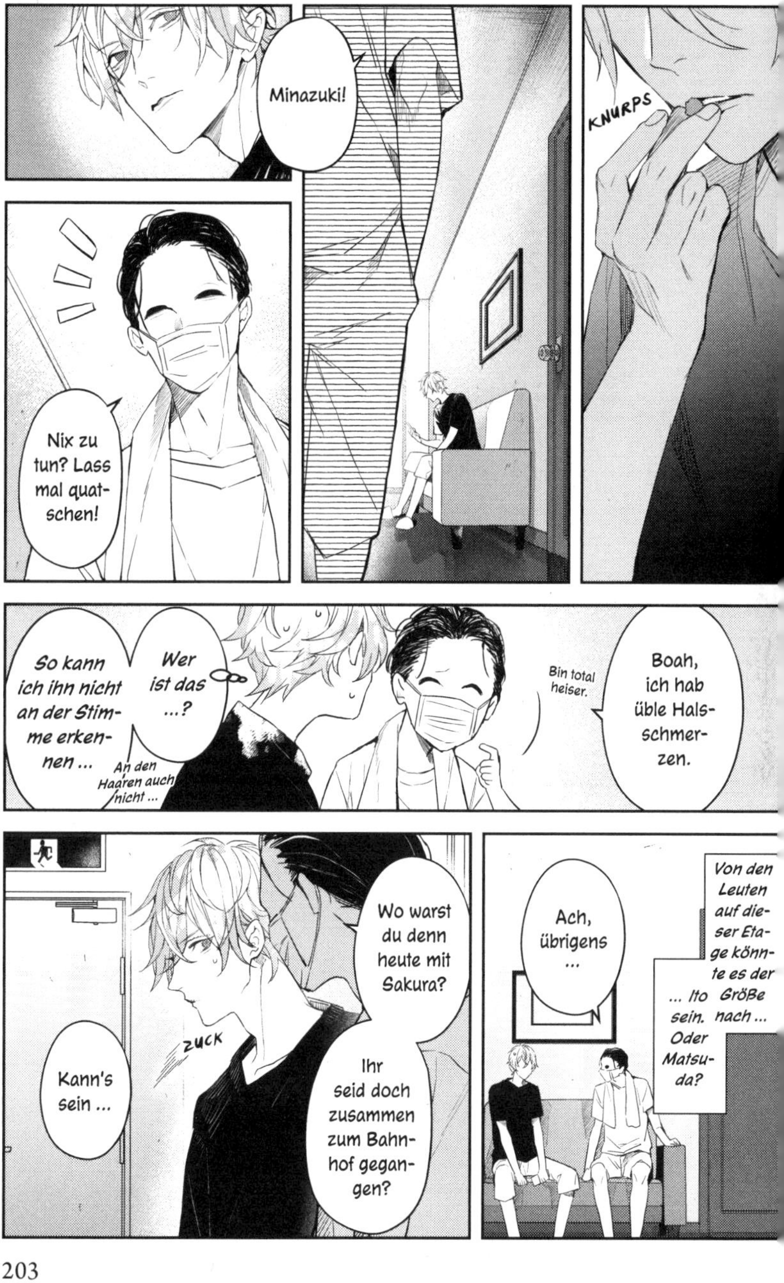

Minazuki!

KNURPS

Nix zu tun? Lass mal quatschen!

So kann ich ihn nicht an der Stimme erkennen ...

An den Haaren auch nicht ...

Wer ist das ...?

Bin total heiser.

Boah, ich hab üble Halsschmerzen.

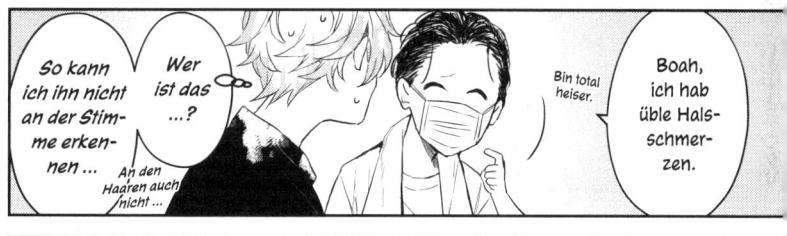

Wo warst du denn heute mit Sakura?

Kann's sein ...

ZUCK

Ihr seid doch zusammen zum Bahnhof gegangen?

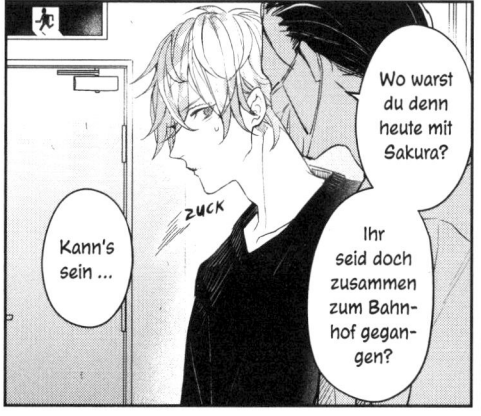

Ach, übrigens ...

Von den Leuten auf dieser Etage könnte es der Größe nach ... ... Ito sein. Oder Matsuda?

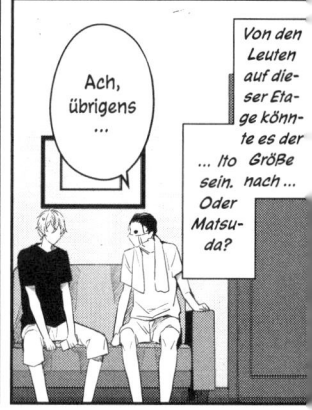

203

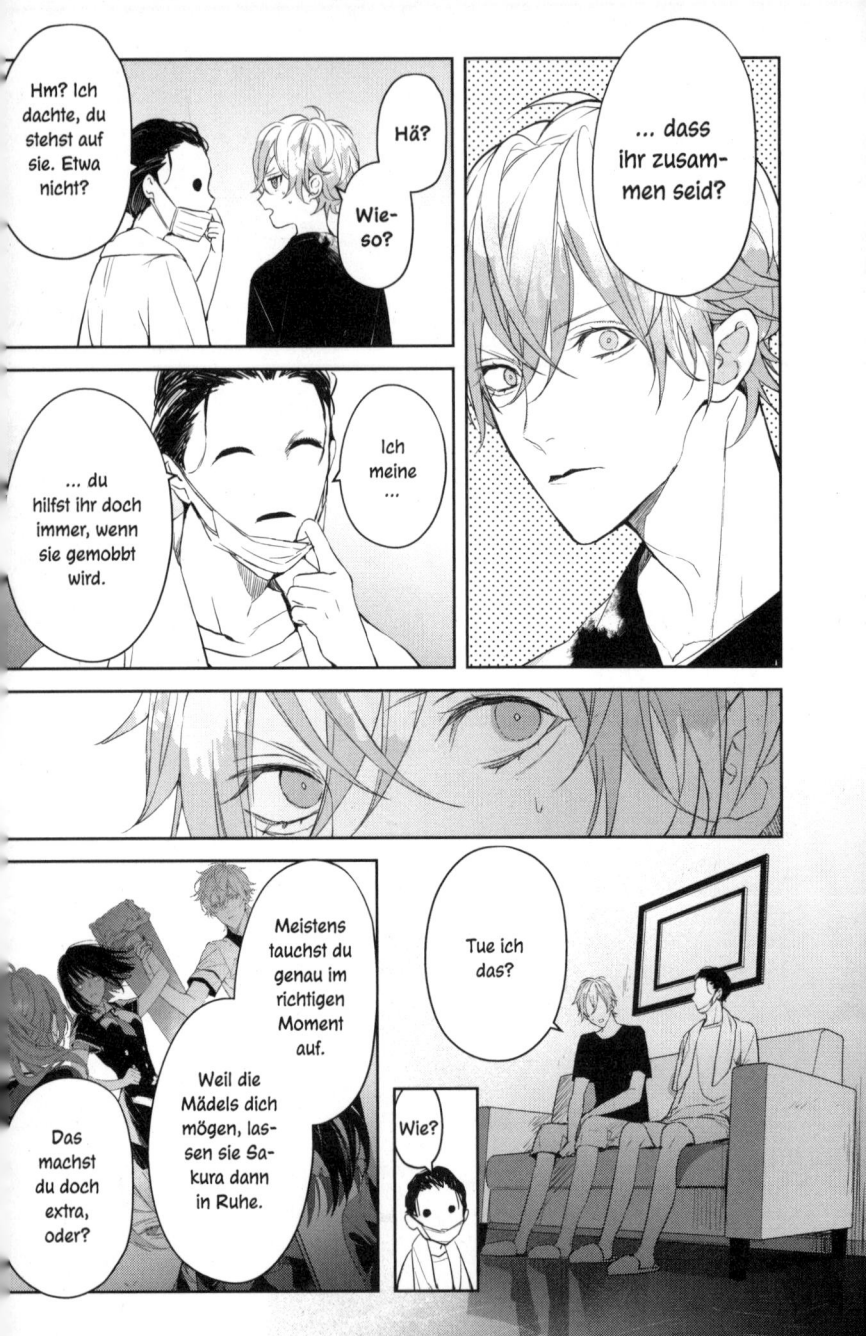

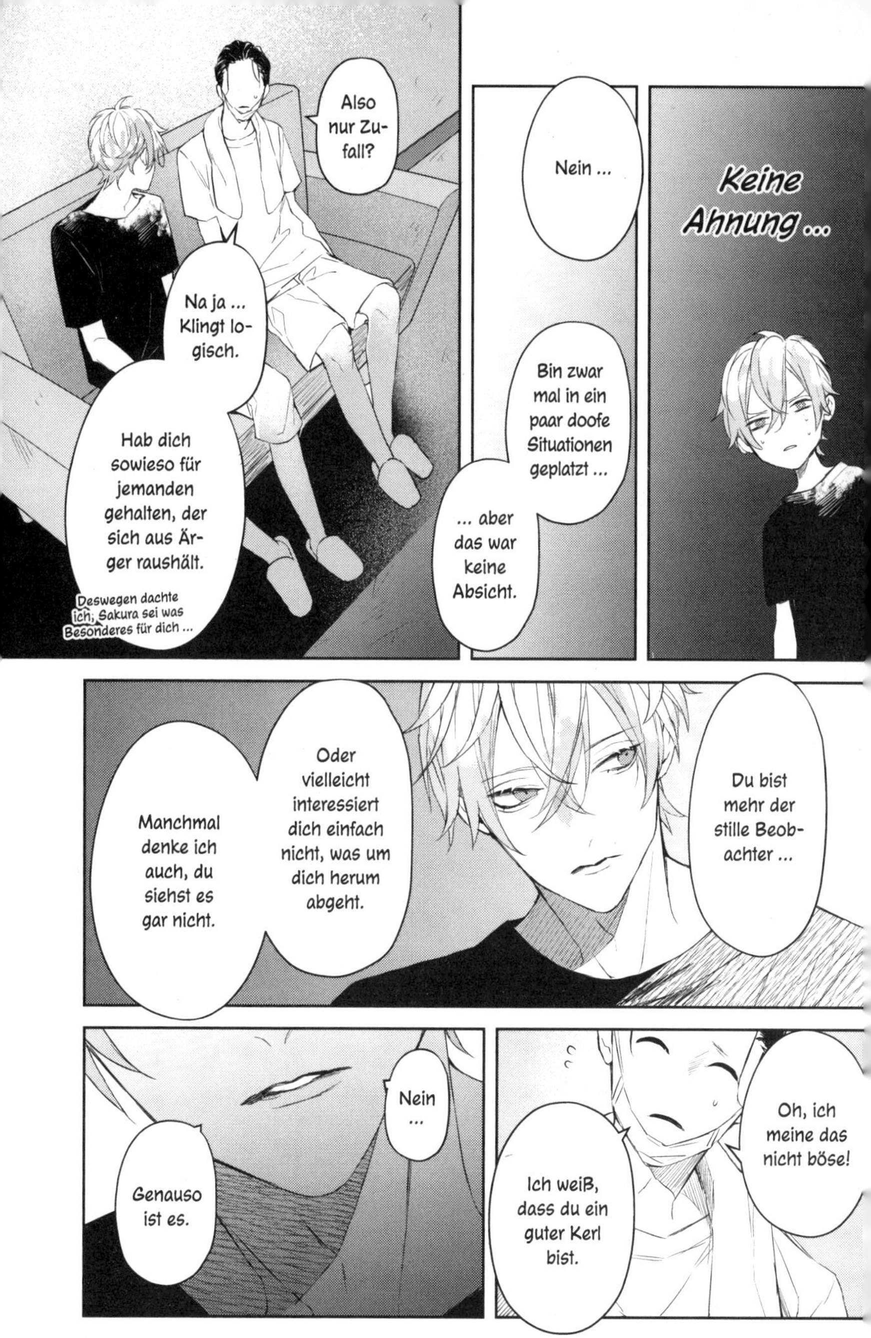

Also nur Zufall?

Nein ...

Keine Ahnung ...

Na ja ... Klingt logisch.

Bin zwar mal in ein paar doofe Situationen geplatzt ...

Hab dich sowieso für jemanden gehalten, der sich aus Ärger raushält.

... aber das war keine Absicht.

Deswegen dachte ich, Sakura sei was Besonderes für dich ...

Oder vielleicht interessiert dich einfach nicht, was um dich herum abgeht.

Du bist mehr der stille Beobachter ...

Manchmal denke ich auch, du siehst es gar nicht.

Nein ...

Genauso ist es.

Oh, ich meine das nicht böse!

Ich weiß, dass du ein guter Kerl bist.

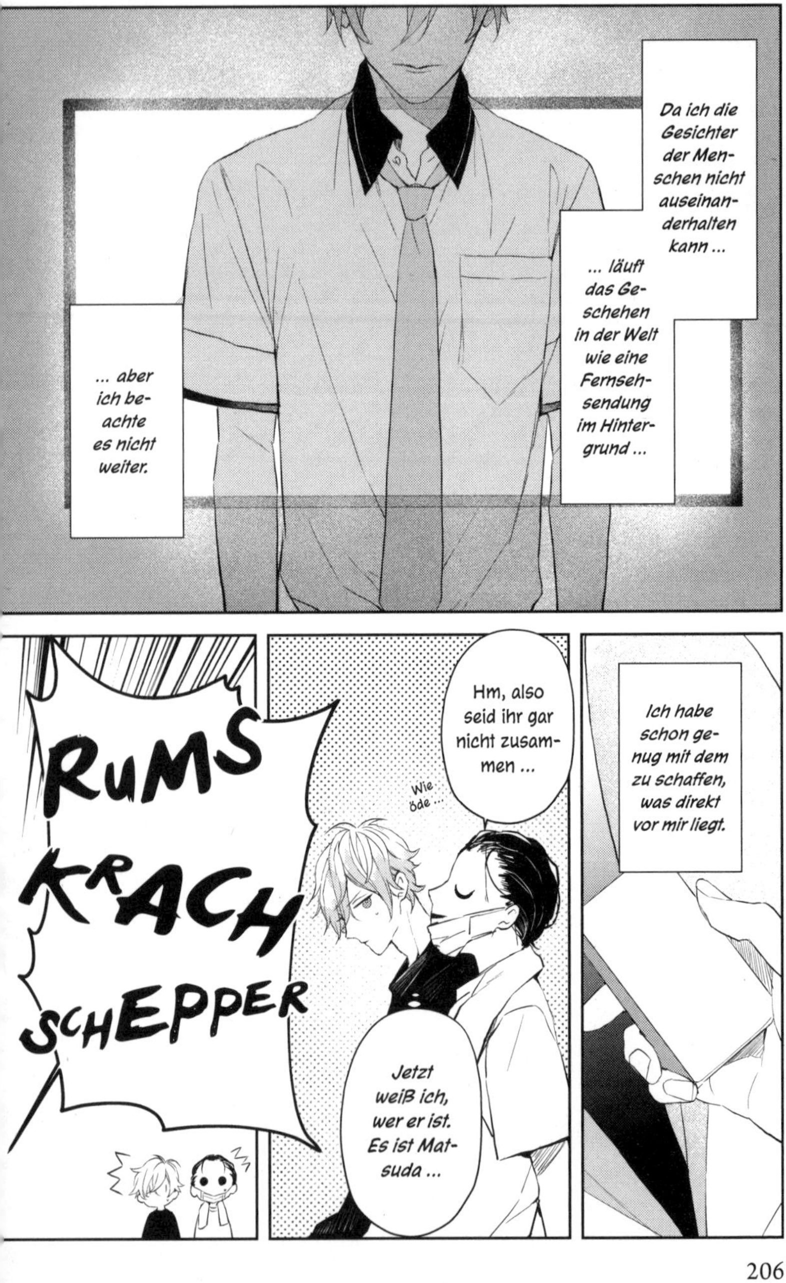

Da ich die Gesichter der Menschen nicht auseinanderhalten kann ...

... läuft das Geschehen in der Welt wie eine Fernsehsendung im Hintergrund ...

... aber ich beachte es nicht weiter.

RUMS

KRACH

schEPPER

Wie öde ...

Hm, also seid ihr gar nicht zusammen ...

Ich habe schon genug mit dem zu schaffen, was direkt vor mir liegt.

Jetzt weiß ich, wer er ist. Es ist Matsuda ...

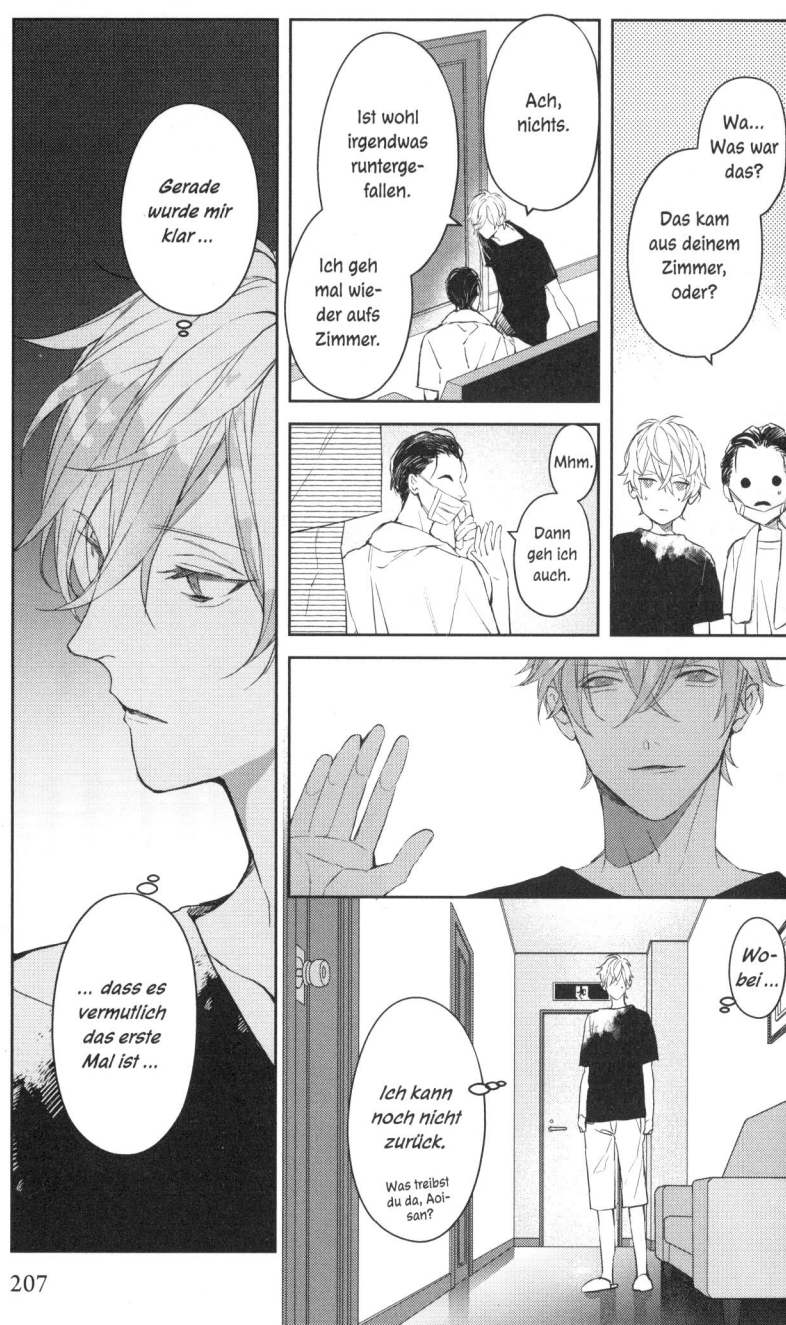

Gerade wurde mir klar...

Ist wohl irgendwas runtergefallen.

Ich geh mal wieder aufs Zimmer.

Ach, nichts.

Wa... Was war das?

Das kam aus deinem Zimmer, oder?

Mhm.

Dann geh ich auch.

... dass es vermutlich das erste Mal ist...

Ich kann noch nicht zurück.

Was treibst du da, Aoi-san?

Wo-bei...

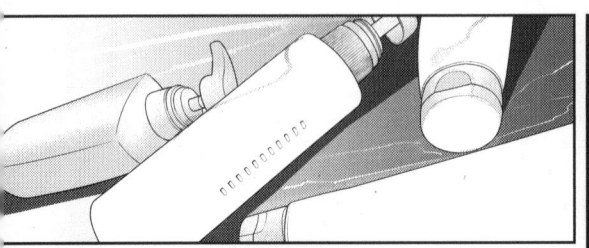
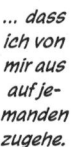

... dass ich von mir aus auf jemanden zugehe.

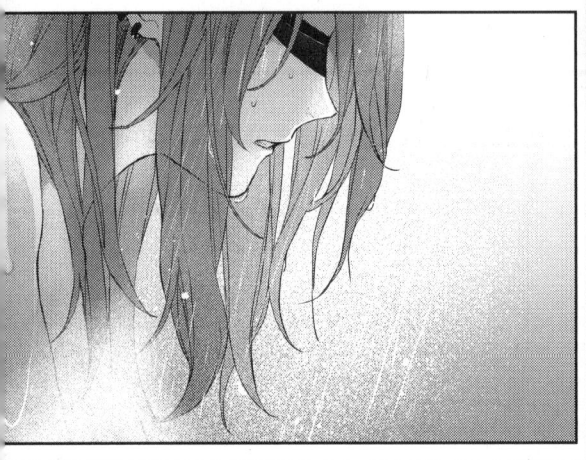

FSCHHHH

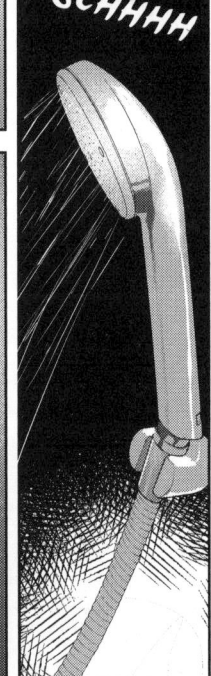

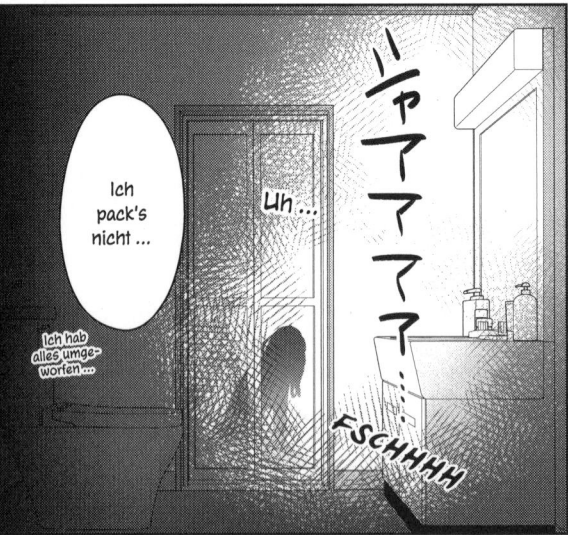

Ich pack's nicht ...

Uh...

Ich hab alles umgeworfen...

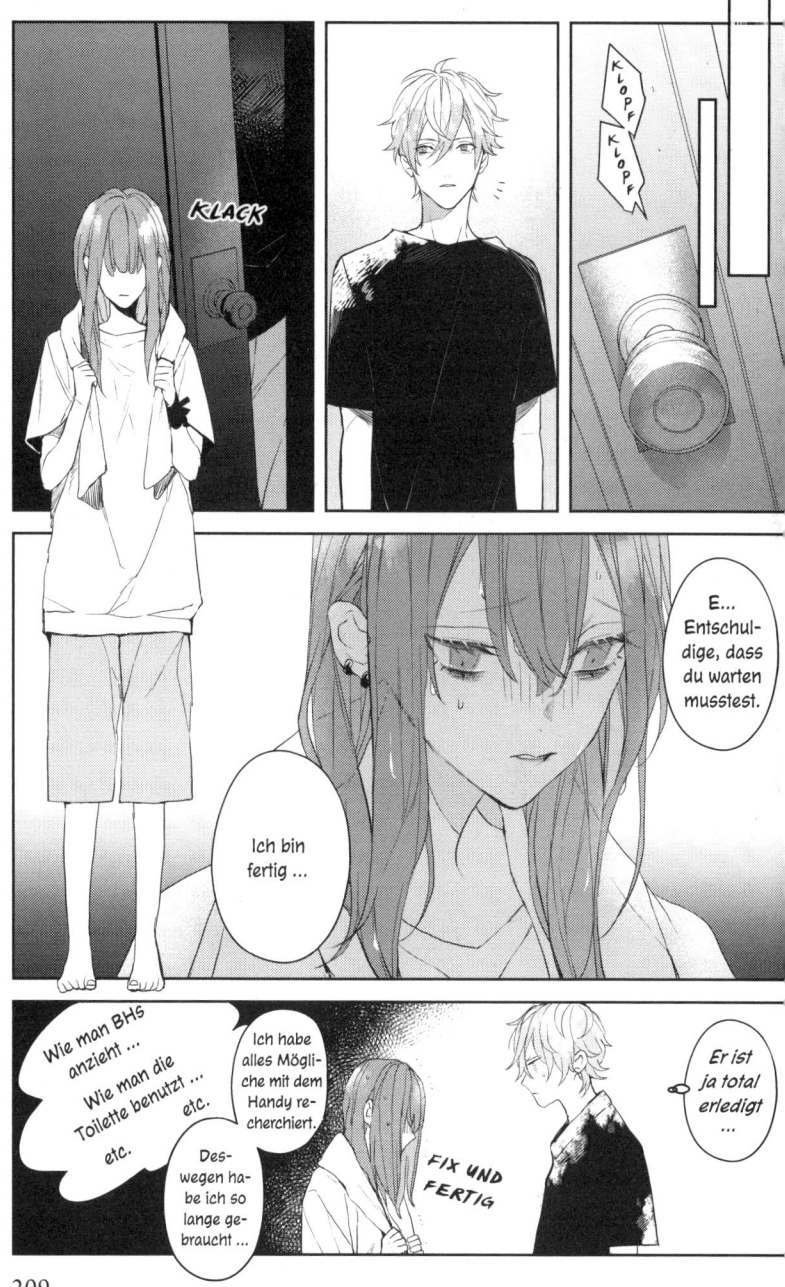

KLACK

KLOPF
KLOPF

E... Entschuldige, dass du warten musstest.

Ich bin fertig ...

Wie man BHs anzieht ...

Wie man die Toilette benutzt ... etc.

etc.

Ich habe alles Mögliche mit dem Handy recherchiert.

Deswegen habe ich so lange gebraucht ...

FIX UND FERTIG

Er ist ja total erledigt ...

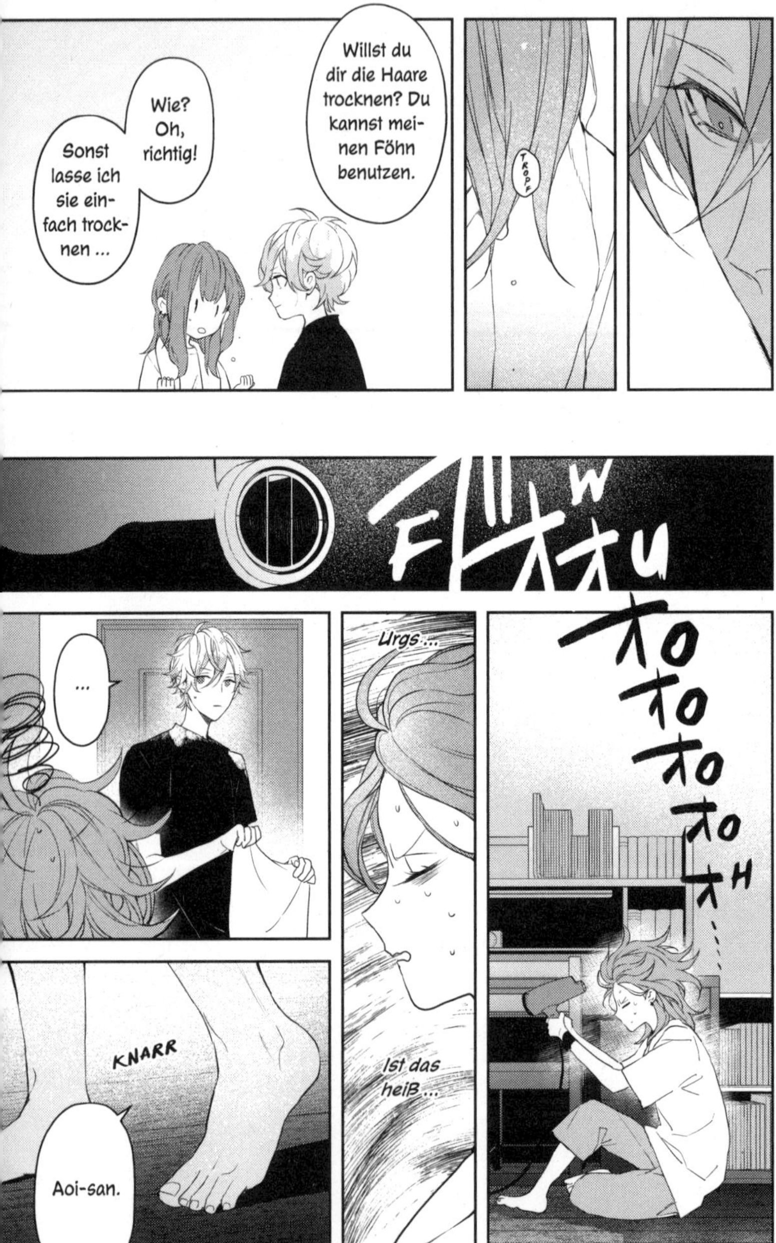

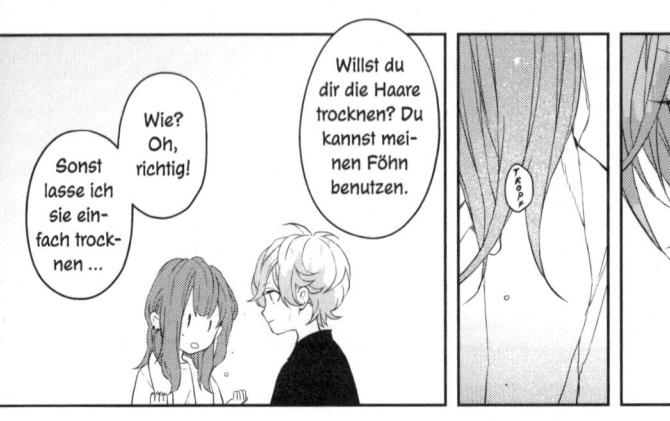

Sonst lasse ich sie einfach trocknen ...

Wie? Oh, richtig!

Willst du dir die Haare trocknen? Du kannst meinen Föhn benutzen.

F P O O F

FIIIW
ЛЛU

...

ЛО
ЛО
ЛО
ЛОЛ
Н

Urgs ...

KNARR

Ist das heiß ...

Aoi-san.

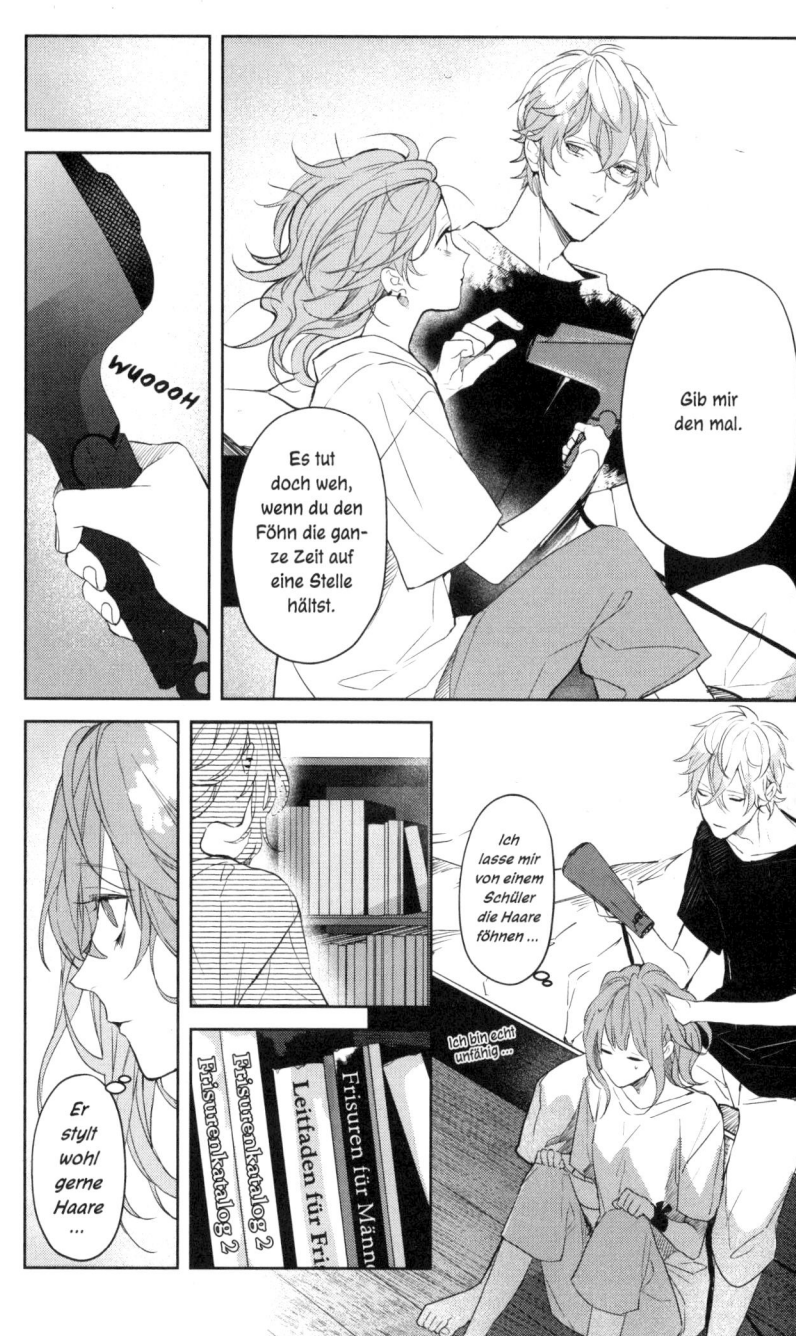

WUOOOH

Es tut doch weh, wenn du den Föhn die ganze Zeit auf eine Stelle hältst.

Gib mir den mal.

Ich lasse mir von einem Schüler die Haare föhnen ...

Ich bin echt unfähig ...

Er stylt wohl gerne Haare ...

Frisuren für Männ

Leitfaden für Fri

Frisurenkatalog 2

Frisurenkatalog 2

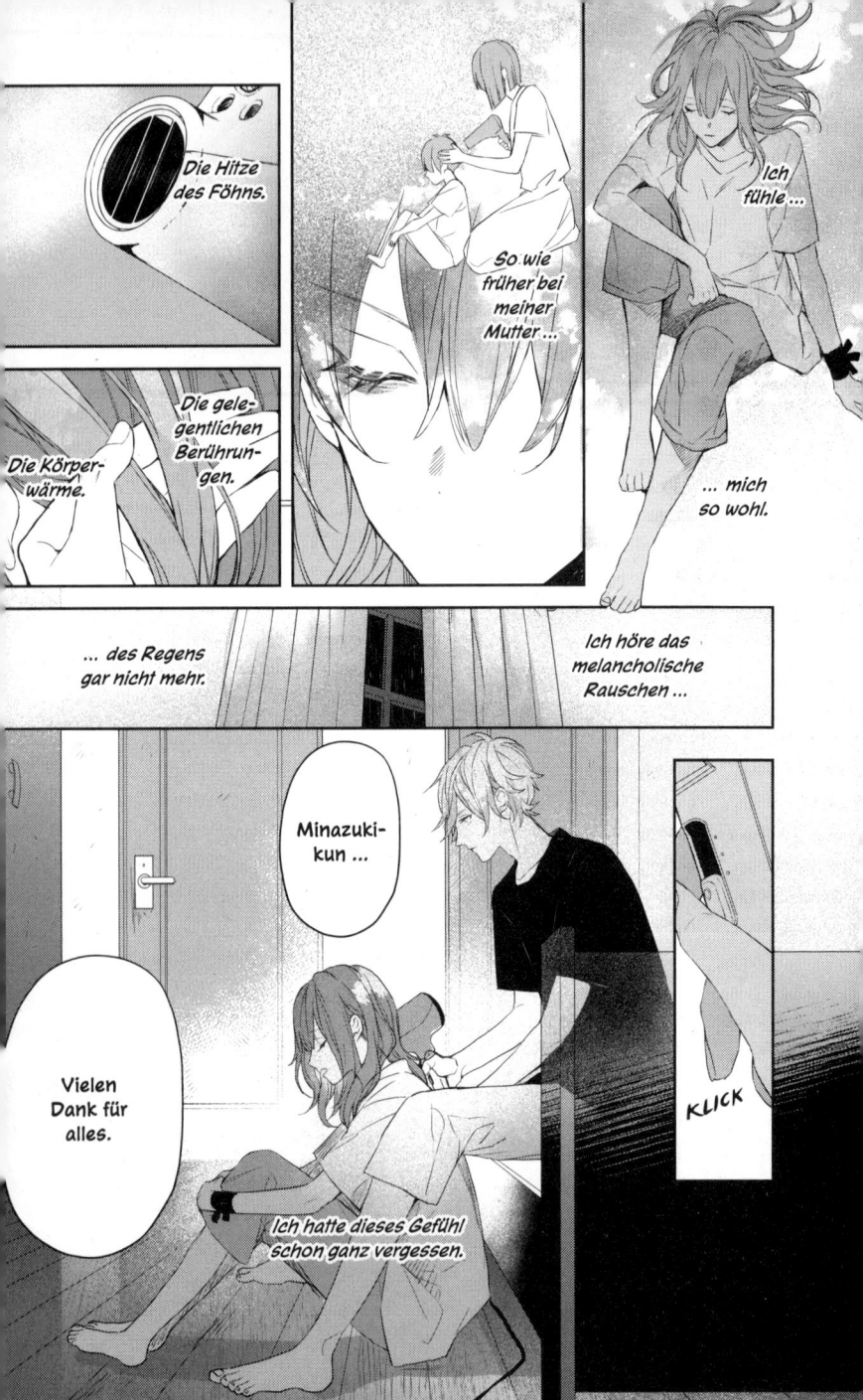

Die Hitze des Föhns.

Die Körperwärme.

Die gelegentlichen Berührungen.

So wie früher bei meiner Mutter ...

Ich fühle ...

... mich so wohl.

... des Regens gar nicht mehr.

Ich höre das melancholische Rauschen ...

Minazuki-kun ...

Vielen Dank für alles.

KLICK

Ich hatte dieses Gefühl schon ganz vergessen.

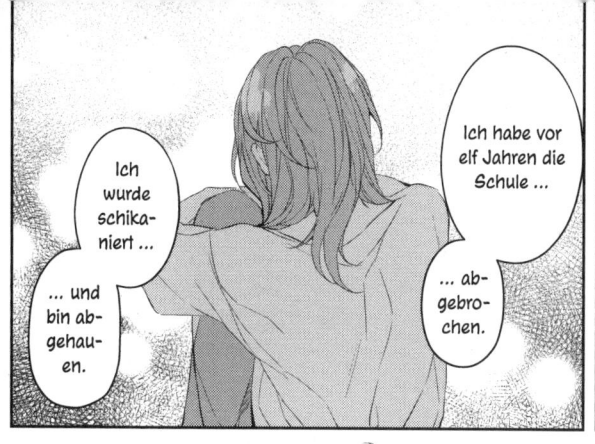

Ich wurde schikaniert ...

... und bin ab- gehau- en.

Ich habe vor elf Jahren die Schule ...

... ab- gebro- chen.

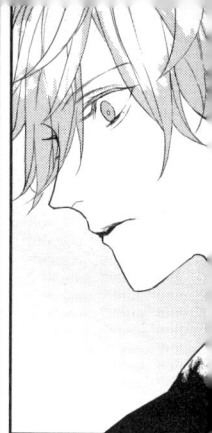

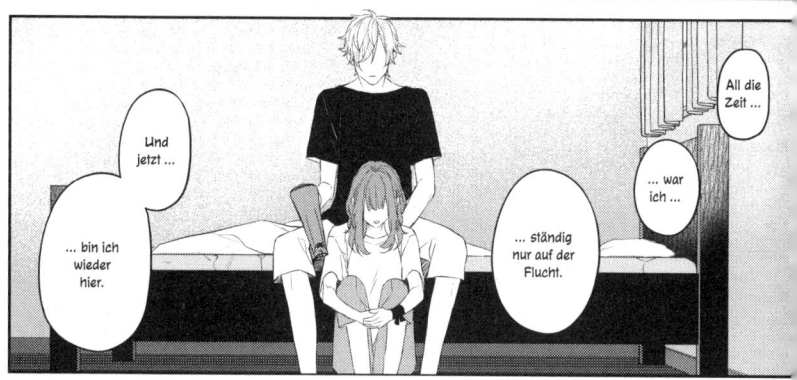

Und jetzt ...

... bin ich wieder hier.

All die Zeit ...

... war ich ...

... ständig nur auf der Flucht.

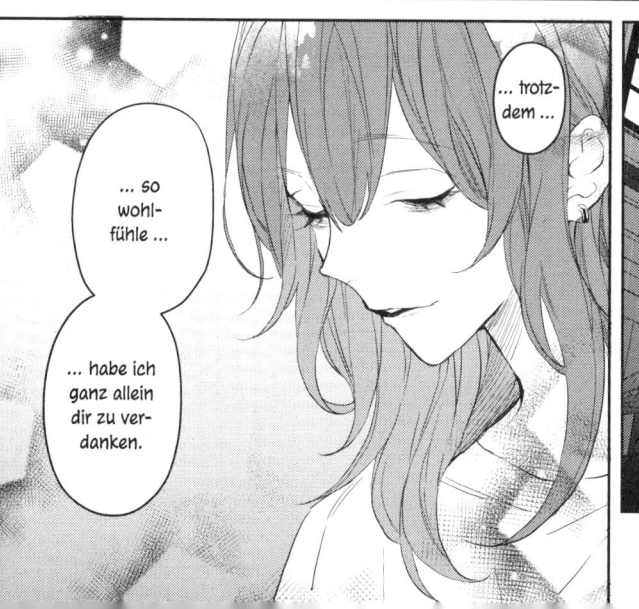

... trotz- dem ...

... so wohl- fühle ...

... habe ich ganz allein dir zu ver- danken.

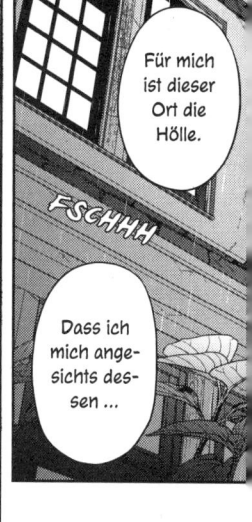

Für mich ist dieser Ort die Hölle.

FSCHHH

Dass ich mich ange- sichts des- sen ...

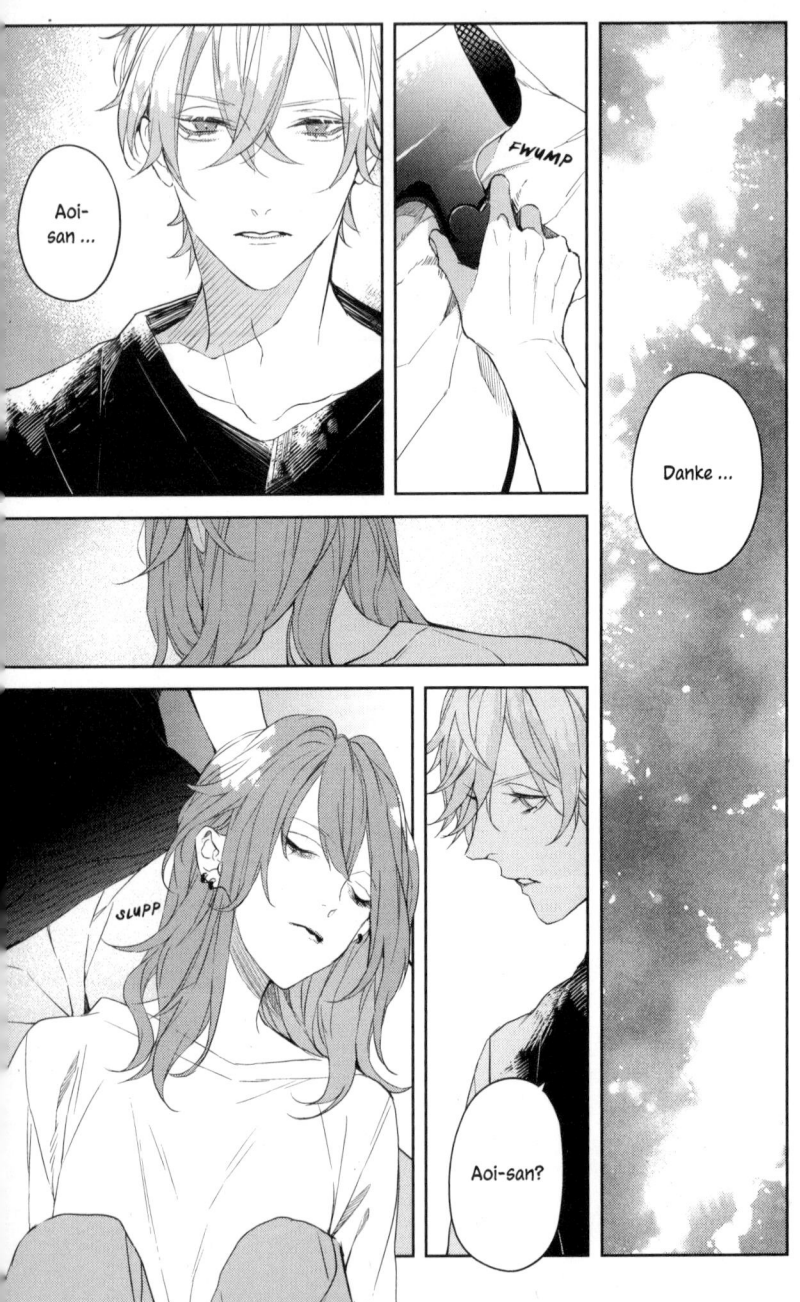

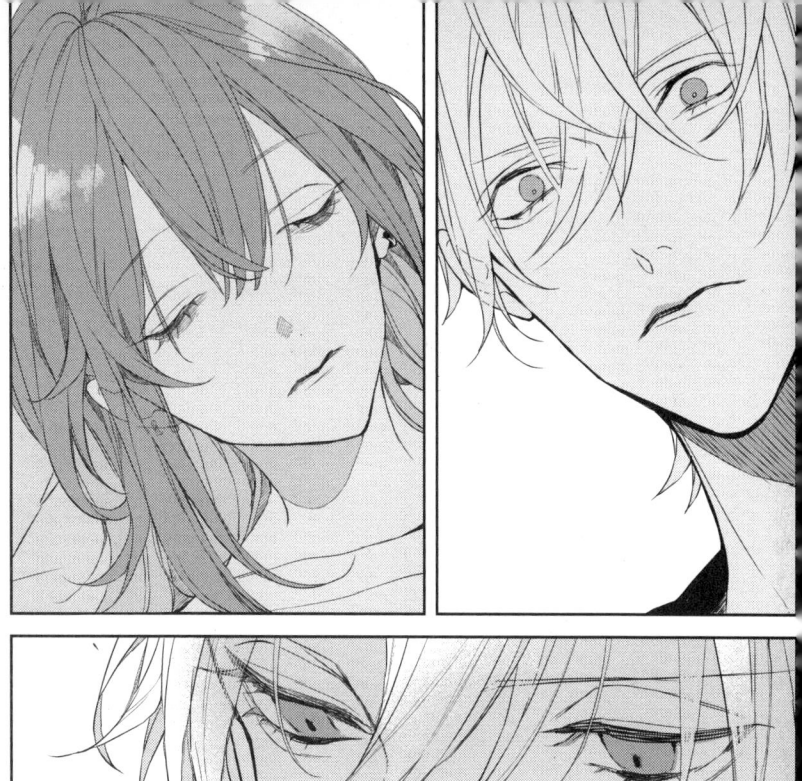

Das
geht mir
genau-
so ...

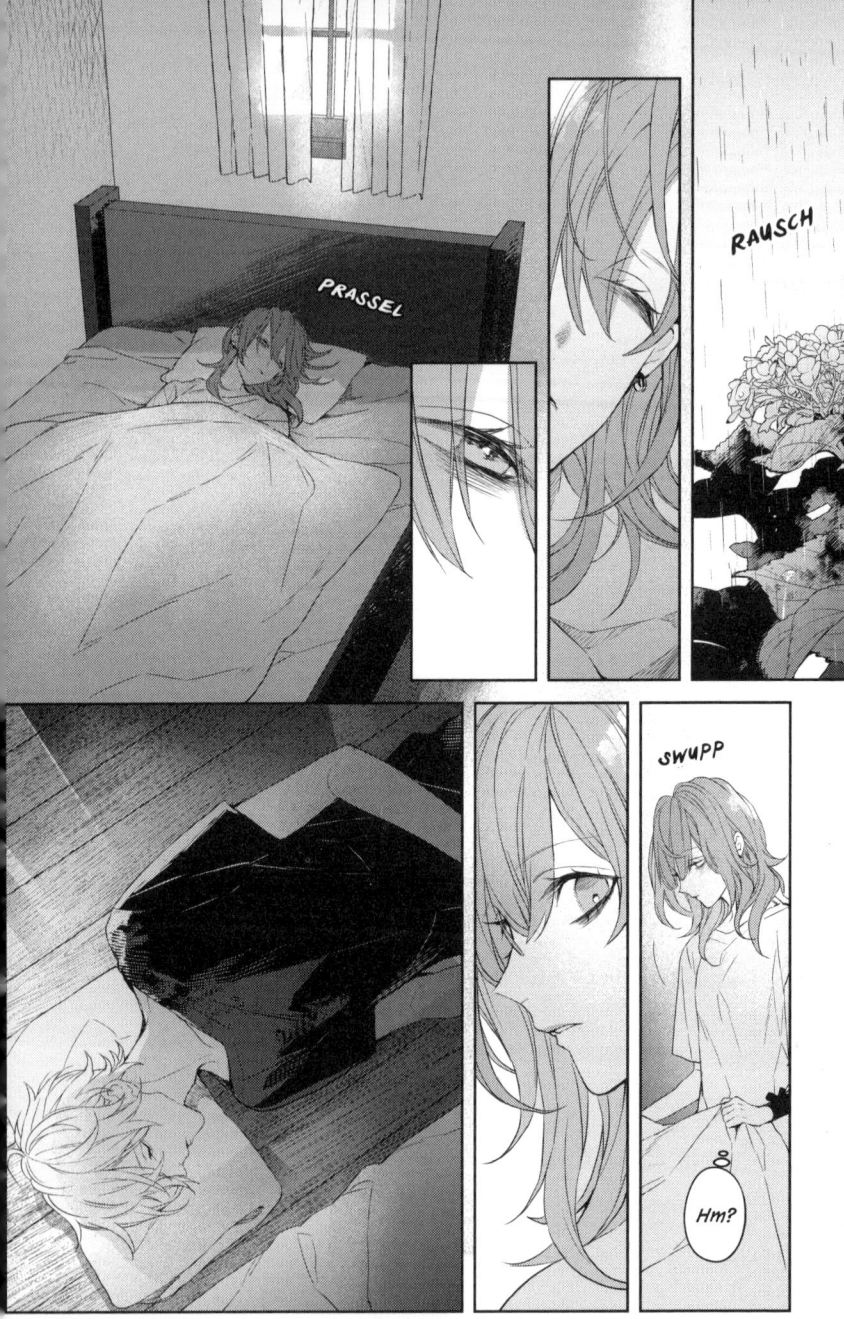

PRASSEL

RAUSCH

SWUPP

Hm?

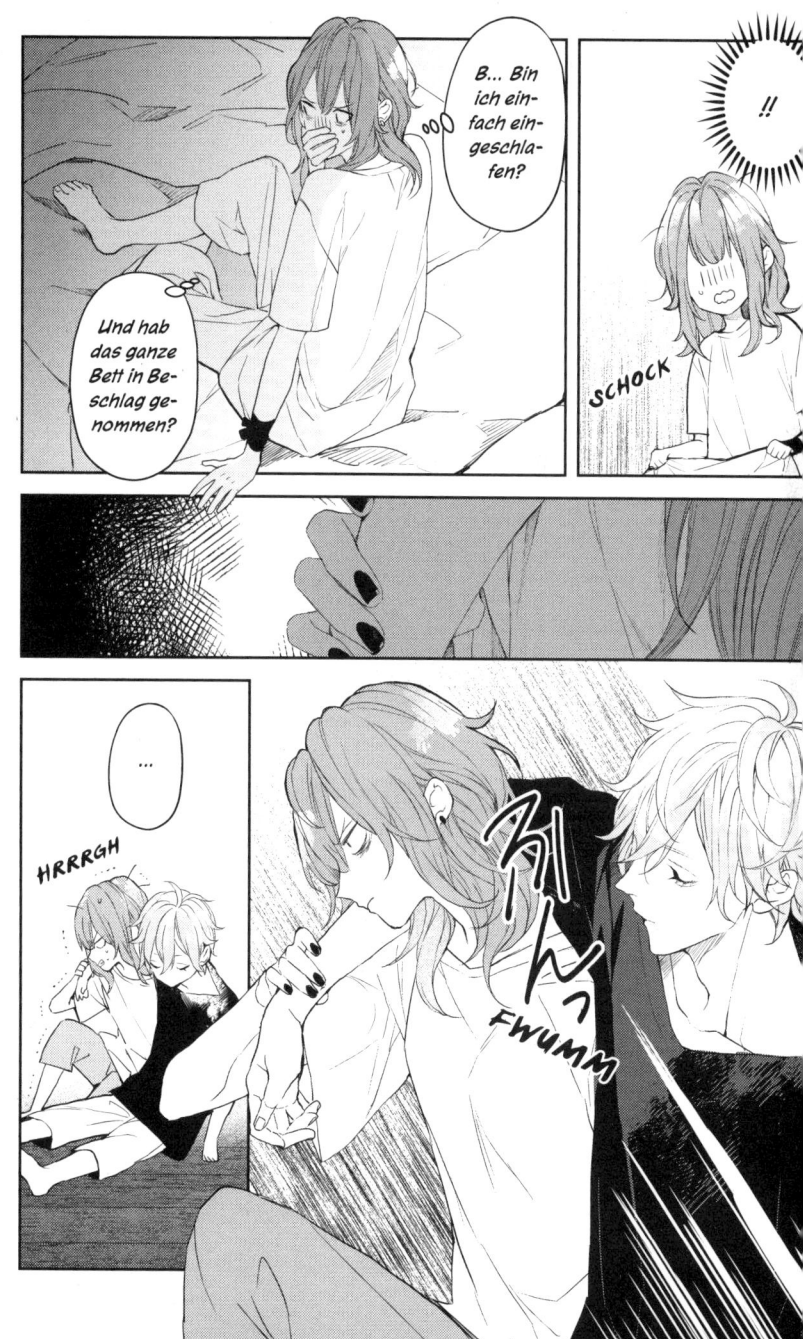

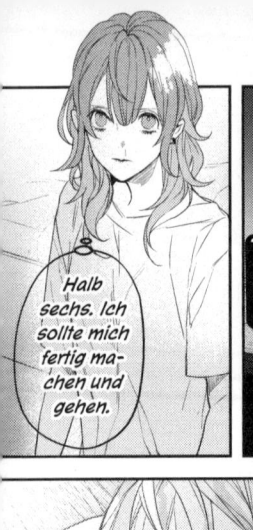

Halb sechs. Ich sollte mich fertig machen und gehen.

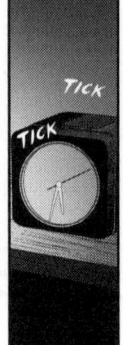

TICK

TICK

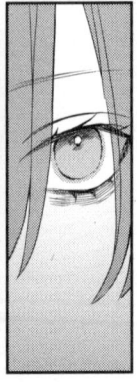

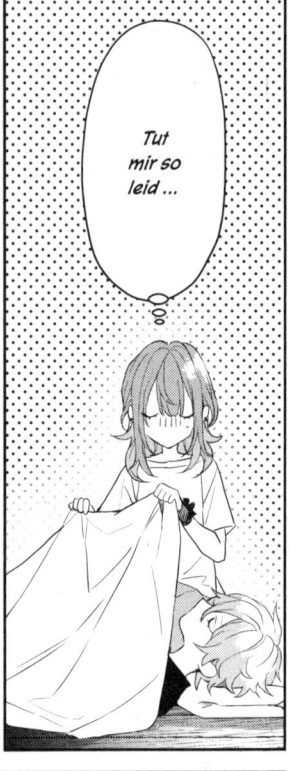

Tut mir so leid ...

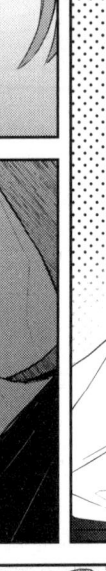

Hm?

Sorry, hab ich dich geweckt?

Ich gehe schon mal vor ...

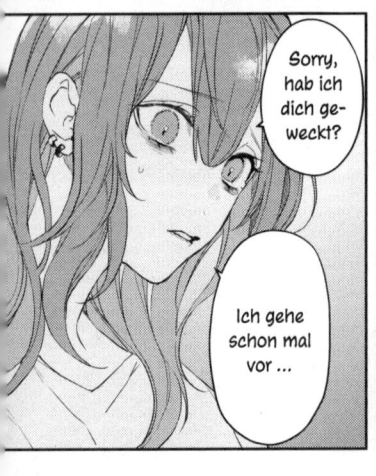

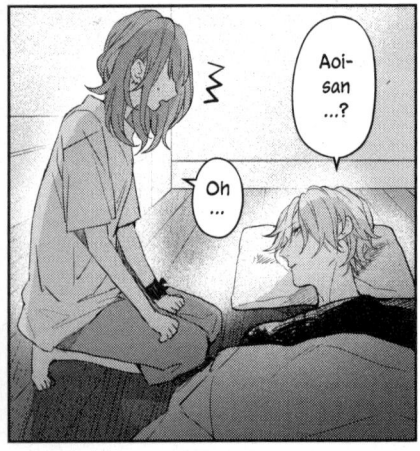

Aoi-san ...?

Oh ...

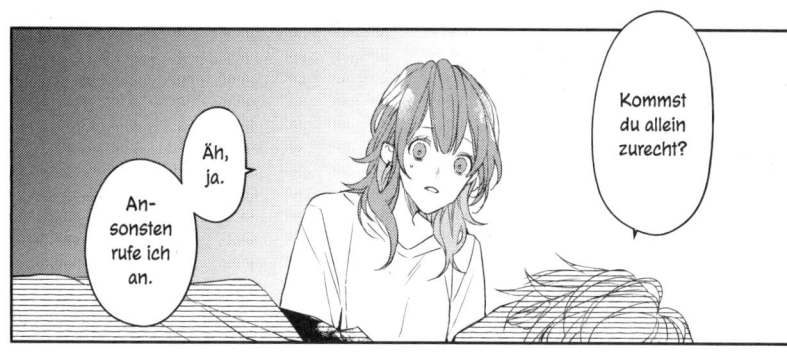

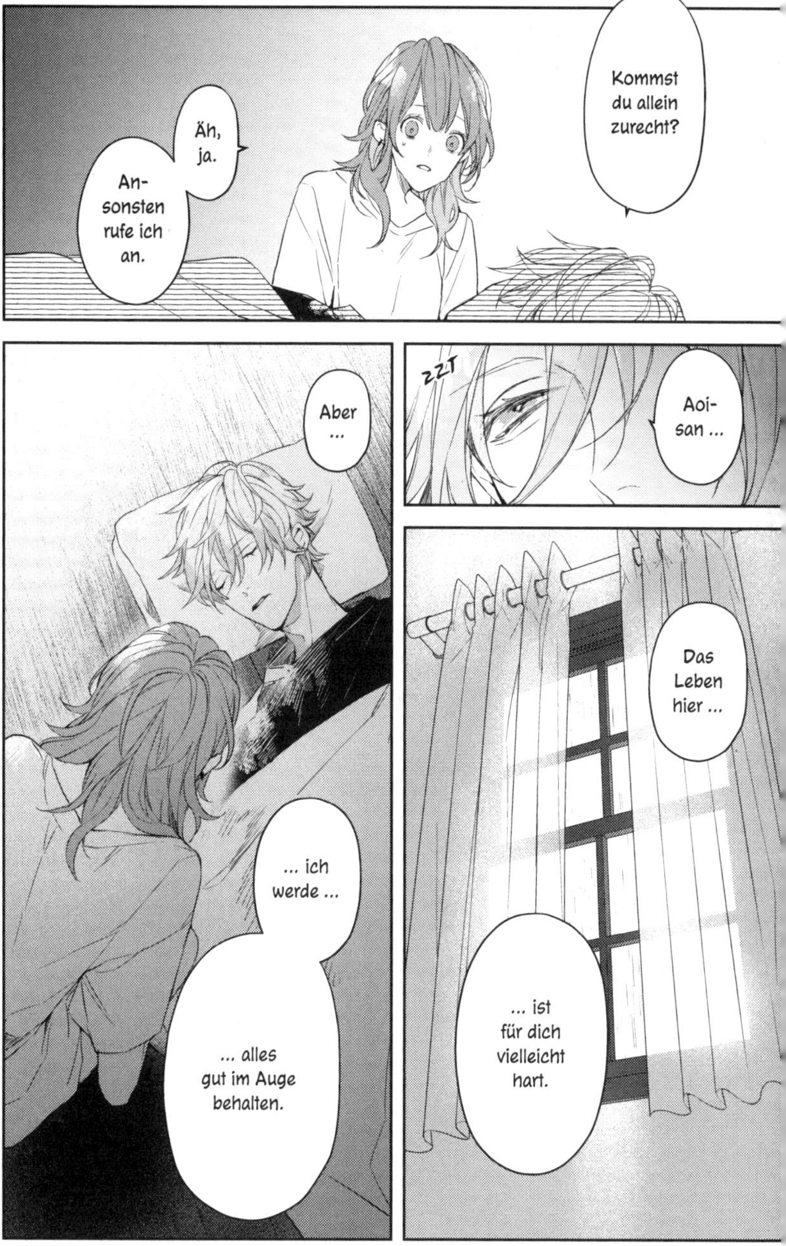

Kommst du allein zurecht?

Äh, ja.

Ansonsten rufe ich an.

Aber ...

Aoi-san ...

ZZT

Das Leben hier ...

... ich werde ...

... alles gut im Auge behalten.

... ist für dich vielleicht hart.

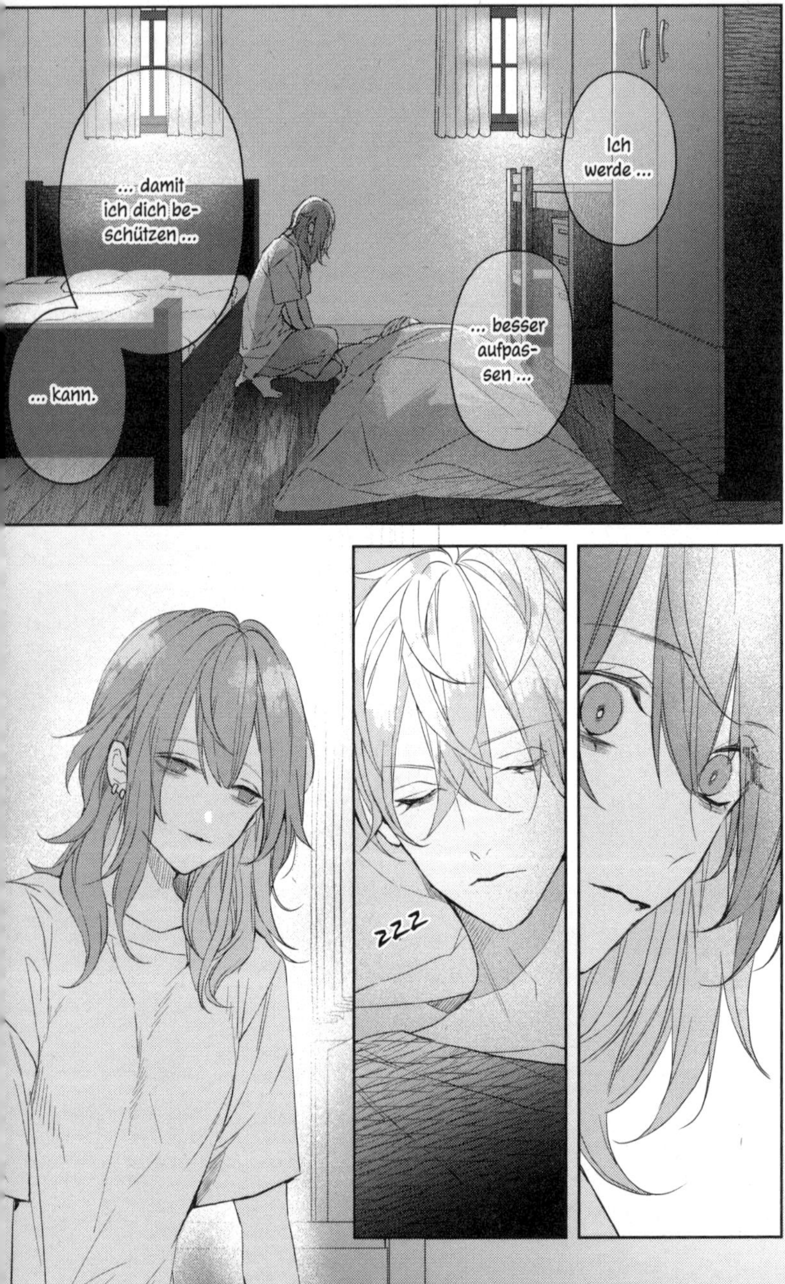
Ich werde ...
... besser aufpassen ...
... damit ich dich beschützen ...
... kann.
zzz

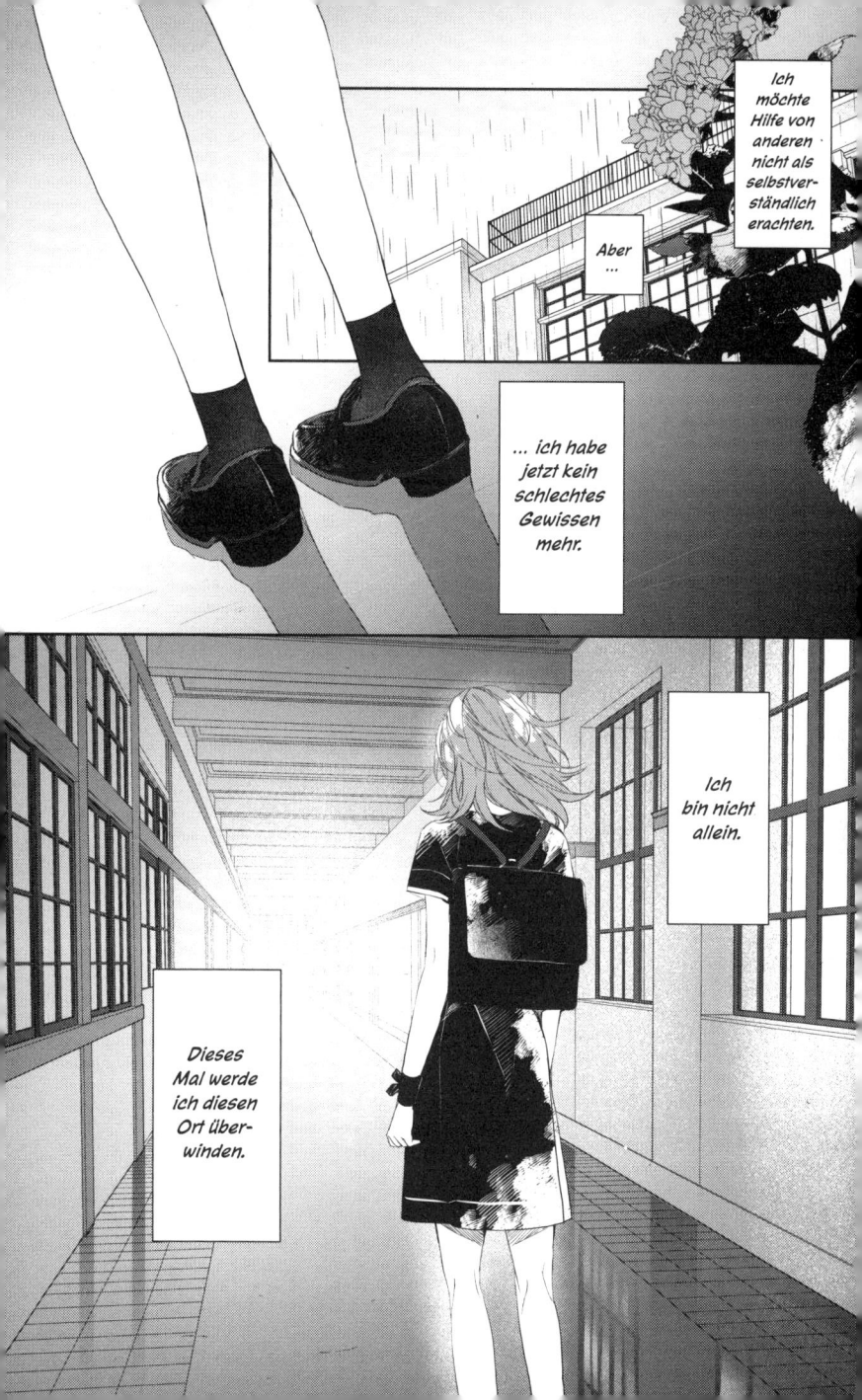

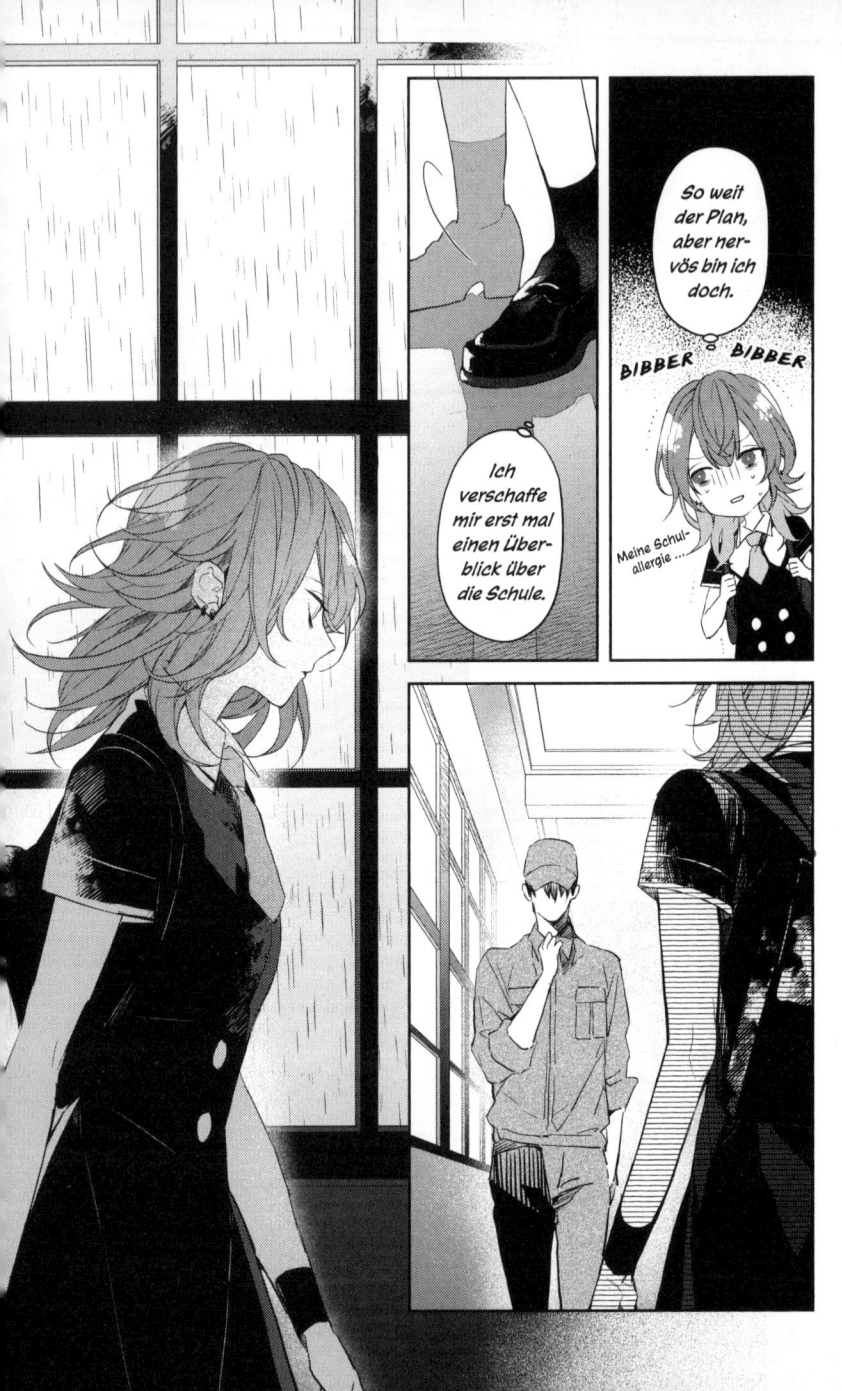

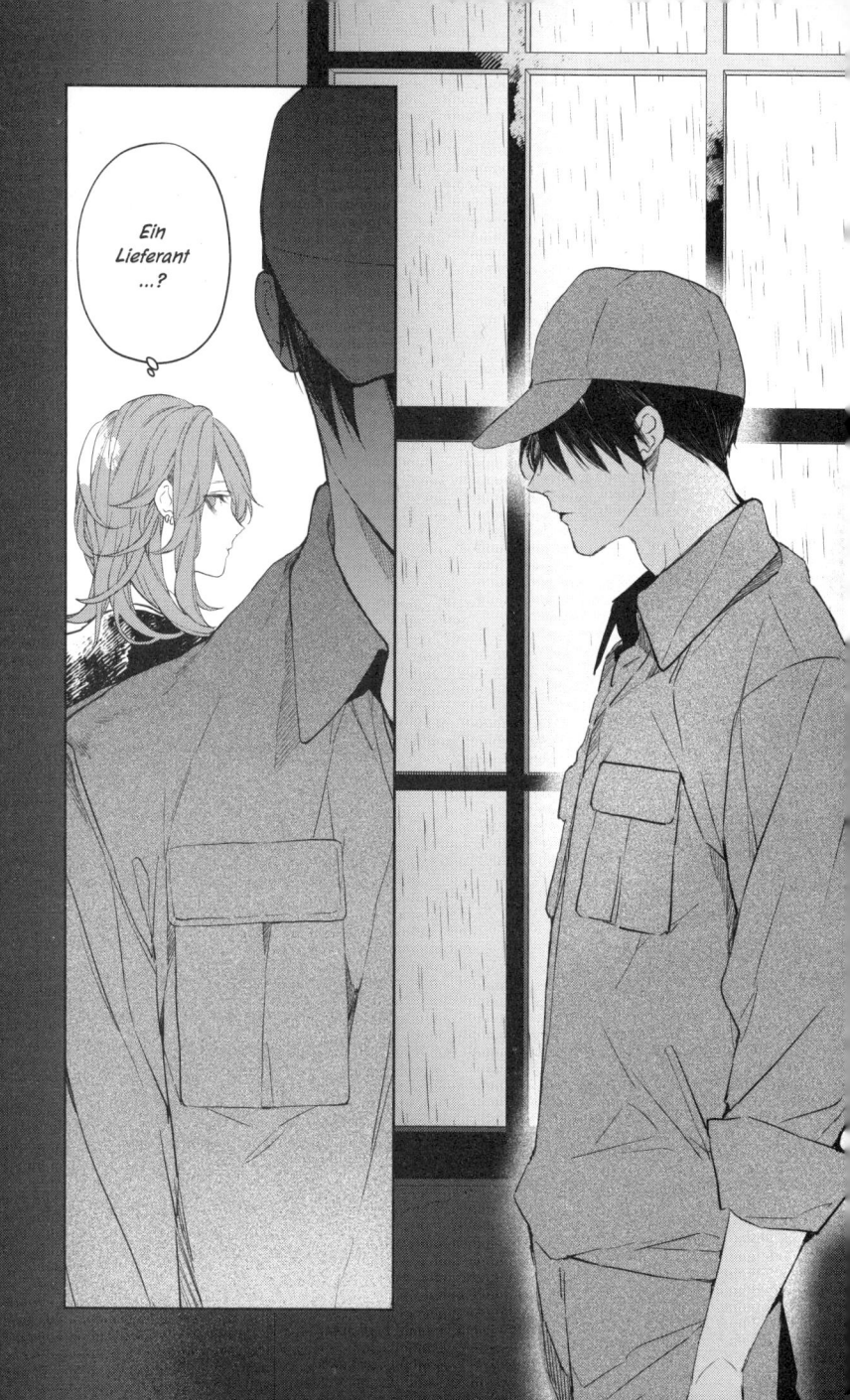

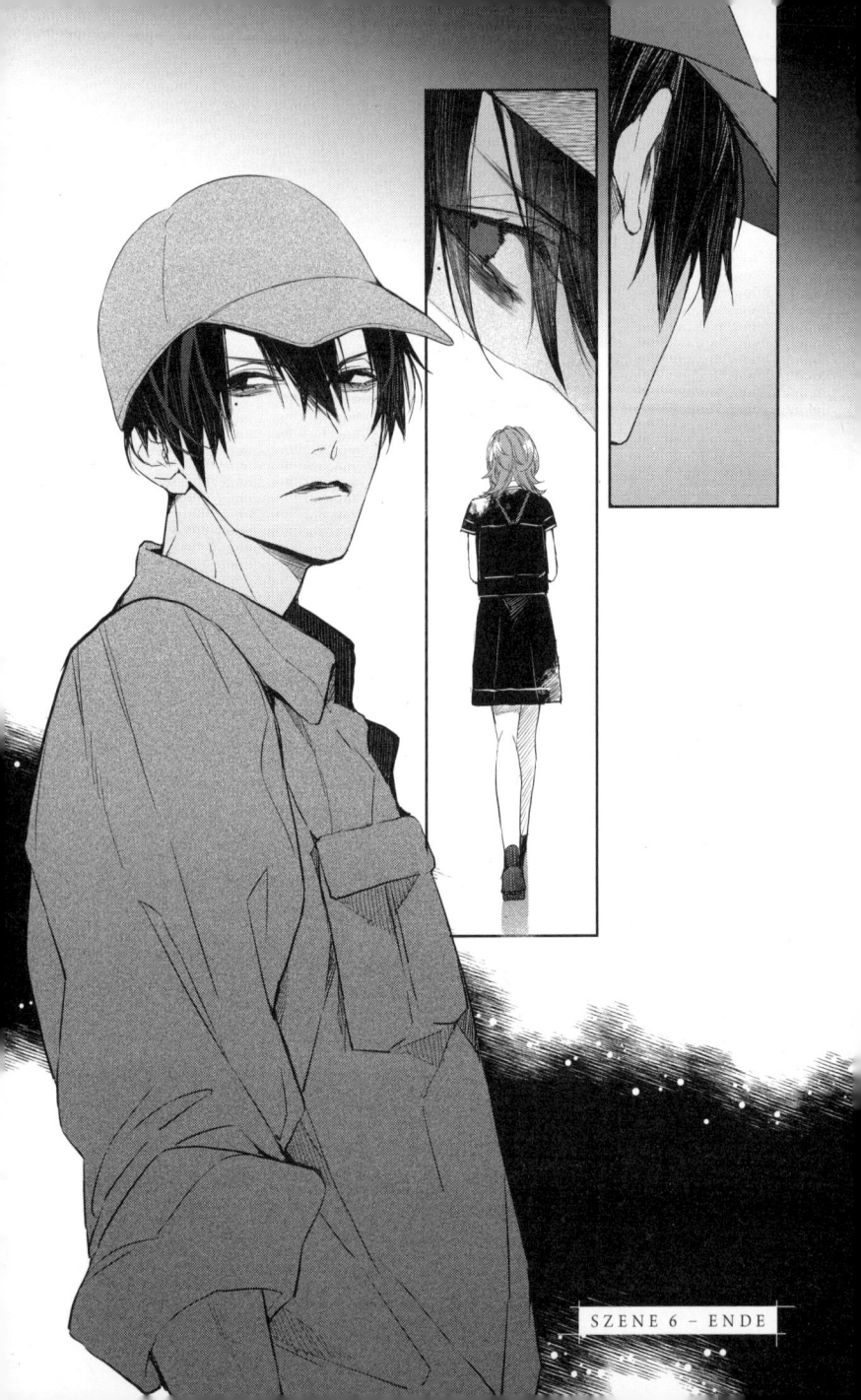

SZENE 6 - ENDE

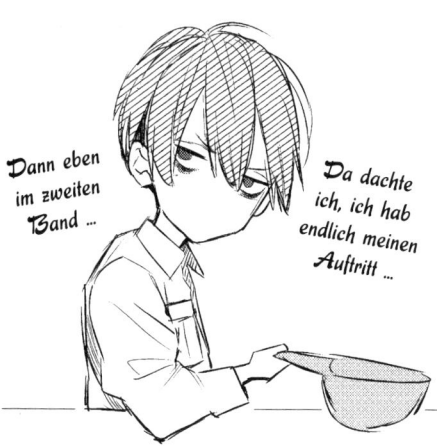

Dann eben im zweiten Band ...

Da dachte ich, ich hab endlich meinen Auftritt ...

Mr. Mallow Blue

Mr. Mallow Blue – Nachwort

Danke, dass ihr den ersten Band von *Mr. Mallow Blue* gelesen habt. Ich bin *Akaza Samamiya!*

In dieser Reihe erzähle ich von einem >>Körpertausch<<.

Mir gefällt die Idee, dass eine andere Person im Körper eines Menschen existiert.

In meinen bisherigen Werken habe ich so etwas auch schon mal dargestellt, aber dieses

Mal ist es das Hauptthema. Ursprünglich hatte ich diesen Titel übrigens als eher

lustige Liebeskomödie geplant, aber während ich über der Geschichte brütete, habe ich

dieses und jenes wieder verworfen und letztendlich nahm sie diese Form an. Verglichen

mit den ersten Entwürfen sehen die Charaktere jetzt ganz anders aus. Aber so wie

sich Malventee von Blau zu Pink färbt, soll auch diese Geschichte allmählich

heiterer werden. Also würde ich mich freuen, wenn ihr weiter dabeibleibt!

Seid gespannt auf den zweiten Band!

Akaza Samamiya

Twitter: @samamiya
(August 2021)

Besonderer Dank

Mifuru, M-buchi, H-kawa, T-mizu, Madame S. von der Redaktion,

den Designern, M. vom Herausgeber, allen vom Kosaido Verlag

Danke an alle Unterstützer*innen und Leser*innen!

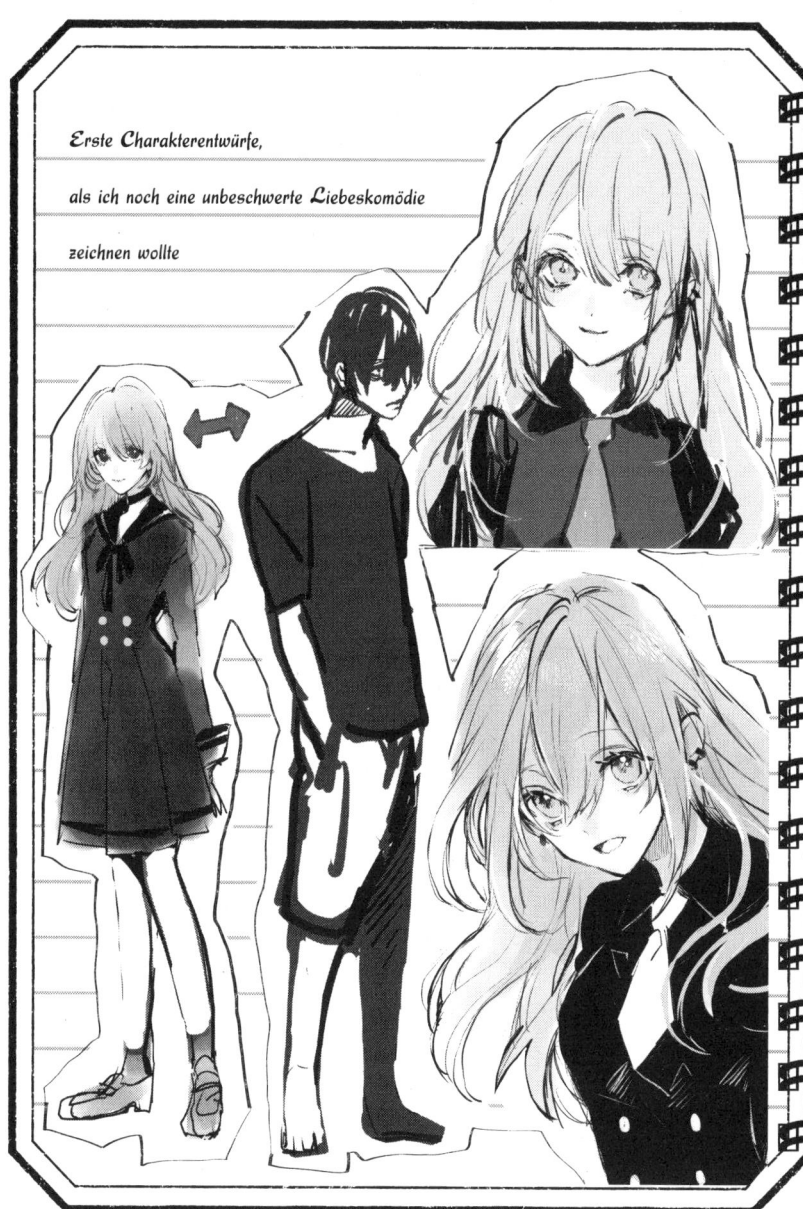

Erste Charakterentwürfe,

als ich noch eine unbeschwerte Liebeskomödie

zeichnen wollte

Mr. Mallow Blue.

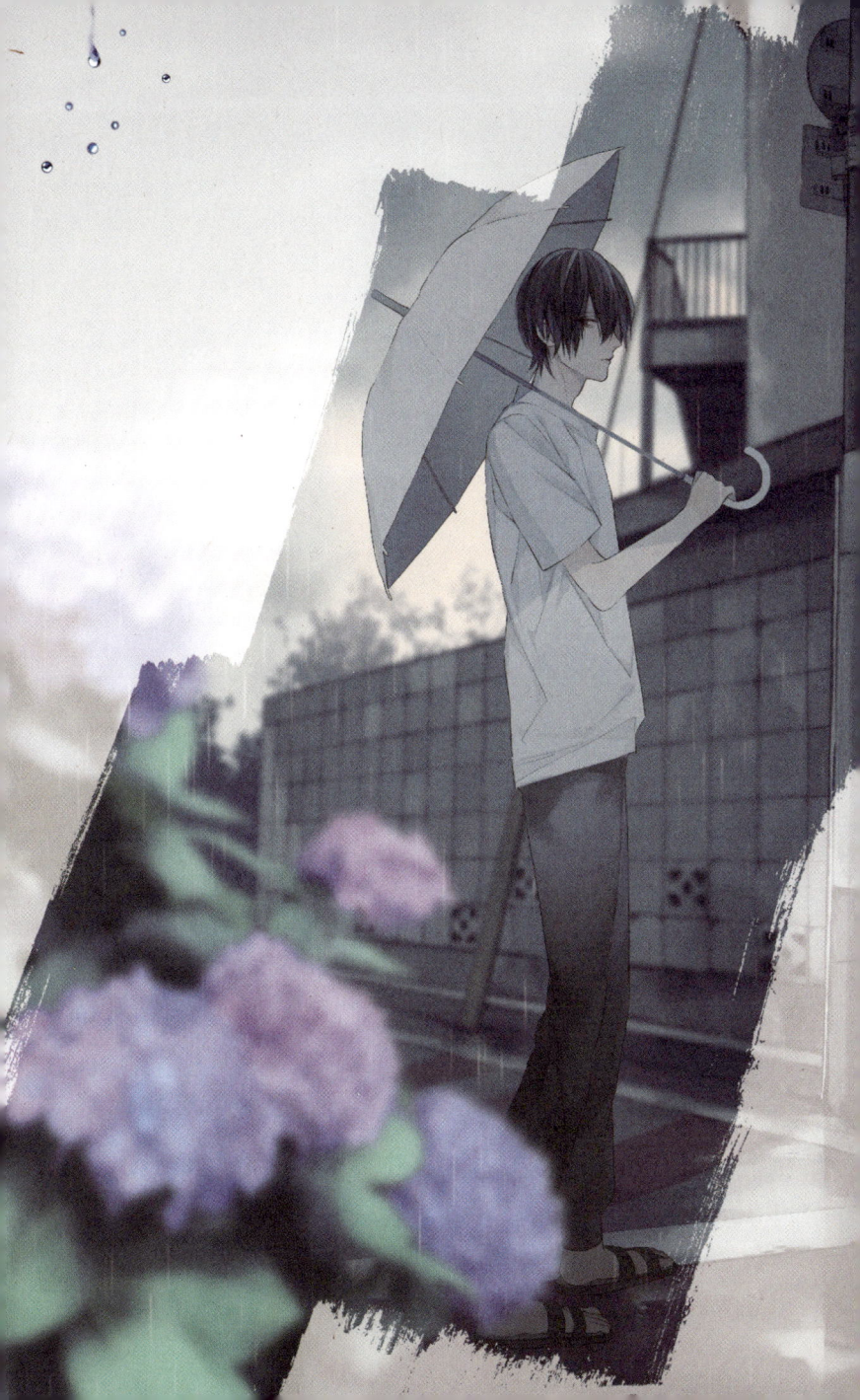

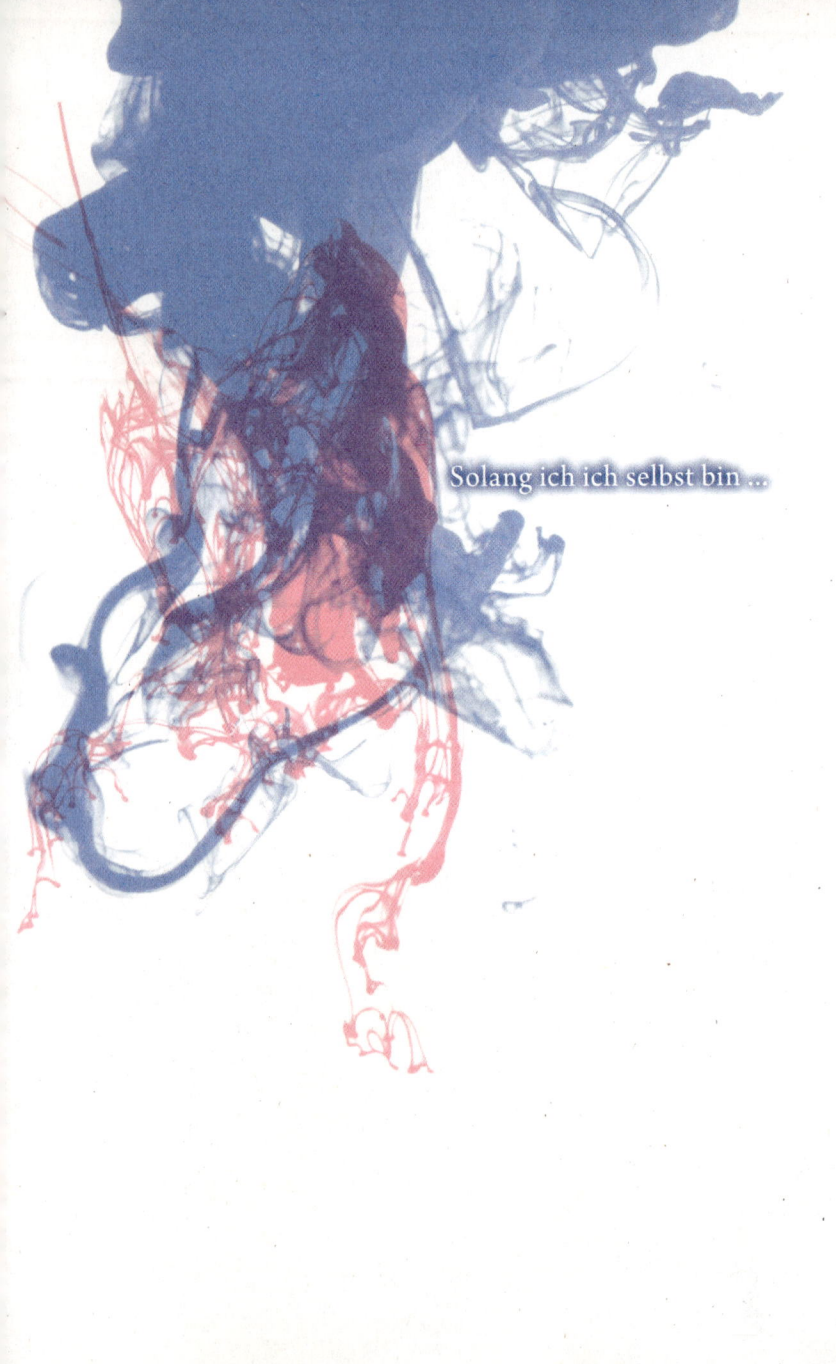

Solang ich ich selbst bin ...

KOMMENTAR

Danke für euer Interesse am ersten Band!
Ich habe vieles eingebracht, was mir gefällt, wie etwa
Hortensien, Regen und die Farben Blau und Pink.
In diesem Band regnet es unentwegt, also bleibt
bitte dran, bis der Regen aufhört.

Akaza Samamiya

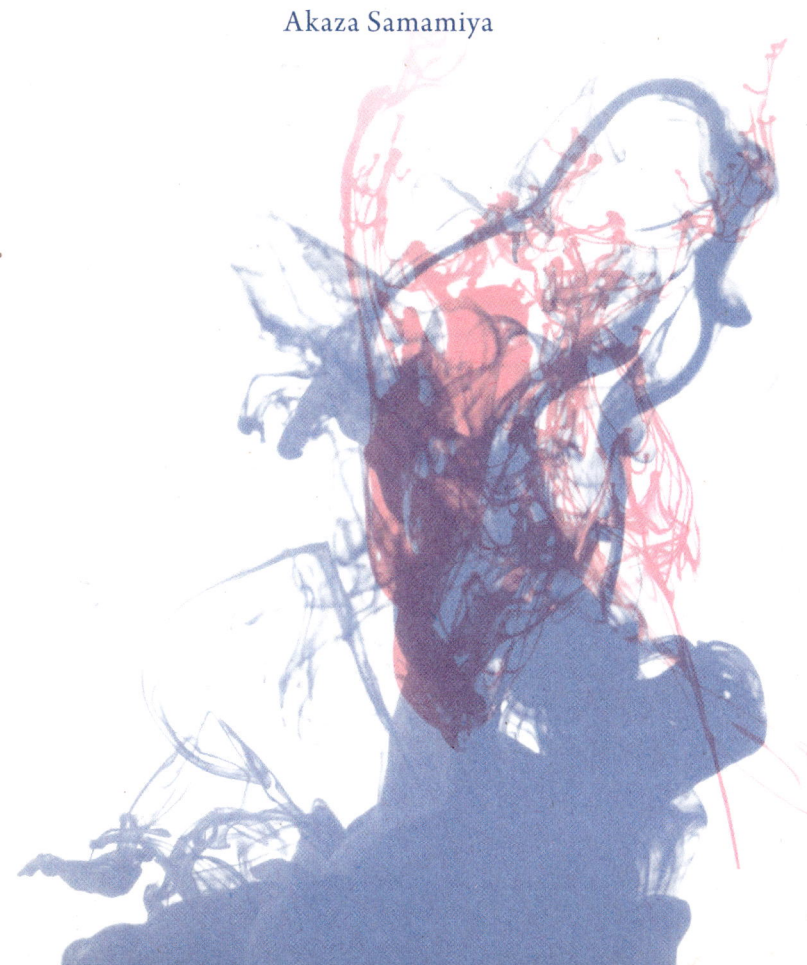

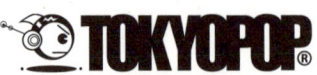

TOKYOPOP GmbH
Hamburg

TOKYOPOP
2. Auflage, 2023
Deutsche Ausgabe/German Edition
© TOKYOPOP GmbH, Hamburg 2022
Aus dem Japanischen von Miryll Ihrens

Mr. MALLOW BLUE Vol. 1
©Akaza Samamiya 2020
First published in Japan in 2020
by KADOKAWA CORPORATION, Tokyo.
German translation rights arranged
with KADOKAWA CORPORATION, Tokyo,
through TUTTLE-MORI AGENCY, INC., Tokyo.

Redaktion: Lisa Duty
Lettering: Vibrant Publishing Studio
Herstellung: Rita Geers
Druck und buchbinderische Verarbeitung:
CPI – Clausen & Bosse GmbH, Leck
Printed in Germany

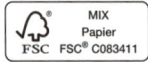

Wir achten auf die Umwelt.
Dieses Produkt besteht aus FSC®-zertifizierten
und anderen kontrollierten Materialien.

ISBN 978-3-8420-7971-7

www.tokyopop.de